寻医的决策

李跃宇 著

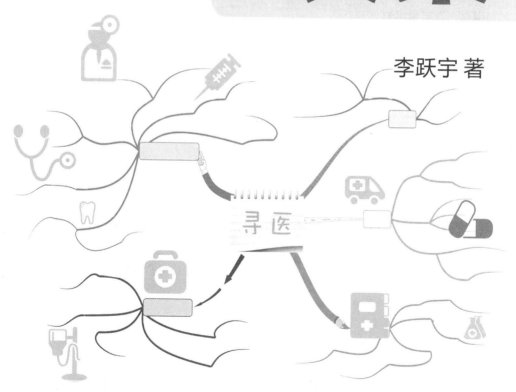

 四川大学出版社

项目策划：徐　燕
责任编辑：吴近宇
责任校对：王　锋
封面设计：李　青　墨创文化
责任印制：王　炜

图书在版编目（CIP）数据

寻医的决策 / 李跃宇著. — 成都：四川大学出版
社，2019.12
ISBN 978-7-5690-3269-7

Ⅰ. ①寻… Ⅱ. ①李… Ⅲ. ①疾病－诊疗 Ⅳ.
① R4

中国版本图书馆 CIP 数据核字（2020）第 001579 号

书　名	寻医的决策
	Xunyi de juece
著　者	李跃宇
出　版	四川大学出版社
地　址	成都市一环路南一段 24 号（610065）
发　行	四川大学出版社
书　号	ISBN 978-7-5690-3269-7
印前制作	四川胜翔数码印务设计有限公司
印　刷	四川盛图彩色印刷有限公司
成品尺寸	170mm×240mm
插　页	1
印　张	24.25
字　数	394 千字
版　次	2020 年 4 月第 1 版
印　次	2020 年 4 月第 1 次印刷
定　价	88.00 元

扫码加入读者圈

◆ 读者邮购本书，请与本社发行科联系。
　　电话：(028)85408408/(028)85401670/
　　(028)86408023　邮政编码：610065
◆ 本社图书如有印装质量问题，请寄回出版社调换。
◆ 网址：http://press.scu.edu.cn

四川大学出版社
微信公众号

前　　言

　　本书的编写目的是建立和培养人们平时的健康意识，包括健康感知意识、健康状况评估意识、健康资源和健康方法选择的决策意识，最终建立健康的生活方式，只有这样才能使人们生命周期里的健康风险、健康损失和经济损失最小化，优质的健康生活最大化，让人们拥有健康快乐的一生。

　　实际上，本书书名叫作"健康的决策"更准确一些，但是鉴于我国民众的健康意识普遍还不强，人们一般都是患病后才去寻医就医，有主动预防疾病及健康生活方式意识的人还是少数，因此，本书取名为"寻医的决策"。但愿多年后，随着国民健康意识的增强，本书再版的时候，书名可以叫作"健康的决策"，这是作者最希望看到的国民健康状况。

　　本书包含个人在症状感知、病情确认、疾病治疗、转诊治疗和健康保持五个阶段所面临的各种健康决策内容，涉及健康经济学、行为经济学、概率论、传统决策理论、行为决策理论及风险管理等理论、方法和知识。

　　决策在我们的社会生活中占据着极其重要的地位，尤其是关乎健康损失、生死命运的重大决策，一旦失误，将追悔莫及，因而决策理论家们做了许多有关研究，希望找出存在于决策背后的影响因素（尤其是心理因素），以帮助人们做出理性决策，但在现实生活中却不然，人们的决策往往是有限理性的，尤其在自身罹患疾病的情况下。

　　决策是健康管理的一个重要职能，是指个人在外部环境和内部条件的约束下，为实现既定的健康目标，从若干个备选健康方案中选出较为满意的方案付诸实施。决策是一种事先行为，可能会受到外在和内在环境的因素影响，加之个人所能获得的与健康相关的医疗信息有限，使得健康决策行为客观上就存在风险和不确定性。

寻医是个人为了自身健康、疾病治疗的需要，从所处环境中寻找各种健康医疗资源的决策行为，以使寻找的健康医疗资源最大限度"匹配其病情"，从而减少自身的健康损失和经济损失。如果寻找的健康医疗资源与病情不匹配，则会造成个人的健康损失和经济损失，有时甚至是失去生命。

本书的编写根据人们在各个寻医阶段的认知特点和逻辑关系，力求按照人们面临的各种健康决策问题涉及的理论和方法加以介绍，使读者在掌握有关寻医决策的基本理论、方法和知识以后，能够解决寻医过程中的实际问题。

本书不求面面俱到，也不想详尽地证明每一个结论。事实上，为了使读者领会主要的观点，本书力求把每一个观点表述正确。而由于寻医决策问题错综复杂，尽管本书不希望使用过于专业的表述，但复杂的表述仍是不可避免的。

本书没有提出多少简单的寻医决策解决方法，因为这几乎是不存在的，有些寻医决策问题根本就没有"解决方法"。读者阅读本书最多只能了解这些决策问题，并对此谨记在心。

作者最大的心愿不是要读者不加批判地全盘接受作者的观点，而是希望这本书能帮助人们更准确地把握寻医决策的方法，更清楚地理解健康意识、健康生活方式、健康资源和健康方法选择之间的关系，并由此得出自己的结论。

本书不讨论美容健康的寻医决策问题，因为寻求美容医疗（如做双眼皮、隆鼻等）的人一般是健康人，不是传统意义上的"患者"。本书也不讨论强制治疗的决策问题。

本书约 39 万字，由六章组成，内容丰富、层次分明，每一章既有内容提要，又有很多关键字提示、大量的插图、表格、案例和附录，使作者表述观点的内容更加全面系统、直观有趣。总之，该书集知识性、可读性、实用性于一体。如果读者读罢能从中得到关于健康的启示和收益，作者将感到莫大的欣慰。

本书的编写基于作者长期以来对寻医决策问题和健康管理问题的研究和实践积累，在本书的编写过程中，作者得到了同事、同学和朋友的

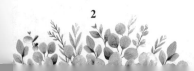

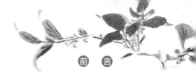

前言

大力帮助，他们为本书收集和整理了大量的数据、资料，使编写工作得以顺利进行，使本书内容更加充实完善。尤其要感谢刘倩雯、宋升、陈鹏、曹聪聪、王姣姣、王美、陶宝玉、张允潇、郑阿明、邹娟及朱海红，他们进行了资料收集、整理和分析工作。在此对所有帮助完成本书的同事、同学和朋友致以最诚挚的谢意。

本书的前期研究和出版得到了许多机构的资助，在此感谢教育部人文社会科学项目、四川大学中央高校基本科研业务费项目、四川大学国家社科基金配套项目的大力支持。

还要感谢四川大学出版社给予出版本书的机会。尤其感谢徐燕编辑，她对书稿进行了耐心而细致的审核。最后要感谢插图画家李青对本书封面和插图的设计，他的设计使本书增色不少。

由于作者水平和学识的局限，书中缺点、错误在所难免，望广大读者和专家学者提出宝贵的意见和建议并批评指正。

李跃宇　于蓝泊湾

2019 年 8 月 29 日

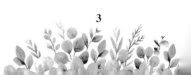

本书的阅读指导

本书的内容不是向人们介绍如何看病治病，而是介绍寻医过程及保持健康过程应如何进行健康决策。

本书作者将一般的寻医行为划分为健康保持、症状感知、病情确认、疾病治疗和转诊治疗五个阶段，它们是循环的。鉴于现阶段我国民众的健康意识相对不高，即多数人有病才会寻医，故本书先从症状感知阶段开始讨论寻医决策问题，最后再回过头来讨论健康保持阶段的健康决策问题。

本书的正文写作尽量使用通俗易懂的语言、关键字、案例、图形和表格，避免使用大量的数理公式，将一些难度较大的决策推理过程放在各篇的附录中，因此，本书特别适用于没有健康和医学背景知识的广大读者，是一本通俗易懂的书籍。当然对于健康和医疗卫生领域的工作者以及健康和卫生政策的管理者，本书也是一本非常实用的健康管理参考书籍。

一般读者阅读本书的正文就足够了，部分有兴趣的读者、健康和医疗卫生领域的工作者和管理者可以深入参考各篇附录中较复杂的决策推理过程。

鸣　谢

　　本书的出版首先要感谢 2017 教育部人文社会科学项目"基于寻医者就医导引认知行为的医疗导医服务体系研究"（17YJA630048），"四川大学中央高校基本科研业务费项目"（skzx2016－sb37，skzx2017－sb221），四川大学国家社科基金配套项目"干系人信息非对称导医行为对寻医者寻医决策行为的影响研究"（2019skzx－pt162）的研究资助，其次要感谢四川大学商学院的同事和同学的大力支持，四川大学出版社和徐燕编辑的鼎力相助。

目　　录

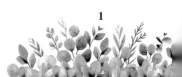

01

引论篇

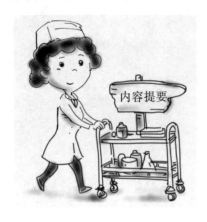

内容提要

健康和疾病是伴随每个人一生的矛盾对立体。由于生活中的各种因素影响，个人总是会得各种疾病，患病就会损害个人的健康，就会使其经济遭受损失。若要保持和维护个人的健康，就必须要懂得健康的含义，了解保持和维护健康的各种健康资源、方法和决策理论，从而在个人的整个生命周期里使疾病带来的健康和经济损失减到最小，使个人拥有高水平生活质量的快乐人生。

1.1　人的健康

个人的健康是一种财富、一种投资，是个人进行其他经济活动和社会活动的基础。

1.1.1　什么是健康

世界卫生组织（WHO）指出"健康是身体上、精神上和社会适应上的完好状态，而不仅仅是没有疾病或者不虚弱"，即健康的含义不仅是身体没有病，而且包括生理健康、心理健康和良好的社会适应能力。

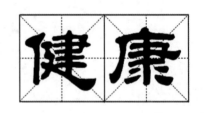

健康经济学认为个人的健康本身就是一种特殊的"人力资本"，既是消费品，又是投资品。例如，个人的免疫措施、年度体检和体育锻炼活动等行为的消费支出，会对未来的健康财富收益产生有益的影响。人们健康消费的终极目标不是医疗服务本身，而是健康这种财富。

图1—1实线代表男性一生的身体健康状况统计曲线，虚线代表女性一生的身体健康状况统计曲线。男性一般属阳像太阳，性情理性，8年为一个生理阶段；女性一般属阴像月亮，性情感性，7年为一个生理

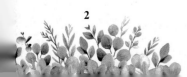

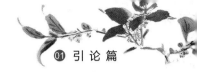

阶段。个人的健康禀赋（健康存量）一般会随着时间的推移出现递减趋势，而对健康的各种投资只能在某一时点上增加健康的存量。

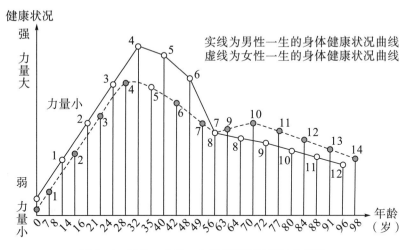

图 1—1　男性、女性一生的健康状况统计曲线图

近年来医学界也注意到一种临界健康状况，就是亚健康。亚健康主要指以下三点：

没有生物学意义上的疾病（尚未发现躯体构造方面的异常）及可明确的精神或心理障碍。

可以涉及躯体上的不适（如虚弱、疲劳等各种非特异性的、尚未找到确诊的躯体或生物学异常，虽然够不上疾病的诊断，却又偏离了健康的症状或体验）。

可涉及精神、心理上的不适，以及社会生存意义上的适应不良。

尽管有的社会改革家说"健康是一种权利"，但这种"健康权利"总是得不到充分的实现，这一点在所有国家——不论其经济体制如何，医疗组织形式如何，富裕程度如何——都是如此。没有哪一个国家可以让它的国民达到所能达到的最佳健康水平，因此，维持个人的健康还要更多依靠自身的决策和努力。

1.1.2　人的健康阶段特征

图 1—1 中，1～4 阶段为身体上升期，人们一天比一天有力气，女

性 28 岁为身体健康顶峰、男性 32 岁为身体健康顶峰，过了顶峰期，身体健康就走下坡路，女性开始面容憔悴、男性出现"将军肚"，最有趣的是在 56 岁时男女健康状况曲线重合，女性由阴转阳，身体又开始一天比一天强健，男性由阳转阴，身体一天比一天差。女性 35～45 岁容易出现子宫肌瘤、乳腺增生、甲状腺肿、卵巢囊肿等疾病。

参照图 1－1 的序列号，可查看表 1－1 和表 1－2 所示男性、女性在每个年龄阶段的特征、现象及症状。

表 1－1　男性在每个年龄阶段的特征、现象及症状

阶段	年龄	特征、现象及症状
1	8 岁	肾气充实起来，头发开始变茂密，换乳牙
2	16 岁	肾气旺盛，天癸产生，性器官发育，精气满溢、开始遗精。进入青春期、长青春痘、会出现不定期的生长痛
3	24 岁	肾气充满，筋骨强健有力，牙齿长齐，到了结婚年龄
4	32 岁	筋骨丰隆盛实，肌肉也丰满、健壮、有力，达到一生健康水平的顶峰
5	40 岁	肾气衰退，头发开始脱落，牙齿开始枯槁
6	48 岁	上部阳气逐渐衰竭，面部憔悴无华，头发和两鬓花白，明显出现衰老、头晕、眼花、记忆力减退、四肢无力，出现更年期或中年危机，不定期出现不同地方的疼痒，精力和体力明显下降、做事感觉力不从心，血糖、血压、血脂不稳，生理指标失衡
7	56 岁	肝气衰弱，性器官不灵活
8	64 岁	天癸枯竭，精气少，不能生育了，肾脏衰，牙齿头发脱落，形体衰弱疲劳
9	72 岁后	慢慢衰老，身体一年比一年差

表 1－2　女性在每个年龄阶段的特征、现象及症状

阶段	岁数	特征、现象及症状
1	7 岁	肾气开始旺盛，换乳牙，头发也开始茂密
2	14 岁	天癸至，任脉通畅，太冲脉旺盛，性器官发育，月经按时来潮。进入青春期、长青春痘，会出现不定期的生长痛
3	21 岁	肾气充足，牙齿长全，到了适合结婚的年龄
4	28 岁	筋骨强健有力，身体最强壮，达到了一生健康的顶峰，头发的生长达到最茂密的阶段，21 至 28 岁是生孩子的最佳年龄
5	35 岁	阳明脉气血渐衰弱，面部开始憔悴，头发也开始脱落

阶段	岁数	特征、现象及症状
6	42岁	三阳经脉气血衰弱，面部憔悴无华，头发开始变白
7	49岁	任脉气血虚弱，太冲脉的气血也变少，天癸枯竭，绝经，是更年期发作最严重的时期，明显出现衰老、头晕、眼花、记忆力减退、四肢无力、爱哭、爱发脾气、出汗、潮热、心烦、易怒、血糖血压血脂不稳、生理指标失衡，失去了生育能力，不定期出现不同地方的疼痒，精力体力明显下降、做事感觉力不从心
8	56岁	由阴转阳，身体又开始一天比一天强健
9	63岁~70岁	又达到一个健康小高峰
10	70岁后	开始慢慢衰老，身体一年比一年差

请注意：图1-1和表1-1、表1-2里面，男女在56岁时健康生理曲线重合，男性、女性身体健康状况趋势开始出现互换的特征。

可根据健康曲线和自己的年龄，对比身体出现的不适症状看是否正常，很多现象是症状不是病，不用去看医生。[①]

1.1.3 健康的十条标准

为了衡量一个人身体是否健康，世界卫生组织（WHO）制定了健康的十条标准（见表1-3）。

表1-3 世界卫生组织（WHO）的健康标准

序号	人体的健康标准
1	有充沛的精力，能从容不迫地应付日常生活及繁重的工作，而不感到过分的紧张和疲劳
2	处事乐观，态度积极，勇于承担责任，能上能下，心胸开阔，事无巨细，不挑剔
3	精神饱满，情绪稳定，善于休息，睡眠良好
4	有较强的自我控制和排除干扰的能力，能适应外界环境的多种变化，反应速度快
5	对一般感冒和传染病有一定的抵抗力
6	体重适当，身体匀称，站立时头、肩、臀位置协调
7	眼睛明亮，眼睑不易发炎，反应敏捷

---

① 参见 https://jingyan. baidu. com/article/fedf073717d20835ac897791. html.

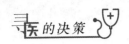
序号	人体的健康标准
8	牙齿清洁，无缺损，无疼痛，齿龈颜色正常，无出血现象
9	头发有光泽，无头屑
10	骨骼健康，肌肉、皮肤有弹性，走路轻松

完整的健康概念不仅是指生理上没有病态，还包括生理、心理和社会功能三方面处于良好和完满的状态。

1.2 影响个人健康的因素

与一般人设想的不同，个人健康的差异主要与生活方式，自然环境，生活环境，遗传因素，心理状态等非医疗因素有关。

1.2.1 生活方式

生活方式是导致疾病发生、发展及痊愈的主要因素。目前，我国个人的死因中有50%是不良的生活方式，其中吸烟、酗酒、饮食结构不合理、不良生活应激等在疾病的病因形成和发展机制中占有重要地位。这表明生活方式与个人健康有着非常密切的关系，如图1-2所示。

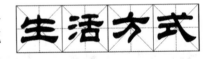

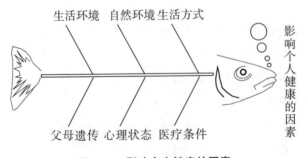

图1-2 影响个人健康的因素

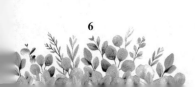

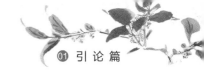

因此，坚持健康的生活方式是保障个人健康、减少疾病的重要因素。

1.2.2　自然环境

自然环境因素包括生物因素、化学因素和物理因素。清新的空气，明媚的阳光，适宜的气候，清洁的水源，无污染的空气和土壤都是有利于健康的自然环境；相反，则是有碍于健康的自然环境。

1.2.3　生活环境

良好卫生的生活环境，抑制了有碍健康生长的生物，有利于人类健康。如果生活环境恶劣，许多致病微生物，如病毒、细菌和有害动物（如蚊、蝇、老鼠等）等则会滋生、繁衍、蔓延，使人体感染疾病或传播疾病，对人的健康造成威胁。社会环境包括政治、经济、文化和教育等诸多因素。政治稳定、经济繁荣、文化教育发达、人与人之间团结、协作和谐，再加上医疗保健设施完善，卫生服务良好，则有利于个人的健康；反之，社会动荡，经济、科学、教育水平落后，人与人之间尔虞我诈，封建迷信盛行，有病难以医治，个人的健康状况就会大打折扣。

1.2.4　父母遗传

相关研究表明，人类的健康、长寿和疾病影响因素有 40% 依靠遗传和相关条件，即遗传禀赋形成。60% 则是自己建立的生活方式和心理行为习惯形成的。遗传性因素直接致病主要是通过遗传物质基因的突变或染色体畸变而发生的，所以遗传对人的健康状况和寿命也有很大的影响。

1.2.5　心理状态

人保持积极向上、乐观开朗的心理状态有利于健康；消极的、波动的、紧张的心理状态则不利于健康，甚至会导致心血管堵塞、高血压、糖尿病和肿瘤等身体疾病的发生。

世界卫生组织提出了影响人们健康水平的四大因素：医疗条件占

8％，父母遗传基因（遗传禀赋）占 15％，环境因素占 17％，个人生活方式占 60％，如图 1－3 所示。

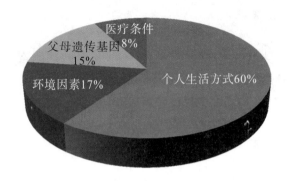

图 1－3　世界卫生组织（WHO）提出的影响健康的因素

当然，相关研究表明人们的健康水平也与其受教育时间存在明显的正相关关系。即较长的受教育时间能带来更健康的身体，反过来良好的健康状况又能带来较长的受教育时间。这涉及受教育状况的两个要素：收入和智力。良好的教育能带来更合理的行为和生活习惯，使人更迅速地接受健康和医疗新知识，更有效地利用医疗服务。

相关研究还表明，医疗技术进步能大大降低人们的发病率和死亡率，但发达国家内部以及国与国之间的健康差异并不取决于医疗数量或质量的差别。我国自改革开放以来，人们的收入水平不断提高，生活条件日益改善，但这一变化并没有带来自然死亡率的有效降低。人们的日常生活方式对身体健康的影响要远远超过收入水平和所有药物治疗的影响，所以个人的生活和行为方式依然是影响健康的重要决定因素。

1.3　健康的动态性

个人的健康状态不是静止不变的，会随着年龄、生活环境、自然环境、生活方式以及心理状态的变化而不断改变，是一个时空和环境的相对概念，即健康状态具有动态性。

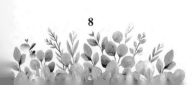

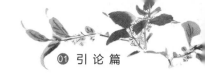

1.3.1 健康浴盆曲线

故障物理学实践证明，大多数设备的故障率是时间的函数，即所谓的故障曲线，也称失效曲线，如图 1-4 所示。典型失效的设备曲线呈两头高，中间低形状，有些像浴盆，故称"浴盆曲线"（Bathtub curve）。这条曲线可明显划分为三个阶段：早期失效期、偶发失效期、耗损失效期。

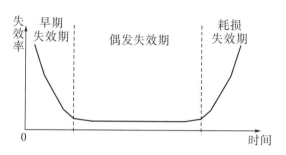

图 1-4　典型的设备失效浴盆曲线

第一个阶段是早期失效期（Infant mortality）：表明设备在开始使用时，失效（故障）率很高，但随着工作时间的增加，失效率迅速降低。例如，新买的汽车就需要跑磨合。

第二个阶段是偶发失效期，也称随机失效期（Random failures）：这个阶段的特点是设备的失效率较低，是良好的使用阶段且较稳定。汽车跑过磨合期后，正常使用一般很少出故障。

第三个阶段是耗损失效期（Wear out）：该阶段设备的失效率随时间的延长而急速增加，主要由磨损、疲劳、老化和耗损等原因造成。已经跑了几十万公里的汽车（老爷车），由于磨损会经常出故障。

作者观察到：人们的健康状态随时间的变化也基本上符合这一规律，如图 1-5 点划线所示的健康浴盆曲线。

青少年阶段（对应早期失效期）：人们从出生到 20 岁左右，由于身体的发育过程没有完成，身体机能还不完善，抵抗力不强，此阶段呈现容易患病的特征，身体机能的失效率高。

成人阶段（对应偶发失效期）：从 20 岁左右到 45 岁左右，身体发育完成，身体的各项机能完善，抵抗力强，只要注意个人生活方式，此阶段呈现很少患病的特征，即身体机能的失效率低。

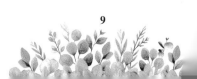

老年阶段（对应耗损失效期）：从45岁左右到死亡，身体的各项机能开始衰老退化，抵抗力逐渐变弱，此阶段呈现容易患病的特征，直至死亡，即身体机能的失效率会很高。

由健康浴盆曲线可知，人的一生总会伴随大小疾病，尤其是青少年阶段和老年阶段，容易出现健康状态偏离（即患病），因此，这两个阶段尤其需要对健康精心呵护。

相关研究表明，女性的生存能力显然强于男性。在所有的发达国家中，各个年龄段的女性死亡率都明显低于男性。

点划线所示的人们的健康浴盆曲线形状也呈两头高、中间低的健康阶段特征，如图1-5所示。

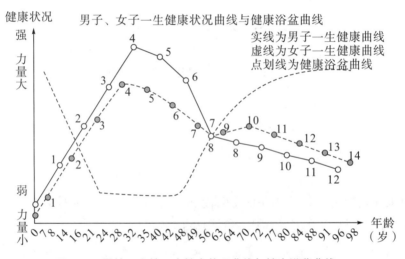

图1-5　男性、女性一生健康状况曲线与健康浴盆曲线

1.3.2 健康状态的偏离

人体患有疾病，是指在一定条件下，人体与环境致病因素之间相互的动态作用，使人体的生物学组织和其生物特性出现异常，从而引起各种症状、体征和社会行为的异常，使身心受到影响的一种反应。

患病状态既是身体的，也是心理的。这就是说如果人的身体、心理、道德不健康，不能适应社会，器官功能不正常，体质不健壮，精力不充沛，劳动效能不好，甚至失去劳动能力，健康就偏离了正常状态。

人体是一个复杂的系统，正常的人体系统是处于一个稳定的平衡状

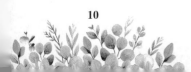

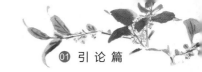

态的（中医所谓的"阴阳平衡"）。由于个人的生活方式、环境因素、父母遗传及心理状态等致病因素对人体系统的持续影响，经历从量变到质变的过程后，人体系统和心理的平衡受到破坏，使得人体从健康到亚健康（潜病态）再到患病。这种平衡变化（失衡）的动态过程就是健康状态的负偏离。反之，如果人们积极进行体育锻炼，养成良好的生活习惯，会增强人体的平衡状态，促进健康，即健康状态的正偏离，如图1－6所示。

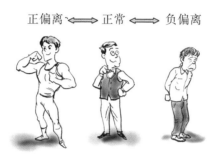

图 1－6　健康状态的正偏离、正常和负偏离

图1－7展示了人体系统疾病的发生过程。一开始，人体处于健康状态，但是因为一些致病因素（生活方式、环境因素、父母遗传及心理等）会导致人体处于低危险状态，随着量变到质变，就会进入疾病危险状态，然后就会发生早期改变，并出现临床症状。到此之前都可以进行预防干预，如果不进行预防干预，就会患上各种疾病，这时候只能进行临床干预了，疾病经过治疗后会有不同的预后。

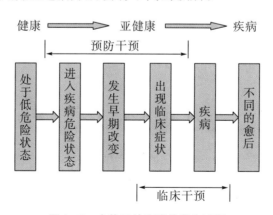

图 1－7　人体系统疾病的发生过程

人一生的健康状态总是沿着健康浴盆曲线上下波动。一般情况下，健康状态在健康浴盆曲线附近小幅波动，但在青少年阶段和老年阶段，人们健康状态的波动幅度可能会较大。

科学技术的发展和随着社会的进步，人们已经认识到医学不可能彻底消灭疾病，也不可能杜绝死亡，许多疾病常常伴随人的一生，而医学也对此无能为力。

注意，个人健康状况是一个相对的概念，是以生活环境、群体、时空作为健康感知参照点来评价的，简单来说，

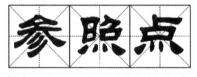

个人健康状况要看跟谁比较，怎样比较。例如，1949 年我国人均寿命仅有 35 岁，2016 年我国人均寿命是 73.5 岁。

1.3.3　健康的收益和损失

健康经济学认为个人健康就是一种财富、一种投资，在一定时期内投入、购买或消耗相关的健康资源，以求在未来维持和增进个人的健康水平，即健康投资获得健康收益。个人健康投资的核心是为实现同一水平的健康，力求使所需的健康资源损耗最小化。

而个人健康受到生活方式、环境因素、父母遗传及心理状态等致病因素影响和损害，健康就会负偏离，使得健康投资遭受健康损失。

健康损失一般包括直接损失和间接损失。直接健康损失是指个人健康本身所造成的损失，包括在生理、心理方面的健康状态下降；而间接健康损失是指由于直接健康损失所引起的相关生活、工作的机会成本损失，如图 1-8 所示。

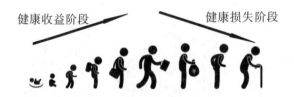

图 1-8　个人的健康收益和损失过程

个人健康损失的影响有以下四点：

个人健康损失会减少预期的健康寿命年限，从而缩短个人黄金

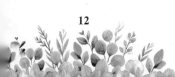

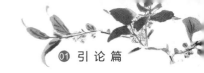

工作年限，降低劳动生产率和经济收入。

为挽回个人健康损失而进行的医疗和保健行为要花费个人和家庭的金钱。

个人健康损失会对家庭的其他成员（特别是孩子）造成不良的影响。

个人健康损失会加重医疗系统和社会保障系统的负担，消耗更多的国家财政资源。

人们希望像管理财富和投资那样管理自己的健康，使自己的健康保持收益，或至少是持平，不希望健康遭受损失。实际情况是人们除了从出生到成年阶段，其健康是呈现收益状态外，成年以后，在各种致病因素影响下，人们的健康一般是呈现损失状态的，45 岁以后健康损失越来越大，直到死亡，但健康损失在很大程度上是可以预防的。

1.4　寻找健康的医疗资源

由于健康这种财富是人类幸福的重要组成部分，也是世界上所有人普遍珍视和追求的目标；所以，当健康出现损失后人们将面临一系列的选择行为。行为是人类及动物为了维持其生存和种族延续，在适应不断变化的复杂环境时所出现的反应，是其赖以适应环境、赖以生存的一切活动。

1.4.1　寻医的行为

所谓行为（Behavior），是指人类或动物为了维持个人的生存和种族的延续，在适应不断变化的复杂环境时所出现的反应。具体来说，行为就是反映个人心理、生理内在需要的外部表现，行为会受其内在心理因素和外部环境因素的影响。

所谓寻医行为（Seeking behavior），是指人们一旦感知身体不适或呈现"有意义"的症状时，会依照自身健康意识决定是否接受诊断治疗的决策并实施行动。若需治疗就要搜索所处"空间环境"获取医疗资源的信息线索，选择治疗方式及医疗服务机构。例如，是否去就医治疗，选择什么地方的什么医院和哪一位医生治疗，能否接受医生的检查和治疗结果，是否寻找游医和草药甚至求神拜佛等。行为医学将个人从感知症状到寻求医疗帮助的全过程定义为寻医行为。

寻医行为一般由个人自身的症状所致，如高热、外伤等；也可能由心理方面的不适引起，如过度焦虑、抑郁等。但有时寻医行为并不完全和个人自身的病感同时存在，个人没有病感时也可能去寻医。

根据病感和寻医行为的关系，可分为四种情况，如表1-4所示：

表1-4　寻医人群、病感和寻医行为的关系

序号	病感特征	寻医行为	寻医人群
1	无病感	无寻医行为	健康人、"临床前期疾病"寻医者、非合理寻医者
2	无病感	有寻医行为	
3	有病感	无寻医行为	合理寻医者、非合理寻医者
4	有病感	有寻医行为	

无寻医行为的情况：多为健康人，只是出于卫生保健需要而进行各种健康方面的检查；少数为"临床前期疾病"的寻医者，例如处于疾病潜伏期的寻医者，自己不知道已患疾病或虽知道已患疾病，但因无知觉症状，所以不去寻医。当然也有明知自己得了不治之症，就干脆不去寻医治疗的人。

有寻医行为的情况：包括体检、防病或正常分娩等合理寻医者，也包括为取得工伤待遇、病休证明、调换工种，获得经济赔偿或逃避某种责任而伪造病症、夸大病情，利用享受公费医疗的特殊待遇，通过寻医来获得其本人当前并不需要的补药或其他贵重药品的非合理寻医者，对于后者，医院应予以杜绝。

（1）寻医行为的原因

①身体原因

个人身体感觉不适或疼痛，影响生活和工作，个人无法解除。

②心理原因

现实生活中个人受到某些精神刺激，产生心理反应，导致寻医行为。

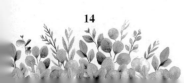

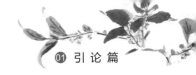

③社会原因

社会公害病、传染病等对社会健康产生现实的或潜在的危害，或个人出于保健需要而导致寻医行为。

（2）寻医行为的类型

寻医行为可能是寻医者自身的决定，也可能是由他人（例如家长、家属或朋友）或社会决定的。

①主动寻医型

当个人产生不适感或有病感的症状时，自主做出寻医的决定——这是多数成人在患病时最常见的寻医行为类型，例如主动去医院就医、提供真实和详细的症状及病史、积极配合医疗护理、保持乐观向上的情绪等，其目的是治疗疾病、维护健康。也有少数疑病寻医者在实际未患病时出于和治病无关的目的主动寻医。

②被动寻医型

个人虽然有病感，但对疾病的影响和严重程度认识不足，由他人（家长、家属或朋友）做出的寻医决定。如寻医者为未成年人时，通常由家长等监护人安排寻医就医。

③强制寻医型

或因社会、经济方面的原因讳疾忌医，本人不愿寻医，但会对本人或社会大众的健康构成危害，经他人的要求或强迫的寻医行为。例如艾滋病寻医者，部分精神障碍寻医者，特别是对疾病部分或全部缺乏自制力的寻医者，如儿童、昏迷状态的人、严重精神疾病患者等，都需要由法定监护人安排其强制寻医。有时被强制送入精神病院的被动寻医者，本人并非精神疾病寻医者，而是由于其他原因被某种社会力量强迫住院，如家庭财产纠纷、婚姻恋爱或一些社会问题等，对此医务人员应仔细鉴别，以防误诊误治。

正确的寻医行为是个人预防疾病，及早发现疾病，及早控制、治疗疾病，是防止疾病传播的重要措施之一，是促进健康的行为，其结果对于寻医者个人健康状态的恢复具有重要意义。

1.4.2 寻医的阶段

医学社会学家萨奇曼将寻医行为划分为症状体验、患者角色认同、

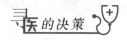

获取医疗服务、患者角色依赖、痊愈和康复五个阶段。

与萨奇曼的划分不同，本书根据我国医疗卫生服务的特点，将寻医阶段划分为：健康保持、症状感知、病情确认、疾病治疗和转诊治疗五个阶段，如表1－5和图1－9所示。

表1－5　典型的五个寻医阶段及决策行为

阶段	寻医阶段	寻医阶段的决策行为
1	健康保持阶段	个人如何具有健康意识、健康行为和进行健康管理
2	症状感知阶段	个人如何感知身体存在某些病感和异常
3	病情确认阶段	个人如何寻找医疗资源和确定病情
4	疾病治疗阶段	个人如何参与疾病治疗过程的决策
5	转诊治疗阶段	个人如何寻找新的医疗资源

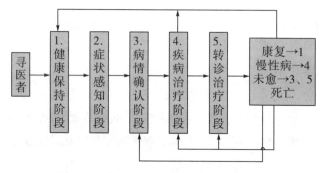

图1－9　典型的五个寻医阶段及循环流程

注意，第五个阶段即转诊治疗阶段不是每个寻医者都一定会经历。一般的寻医者经过2~4阶段就可以康复，但有些疑难病寻医者要经过2~5阶段才能康复，有些慢性病寻医者甚至就在4~5阶段循环，直至死亡。

本书把处于健康保持和症状感知阶段的人称为个人、个体或人们，处于病情确认阶段的人称为寻医者，处于疾病治疗和转诊治疗阶段的人称为患者。

鉴于现阶段我国民众的健康意识相对不高，即大多数人有病才会寻医，故本书先从症状感知阶段开始讨论寻医决策问题，最后再回过头来讨论健康保持阶段的健康决策问题。

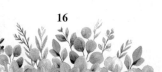

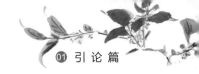

1.5　恢复健康的医疗资源

广义的健康资源包括医疗卫生、饮食营养、体育运动、生态环境、心理修养、生活方式等，狭义的健康资源一般指医疗卫生机构及其相关服务，简称健康医疗资源。下面先介绍狭义的健康医疗资源。

1.5.1　医疗机构的分类、分级与分等

（1）医院按经济类型分类

医院按经济类型可分为公立医院和民营医院，如图1-10所示。

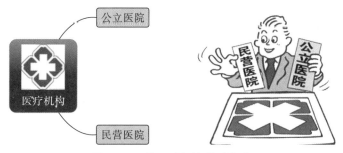

图1-10　按医院经济类型分类

（2）医院按等级分类

从1989年起，我国开始建立医院分级管理和评审制度。我国医院大致分为三级：一级医院、二级医院、三级医院。根据各级医院的技术水平、质量水平和管理水平，并参照必要的设施设备条件，分别划分为甲、乙、丙等，三级医院增设特等，如图1-11、表1-6所示。

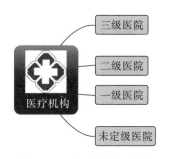

图1-11　按医院等级分类

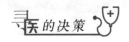

表1-6 医院详细等级分类

级别	医院等级分类		等级
三级	三级特等医院		高 ↑
	三级甲等医院		
	三级乙等医院		
	三级丙等医院		
二级	二级甲等医院		
	二级乙等医院		
	二级丙等医院		
一级	一级甲等医院		
	一级乙等医院		
	一级丙等医院		低

三级医院分为三级特等医院、三级甲等医院、三级乙等医院和三级丙等医院，是跨地区、省、市以及向全国范围提供医疗卫生服务的医院。

三级特等医院的评定标准包括：医院建设必须成绩卓著，总体水平居国内领先行列。部分专业能体现国际或当代医学发展水平，完全达到三级甲等医院标准的要求，另外还应达到以下五点要求：

①各临床学科综合水平在国内处领先地位，能接收其他三级医院的转诊。

②至少一个以上重点专科跨入国际先进行列并具有一定影响。

③具有与世界卫生组织或国外学术机构合作的学术中心。

④在同一评审周期内，承担二、三项部级以上科学研究项目，至少获一项二级以上国家级科研成果奖。

⑤可以培训主治医师以上的进修人员，并具备培养博士和博士后的能力。

二级医院分为二级甲等医院、二级乙等医院和二级丙等医院，是面向多个社区（其半径内人口一般大于或等于10万）提供医疗、预防、保健、康复服务的卫生机构，处于三级医疗卫生体系的中间层次。

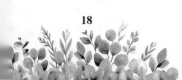

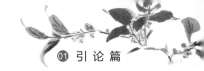

一级医院分为一级甲等医院、一级乙等医院和一级丙等医院，是直接面向具有一定人口（小于或等于 10 万）的社区提供医疗、预防保健和康复服务，实现"人人享有卫生保障"的基层医疗卫生机构。

在我国三级医疗网络的功能定位中，一级医院承担的任务是治疗附近个人的常见病、多发病和预防保健，二级医院提供一般性的专科医疗服务，三级医院治疗的是全省或全国范围内的疑难杂症。除此之外，还有未定级医院。

（3）医院按功能和任务分类

医院按医院功能和任务分类如表 1-7 所示。

表 1-7　医院按功能和任务分类

大类	医院按功能和任务分类
1	综合医院、中医医院、中西医结合医院、民族医院、专科医院、康复医院
2	妇幼保健院
3	中心卫生院、乡（镇）卫生院、街道卫生院
4	疗养院
5	综合门诊部、专科门诊部、中医门诊部、中西医结合门诊部、民族医门诊
6	诊所、中医诊所、民族医诊所、卫生所、医务室、卫生保健所、卫生站
7	村卫生室（所）
8	急救中心、急救站
9	临床检验中心
10	专科疾病防治院、专科疾病防治所、专科疾病防治站
11	护理院、护理站
12	其他诊疗机构

（4）基层医疗机构分类

基层医疗机构可分为社区卫生服务中心（站）、乡镇卫生院、诊所（医务室）和村卫生室，如图 1-12 所示。

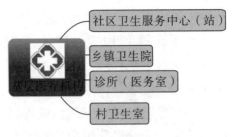

图 1-12　基层医疗机构分类

（5）专业公共卫生机构分类

专业公共卫生机构分类如图 1-13 所示。

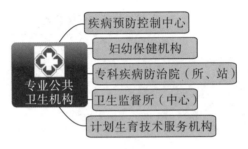

图 1-13　专业公共卫生机构分类

（6）其他机构

学校、企业等组织的内部医务室、社区卫生医务室、健康小屋、健康管理中心、日间照料中心、日间手术中心、社区健康管理中心、护理所、长者照护之家、中医馆、中医坐堂诊所、远程影像及病理诊断机构等。

1.5.2　医疗资源相对短缺

卫生人力资源是一个国家或地区卫生体系运作的基础，其人员素质和技术水平是反映整个卫生体系服务水平的一个重要标志。我国卫生从业人员数量庞大，存在着卫生人力资源质量不高，学历构成偏低，结构不合理，人文素质和技术水平未完全达到标准，管理相对滞后，不少医疗机构学科带头人严重缺乏，对卫生技术人员的培养未到位，卫生人力体系还未完善等问题。加上卫生人力资源配置不平衡，分布不合理等情况，导致我国医疗资源相对短缺的问题更加突出，也是造成"看病难、

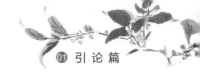

看病贵"问题的一个重要原因。

（1）医疗资源经费投入不足

相较西方发达国家采用的政府包揽模式、社会医疗保险模式和二元化模式、特殊人群医疗保障模式（如 65 岁以上老人的公共医疗保险由政府全额支出）等，我国对医疗卫生资源的经费投入是严重不足的，同时也没有及时地建立起有效的筹资机制，当然这是由我国具体国情决定的。

我国人口约占世界的 20%，但却只享受了占总量 2% 的世界医疗卫生资源。在我国政府财政支出中，医疗卫生事业费用支出的比例还在逐年下降，这个比例甚至低于大多数的发展中国家，要靠有偿服务来补充，而有偿服务会降低人们对医疗卫生服务的需求和利用。同时，医疗资源总量的 20% 到 30% 还用到了过度使用药品和无意义的医疗服务上。而且医疗卫生服务费用的大部分要由个人承担，导致了"看病贵""看不起病"的现象，使个人健康投资的积极性降低。

（2）城乡医疗卫生资源分配不均

2015 年，我国有 282 万执业医师和执业助理医师，而我国人口总数为 13 亿多，这其中的比例约为 600：1，而在美国则为 500：1，相比之下，我国平均每人的医生占有率不算少；但是我国医疗卫生资源在地区、城乡之间的分配有着极大的差距，我国近一半以上的大中型医疗机构和近一半以上的医疗卫生技术人员集中于城市，先进医疗设备及高新技术基本集中于城市大医院。在健康水平与保健服务利用方面，城乡个人之间也存在明显的差距。据调查显示，城市人口只占总人口的 49.68%，却享有 80% 的医疗卫生资源配置，而农村人口占总人口的 50.32%，只享有 20% 的医疗卫生资源配置。

我国农村与城市基层社区缺少医疗卫生资源，医疗卫生服务能力很薄弱，主要是基层工作条件艰苦，收入不高，基层卫生人才招募困难，流动频繁等问题造成的。

（3）卫生技术人员学历和职称构成偏低

近年来，我国医疗卫生人力资源发展所取得的巨大成就有目共睹。但据 2015 年中国卫生和计划生育统计年鉴统计，我国卫生技术人员的整体学历构成还是偏低的，学历构成分布为：研究生占 4.4%，大学本科占

24.8%，大专占 38.8%，中专占 29.5%，高中及以下占 2.5%，如图 1－14 所示，其中，大学本科学历的执业医师占大学本科学历卫生技术人员的 43.5%，大专学历的注册护士占大专学历卫生技术人员的 47.5%。

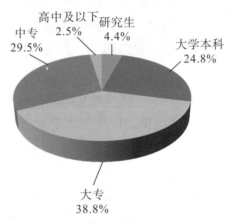

图 1－14　我国卫生技术人员学历构成

我国卫生技术人员按聘任技术职称划分，其构成为：正高级占 1.6%，副高级占 5.8%，中级占 21.8%，师级/助理占 31.4%，士级占 29.3%，待聘占 10.1%，如图 1－15 所示。

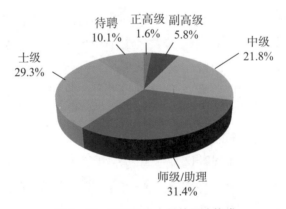

图 1－15　我国卫生人员的职称构成

由统计可见，大专、中专和大学本科卫生技术人员是我国卫生技术人员学历构成的主体部分，中级、师级/助理和士级是我国卫生技术人员职称构成的主体部分，即我国卫生技术人员学历和职称结构呈三角

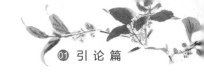

形，而发达国家卫生技术人员学历和职称结构多呈橄榄形。相较其他大部分行业，在医疗卫生行业从业的卫生技术人员必须要具有高专业、高技术水平，属于高技术型人才。部分岗位要求医疗卫生技术人员具有高学历，需要接受长期的专业培养，例如在创收较好的大医院，其临床医生入职的要求都为硕士、博士学历。但由于历史原因，在我国，3 年制大专、5 年制本科、8 年制硕士研究生毕业、11 年博士研究生毕业均可以成为医师；所以，按当下的卫生技术人员学历和职称构成比例看是很不合理的。

因此，我国卫生技术人员学历和职称构成情况也说明了为什么会出现大医院人满为患，小医院门可罗雀的现象，最主要的原因就是人们不信任基层医院的诊断治疗技术能力，不愿意到基层医院就诊。

1.5.3　医疗资源分布不均

现在有关"健康权利"问题的讨论多少都会牵涉到医生在医疗机构层次上和地域上的分布不公平现象。毫无疑问，很多医生更愿意在城市生活，在报酬丰厚的大型医疗机构工作，不愿意到偏远的地方居住并在乡村诊所执业，几乎每一个国家的情况都是如此。当然，农村地区相对稀缺的不仅是医疗资源，文化、教育和娱乐资源通常也很匮乏。这是人们偏爱城市的一个根本原因。

学者一般会利用泰尔指数、洛伦兹（Lorenz）曲线和基尼（Gini）系数来研究医疗资源分布的公平性问题。

（1）医疗资源分布层次不均衡

我国医疗机构一般分为 5 个层级：卫健委属（管）医院、省属医院、省辖市属医院、县属医院及乡镇医院。

20 世纪 90 年代以来，医疗资源在不同层级的配置和流动上呈现出典型的所谓马太效应（Matthew），2/3 的优质医疗资源集中在大型综合医院，城市社区医院在人员、技术、设备和管理等方面与二、三级医院相比明显薄弱。医疗资源纵向配置呈现出典型的"倒三角"不均衡状态。

也有学者指出，现阶段我国医疗资源配置分布呈现城乡"二八开"和"二元化"状态。所谓"二八开"现象是指医疗资源 80％的配置分布在城市，优质医疗资源配置集中；仅有 20％的医疗资源分布在农村，而且质量较低。所谓"二元化"现象是指中心大城市中 80% 的优质医疗资源又高度集中在大型医院，尤其是大型综合医院，高技术、高学历和高素质的优质卫生技术人才大多数就职于大型公立医院，部分高精尖医疗设备的配备率与医疗技术、住院条件等已接近甚至超过发达国家，与之形成鲜明对比的是 20% 的医疗资源散存于基层社区医疗机构。同时，城乡和欠发达地区之间卫生服务利用效率的差异明显，且差异有扩大的趋势。

越是经济发达、人口密度高的一线城市，如北京、上海、广州，不仅医院数量多，而且从医院等级分布上看，三个档次的医院比例均衡，一般为初级医院占比最大，大致在 30%～50%；中级医院次之，大致在 25%～35%；高级医院最低或与中级医院占比相同，大致在 30%。对于经济次发达的省会城市或二线城市而言，不同医院的等级分布容易出现中间大两头小的纺锤体状态，即中级医院大致会占据城市医院总数的 50%，承担主要的医疗职能。对于人口密度低、经济发展较弱的城市而言，不同医院在等级分布上易出现断层现象，即中级和高级医院是城市医疗机构的主要组成部分，占绝大比例，而这两者相比，高级医院的占比也往往会大于中级医院，大致在 50% 以上。

我国县属医院人才结构水平和受教育层次水平普遍低于城市三级医院，在高层次的人力资源配置上也存在明显差异，县属医院和城市三级医院差别最大的地方是本科以上学历的医师的占比情况。据 2015 年中国卫生和计划生育统计年鉴统计，三级医院本科以上医师比例平均达到 95%，而县属医院本科以上医师的比例不足 70%。县属医院的职称分布情况与三级医院也有明显的差异，县属医院副高职称以上人员平均比例不足 1%，而三级医院则超过 25%。

这种医疗资源分布层次不均衡的现象会引起三方面的问题。

第一，寻医者为规避误诊误治风险，无论大病小病，都倾向于选择大医院就医，导致大医院门诊遇到的 90% 的病为常见病。这种相信大医院、相信医疗技术更为专业的医生的心态，在一定程度上造成了在城市就医难，而部分基层医疗机构门可罗雀、生存艰难的境况。

第二，在我国各个大城市的大型三甲医院，经常可以看到通宵排队的异地就医者，这说明在农村地区的卫生技术人员素质和技术水平不

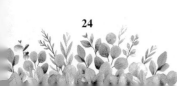

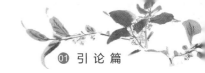

高，药品和医疗设备资源缺乏，仅能对普通常见疾病进行治疗，不能满足人们的医疗需求。而异地就医的现象层出不穷，无形中增加了人们的就医成本，同时还会给就医城市带来一系列问题，例如交通拥堵、治安不好等。

第三，城市大型医院规模会持续扩张，导致其超过最佳规模。规模扩张需要巨额投资，这需要增加业务量来回收，诱发医疗服务诱导需求，同时也容易出现垄断现象，产生只为少数特殊群体提供服务的问题，导致城市医疗服务体系整体效率下降。同时，广大农村，特别是贫困农村医疗资源配置相对匮乏，缺医少药情况较为严重，往往造成宏观效率低下的情况。

非公立医疗机构在医疗资源配置方面的情况是专科医院数量在非公立医疗机构总量中占比接近60%，这说明专科化与特色发展是非公立医院的一大特点。但非公立医疗机构的床位数在床位总量中占比偏低，人员整体层次水平与公立医院存在一定差距。

（2）我国医疗资源分布区域不均衡

我国的东部地区、中部地区和西部地区，医疗卫生资源分布也不均衡。由于区域人口密度、经济发展水平和区域环境等方面的差异，我国卫生技术人员大多分布于人口密集、经济发达的东部，2015年中国卫生和计划生育统计年鉴显示，我国卫生技术人员总数为758.98万，东部地区、中部地区和西部地区人数分布情况为：东部占44.2%、中部占29.2%、西部占26.6%。我国卫生技术人员学历和职称构成也是东部地区每千人口卫生技术人员数高于中部和西部，如图1－16所示。

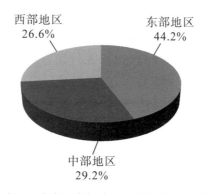

图1－16　我国医疗资源东部地区、中部地区和西部地区分布

这种分布与我国人口分布特点类似，人口多的地方医疗卫生资源供给较多，人口少的地方卫生资源供给较少。由于我国人口分布存在东部多，西部少的不均衡现象，人口和医疗卫生资源在地理上的分布也按东部、中部和西部依次递减，呈不均衡状态，反而使我国各地区间的人均卫生资源占有量差异不大，即医疗资源按人口分布的公平性要明显好于按地理分布的公平性，床位分布的公平性普遍优于医师分布的公平性。但是区域之间医疗资源的利用效率（如医疗卫生服务的可及性、优质性等）差别很大，东部地区利用效率最高，中部地区其次，西部地区最低。

（3）我国医疗资源数量在省与省间不均衡

综合考虑我国不同省（直辖市、自治区）不同的人口规模、交通基础设施、地理环境等因素，医疗机构、卫生技术人员和住院床位数量按省（直辖市、自治区）分布呈现东部大于中部大于西部——"东高西低"的形态。各省份之间卫生资源配置极不均衡，西部地区尤其是西部偏远和少数民族地区基层医疗资源配置总量仍显不足，布局结构欠合理，具体到"执业医师"和"注册护士"等指标，差距更为明显，这严重影响了我国医疗卫生服务的公平与效率。例如排名第一的北京地区拥有的各类医疗卫生人力资源均比排在第4～10位的各个地区高出2倍以上。北京、上海、天津和浙江等发达地区的医疗资源明显有着经济相对落后地区无法比拟的优势。

从各级医院在各地区的空间分布来看，一级医院在华北、华东、华中和华南的部分地区分布完善，数量较多，其中北京最多。二级医院方面，除了呼和浩特没有和个别城市数量较少外，二级医院在全国范围内分布相对均衡；三级医院在全国范围内的分布完善，且比例均衡。

总的来说，人们可以理解医疗资源分布存在的不均衡现象。要成为一名合格的医生需要多年的教育投资和努力，所以他们一般希望得到更好的教育投资收益，而在我国一般只有大城市的大医院可以提供获得这种收益的环境和平台。由于农村和基层社区医疗和生活等方面条件的限制，一般受过高等教育的医学生不愿意到农村和基层社区医院工作，且高学历的医学生在农村和基层社区医院的晋升体系中相比在城市大医院中没有发展空间，他们的收入也会低于大医院中医生的收入。

1.5.4　医疗资源的诱导需求

医疗资源的诱导需求（Physician induced demand，简称 PID），也称引致需求，由埃文斯（Evans）提出，并表述为"医生所提供和推荐的那些如果寻医者具有和医生同等信息和知识就不会选

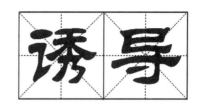

择的医疗服务"，如推荐额外的检查和开过多的药品，即医生提供的超过最佳治疗效果所需要的服务量，且不论其是寻医者自己诱导的，还是医生的防御性治疗造成的。

医疗资源的诱导需求是世界各国普遍存在的现象，是一个世界性难题。罗默（Roemer）发现普通医院的每千人床位数和每千人住院天数之间有正相关关系。"只要有病床，就有人来用病床"，这一医生诱导需求被称为罗默法则或罗默影响。后来，罗默法则被引申，出现了"有医疗设备供给就有医疗设备需求""有医生供给就有医生需求"等观点。

医生职业化之后，医生既是医疗服务的提供者，又是医疗需求方（寻医者）的代理人，医生的这种双重角色以及医生和寻医者之间的委托—代理关系决定了医生不可能完全从寻医者利益出发，而是更多考虑医生利益，这是诱导需求产生和存在的关键原因。医生的诱导需求产生的原因如下。

（1）医疗信息的不对称

信息不对称和不充分是医生诱导需求的客观条件。医疗服务是典型的信任商品（Credence goods）。首先，医疗服务的买方（寻医者）一般缺乏医疗知识，对自身病情缺乏了解，对自身医疗服务需求几乎一无所知；而有能力为寻医者提供医疗信息与服务的，决定寻医者需求的是经过长期严格医疗训练与培养的卖方（医生），这就是明显的医疗信息不对称。其次，医疗信息不对称也导致检验寻医者真实健康状态的成本极高，作为代理人的医生的努力水平不仅不可观测，而且在医疗交易完成后也无法验证。

由于医疗信息和服务的高度专业性、技术性和不确定性等特点，使

得在医疗服务领域中医患之间客观上广泛存在着信息严重不对称的问题，具有专业知识和专门诊疗技术手段的医生天然地处于信息绝对优势地位，而寻医者则处于信息劣势地位。因此，寻医者只能将医疗服务选择的权利委托给信息相对充分的医生，而自己决定是否遵从医生的建议，服从医生的处方或者决定选择医生。在这种情况下，医生就有能力借助信息优势地位影响寻医者的医疗服务需求。在极端情况下，寻医者的医疗服务需求完全由医生决定。

（2）医疗服务的过度诱导

信息经济学认为，只要存在信息不对称，就必然存在道德风险。在医疗服务领域，医患之间存在的严重信息不对称，导致医生缺少内在的成本制约机制与激励机制，为医生诱导寻医者购买大量不必要的检查和药物，也就是过度医疗（Over treatment）服务（行为）提供了机会。

所谓过度医疗服务（行为）是指医疗机构及医生在医疗活动中，违反医疗卫生管理的法律、法规或诊疗护理规范，以获取经济利益为目的，故意采用超出寻医者疾病诊疗需要的手段，从而给寻医者造成人身伤害或经济损失的服务（行为）。

这种寻医者真实需要以外的过度医疗服务又称为供给方诱导需求（Supplier-induced demand）。这种诱导需求的存在不仅符合经济学直觉，而且被大量实证和实验研究验证。这种带有欺骗寻医者性质的诱导需求又被称为专家欺骗（Fraudelent expert）。

诱导需求是医生的一种败德行为，是医生为了追求自身利益（Self-interest）最大化而损害寻医者利益的具体表现，其结果会导致寻医者医疗费用的上涨。

（3）医患的委托代理关系

所谓委托—代理关系（Principal-agent relationship）就是当一个人（委托人）向他人（代理人）授权代表自己做出决策时，就产生了委托—代理关系。当委托人和代理人的利益出现分歧时，往往会出现问题。当寻医者（委托人）向医生（代理人）寻求健康医疗服务的建议时，医生不只是寻医者的医疗服务顾问或专家，而且是推荐医疗服务的供应商。

寻医者一般对相关疾病诊断和治疗的医学信息相对难以理解和无

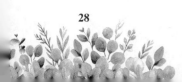

知，他们在多数情况下愿意信任医生为自己做出的选择；但医生作为医疗服务的供方角色就会造成利益冲突，医生可能是有瑕疵的代理，他们可能将自己的利益凌驾于寻医者的利益之上。医生这种既是顾问又是供应商的双重身份造成了对寻医者来说最好的疗效与对医生来说最有利的经济回报之间的潜在冲突，从而可能诱发医疗服务的滥用。

医生和寻医者之间的委托代理关系也是诱导需求产生和存在的关键之一，如图1-17所示。

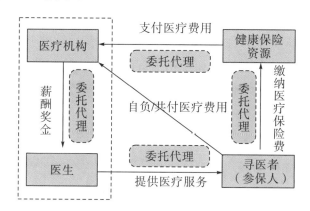

图1-17 健康保险资源、医疗机构、寻医者（参保人）和医生的委托代理关系

（4）医疗服务的防御性诱导

当然，由于医疗服务和治疗结果的不确定性，遇到疑难病症时，医生为了保护自己免遭诉讼而进行的防御性诊断、防御性治疗也是导致过度医疗服务的原因之一。

过度医疗造成的后果是严重的，既加重了寻医者的经济负担，又使有限的医疗卫生服务资源被浪费，还违背了医学伦理的择优性原则和自主性原则。

（5）医生诱导需求的约束

人们同时注意到，医生的医疗服务诱导需求水平也不会无限制上升，即不会出现天价健康医疗费用，因此必定存在某些诱导需求的约束成本。有学者认为由于诱导需求行为会使医生产生罪恶感，或其行为被公众所知会带来耻辱感，从而形成心理成本（Psychological cost），导致医生随着诱导需求水平上升而递增的不愉快负效用，这将抵消诱导需求带来的收入效用，即医生会面临诱导需求、收入及良知间的权衡。这种权衡会根据寻医者的情况对提供给寻医者的医疗服务质量产生影响。

寻医者最终也会察觉到诱导的过度治疗，如果他们反感这些行为，就可能提出质疑或更换医疗供应者。医生的诱导需求最容易发生在一次性治疗过程中，例如手术。总的来说，医生是寻医者医疗服务的不完全代理人或有缺陷代理人。

（6）医生诱导需求的多元利益冲突

多元利益冲突是医生诱导需求的现实表现。在医疗卫生服务体系中，至少有四个利益相关主体：政府、供给方、需求方、付费方，如表1—8、图1—18所示。医生的诱导需求行为表面上是损害了寻医者利益，但实质上还会损害其他利益相关者的利益，使利益相关者之间的关系和行为复杂化，直接带来了医疗卫生服务公平性的缺失和对医疗卫生服务体系的严重损害：一是医疗卫生服务价格上涨，使寻医者的替代服务选择比例上升；二是医疗卫生服务供给秩序的混乱，不能有效地提供基本医疗卫生服务。

表1—8　不同利益主体的特性及相互关系

利益主体	利益特性	政府	供给方	需求方	付费方
政府	1. 公平性：最大限度满足个人的卫生服务需求 2. 减少卫生资源浪费	高度组织化	1. 委托供给与委托代理失灵 2. 绩效考核与行政约束	代言人	付费体系的组织者
供给方	信息优势与效用最大化	面临绩效约束	1. 医生诱导需求 2. 高度组织化	医疗卫生服务的提供者和顾问	付费约束
需求方	1. 满足医疗卫生服务需求 2. 控制过度服务	利益的一致性	1. 医疗卫生服务唯一的代理选择 2. 医保条件下可能会串通	1. 信息劣势 2. 分散化，不具备谈判能力	共同的支付者
付费方	控制医疗费用	利益的一致性	1. 有较强的行为约束能力 2. 需要防范道德风险	需要防范道德风险	高度组织化与较强的专业化

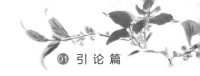

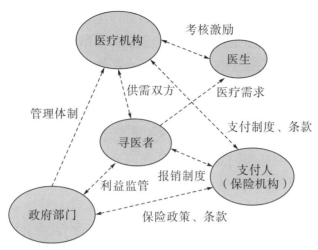

图1-18 政府部门、支付人（保险机构）、医疗机构、医生、寻医者利益相关图

以上三点都有悖于政府的公平目标、支付人的支付意愿与个人的健康需求，甚至可以说是"看病难""看病贵"的根本原因之一。

医生的诱导需求会造成寻医者的过度医疗和有限医疗卫生资源的浪费。实证研究发现，我国近年来医生诱导需求的严重程度超过了欧美一些国家，也超过了国民心理和财务承受能力。现在，我国各个利益主体为促进自身利益均采取了一些措施来约束医生的诱导需求，但这些努力目前离社会健康医疗服务公平还有相当长的一段距离。

1.6 支持健康的保险资源

健康保险实际上是关于如何用财务手段处理健康损失风险的一种方法，健康保险的定价实质上是对健康损失风险的定价。当然，一个人拥有健康保险并不能保证不患疾病，但它可以为疾病引起的医疗财务后果提供一种保障，即健康保险是防御健康损失风险的一种措施，所以，健康保险对个人的医疗状况有非常重要的作用。

1.6.1 健康保险资源及分类

人在一生中，由于生活方式，自然环境、生活环境，遗传因素，心理状态等不确定因素影响，不可避免地会产生各种健康损失，如心脏病或中风，而这些小概率健康损失可能会带来高昂的医疗费用及各种机会收入损失，从而对人们生存能力和发展水平构成巨大的风险。

这种巨大风险可从两个方面来描述：①人们一般都是厌恶风险的。个人由于害怕健康损失的悲观心理作祟，其保持健康状态的自信心不足，会主观上将健康损失的概率放大。②在现实中，个人健康损失的主观概率是不确定的。人们对不确定的风险的厌恶程度要强于对确定性的风险的厌恶程度。所以，个人健康损失的主观概率的不确定性会导致人们对这种健康损失风险的厌恶程度加深。

健康损失不确定性的风险是昂贵的，这时人们有两种选择：①购买健康保险，即大部分人愿意支付健康保险费来规避风险，转嫁和有效降低健康损失带来的这种概率小，但费用高昂的各类经济损失，例如住院；将个人不确定的前景转变成一种确定的前景。②自我保险，少部分人会直面健康损失引发高昂医疗费用的小概率事件。

于是，针对大多数人，社会上就出现了用提供健康保险的方式来承担个人这种巨大健康损失风险的健康保险资源，即健康保险组织和保险公司，由这些健康保险资源来分散和承担个人健康损失带来的高昂经济损失风险。

但是，个人一旦购买了健康保险，若是考虑每一张保单，在无免赔全额投保的情况下，健康保险资源一旦承保，则个人面临的风险便转移到健康保险资源身上，健康保险资源（承保时）所面对的风险就与个人（不投保时）面对的风险是一样的。那为什么健康保险资源要主动提供健康保险呢？

虽然难以预测任何特定个人是否会罹患疾病这种小概率事件，但对于一个足够大的群体（风险池）来说，健康医疗消费总是高度集中在群体的一部分人身上，因此，可以估计出群体中将会出现特定医疗状况患者的比例，即健康医疗消费的客观概率是可以估测的。按照概率论中的大数定律（Law of large numbers），即随机事件的大量重复出现，往往呈现出几乎必然的规律。而健康保险资源一般会承保大量同质或类似的标的。那么，健康保险资源所面对的是一个相对稳定、有规律的风险环境，而且承保的标的越多，健康医疗损失（索赔）发生的概率（比例）

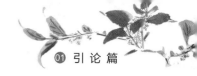

就越稳定，且越接近于客观概率，如图 1—19 所示。所以，健康保险资源和个人所处的风险环境对风险的主观看法是不一样的，他们各自的确定性效用函数 $v(p)$ 的曲线也不一样。简单来说就是通过集中群体里足够多的个人保险费并向那些真正患病的个人进行偿付，这样，群体成员就分担了患病个人的医疗费用。

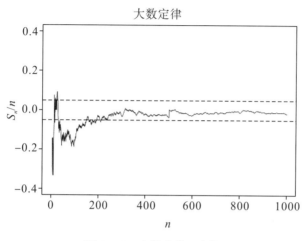

图 1—19　大数定律示意图

健康保险资源，即健康医疗保险的提供者主要有政府主导的社会医疗保险机构，商业健康保险公司（包括营利性质的和非营利性质的）和医疗保健组织等。其资金实力、产业规模、数量和经营管理水平会直接影响健康保险市场的供给。健康保险资源多数是全国性运作的。

所谓健康保险就是以个人的身体为保险标的，个人、家庭或机构通过向这些健康保险资源购买健康保险获得对未来不确定疾病发生时的医疗费用及机会收入损失的补偿支付能力或承诺，其具体形式就是各种健康保险产品，一般以健康保险合同（卡）的形式存在。健康保险的支付范围通常包括医疗费用、收入损失、丧葬费及遗属生活费等。

现阶段我国健康保险的购买主体以个人与家庭为主，健康保险已经成为人们支付医疗费用的主要方式。

健康保险产品的种类因国情不同而有所不同。发达国家的产品种类较多，不发达国家的产品种类普遍较少。我国健康保险产品主要有定额给付型、费用报销型及住院津贴型三大类，共计 300 余种。典型的保险费率制定方法是经验厘定费率（Experience rating），即基于参保人历年的医疗费用偿付统计经验。

健康保险按照不同划分标准，有以下不同类型，如表1—9所示。

表1—9　健康保险的分类

类型标准	分　类			
按组织划分	社会医疗保险	商业性健康保险	管理式医疗	自保计划
按责任划分	疾病保险	医疗保险	失能收入损失保险	护理保险
按给付划分	费用补偿型		定额给付型	
按期限划分	长期健康保险		短期健康保险	

与一般商品或服务不同，由于健康保险产品的特殊性，影响健康保险产品需求的主要因素是预期医疗服务费用水平。医疗服务的费用越高，健康保险产品（尤其是医疗保险产品）的价格越高，会抑制人们的购买意愿；反之，会刺激人们购买。此外，健康保险产品与一些金融产品有互补替代关系（如某些种类的分红保险、股票和债券类等投资型金融产品等）。

国家医疗保障体系对健康保险市场影响巨大。国家医疗保障体系越完备，人们对商业健康保险产品（尤其是其中的医疗保险产品）的依赖程度越低；反之，人们对健康保险产品的依赖程度越高。

人们的可支配收入水平越高，对健康保险的需求越大；反之，对健康保险的需求越小。人们的保险意识越强，对健康保险的需求越大；反之，对健康保险的需求越小。健康保险产品也是一种金融产品，对于利率变化和通货膨胀的敏感度较高，会影响健康保险的购买量、退保率等。利率或通货膨胀率升高，保险需求会降低。

除上述因素外，社会经济发展水平、商品经济发达程度和人口因素等都会在一定程度上影响健康保险的需求。

1.6.2　社会基本医疗保险

健康医疗保险的情况由国情决定。与西方发达国家不同，我国不可能采取政府包揽模式，商业医疗保险也不可能发挥主导作用。我国实际

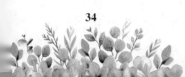

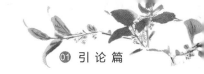

上已经形成了以社会医疗保险模式为主的医疗保障格局。首先介绍国外几种主要医疗保险模式。

（1）西方发达国家公共医疗卫生模式

①政府包揽模式

A. 中央财政包干模式。英国的"国家卫生服务体系"（NHS），对所有英国个人提供医疗保障，覆盖率达到99％。NHS所需经费的80％以上都由中央财政提供，患者自付费用只占NHS收入的1.3％。

英国的大部分医疗机构都是政府举办的公立医院，其管理人员和医护人员的工资均由政府划拨的财政资金支付。

B. 两级财政分担模式。加拿大实行全民医疗保障制度，除牙科、美容、验光配镜等特殊项目外，公众可免费享受从门诊到住院的所有医疗服务，资金由联邦政府和省政府共同承担。澳大利亚由联邦政府与州政府共同承担公共医疗卫生财力投入。

②社会医疗保险模式

德国是第一个建立法定社会医疗保险制度的国家，采取强制实施的医疗保险基金方式。德国法律要求所有的德国公民和在德国长期居住的外国个人必须参加医疗保险和长期护理保险。德国医疗保险分为法定医疗保险（GKV）和私人医疗保险（PKV）。除政府公务员和自由职业者外，年收入低于54900欧元的公民和外国个人必须参加法定医疗保险；如果年收入高于54900欧元，则可以选择其中一种参保或者两种都参保。

日本借鉴德国建立了全民法定医疗保障制度，医疗经费由国家、企业单位和个人共同承担。与德国不同的是，日本政府不允许国民根据收入状况自主选择医疗保险项目。国民必须按照不同的就业情况参加政府规定的相应保险项目。这些保险项目主要有雇员健康保险、国民健康保险、疾病统筹保险和老人保健制度等。

③二元化模式

二元化模式是指公共医疗保险针对特殊人群和商业医疗保险针对就业人群的医疗保障模式，美国是采取这一模式的典型。美国没有实行全民医保，而是对不同人群采取不同的医疗保险方式。超过美国人口一半数量的就业人群，都通过参保由雇主提供的商业医疗保险来获取基本医

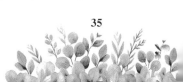

疗保障。而针对老年人、低收入者、军人、儿童等特殊人群，则由美国政府提供的公共医疗保险实施医疗保障，主要包括老年和残障健康保险（Medicare）、医疗救助（Medicaid）、儿童健康保险（CHIP）和军人医疗保险（Military health benefits）等。

（2）我国基本医疗保险模式

我国实行的是具有中国特色的"基本医疗保障"医疗保险模式，意即医疗保障水平必须与社会经济发展水平相适应，通过实施共济性、互助性的保险制度，使参保人的基本医疗得到有效保障。但我国现行医疗保险模式总体保障水平不高，对参保人员在费用支付上限制较多。我国基本医疗保险模式主要有两大类：社会医疗保险和商业医疗保险。本节主要介绍社会医疗保险、基本医疗保障制度和筹资标准等，商业医疗保险将在下节介绍。

①社会医疗保险

包括城镇职工基本医疗保险、城镇居民基本医疗保险和新型农村合作医疗，这三项医疗保险制度共同构成了覆盖我国全民的社会基本医疗保障制度。

城镇职工基本医疗保险主要针对城镇所有用人单位和职工，是以强制参保为原则的一项基本医疗保险制度。

城镇居民基本医疗保险以大病统筹为主，是主要针对城镇非从业个人的一项基本医疗保险制度。

新型农村合作医疗以政府资助为主，是主要针对农村个人的一项基本医疗保险制度。

②基本医疗保障制度

基本医疗保障制度是由用人单位和职工共同参加的一种社会保险。它按照财政、用人单位和职工的承受能力来确定职工的基本医疗保障水平，具有广泛性、共济性、强制性的特点。

基本医疗保险按承受能力来确定参保人员的基本医疗保障水平，实行统筹基金与个人账户相结合，保障广大参保人的基本医疗需求，主要用于支付一般的门诊、急诊、住院等费用。

③基本医疗保险筹资标准

城镇职工的基本医疗保险筹资标准是由用人单位和职工共同缴纳确

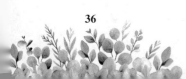

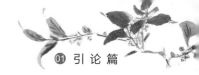

定的。用人单位缴费率控制在职工工资总额的 6％ 左右，在职职工缴费率为本人工资的 2％。退休人员则不用缴费。具体缴费比例由各统筹地区根据实际情况确定。

全国目前没有统一规定的城镇居民基本医疗保险筹资标准，由各地根据低水平起步的原则和本地经济发展水平，并考虑个人、家庭和财政负担的能力合理确定。

从许多地区实践和测算的平均数值看，筹资要保证基金支付比例在 50％ 以上，筹资水平大体在城镇个人家庭人均可支配收入的 2％ 左右。由于未成年人和成年人医疗消费需求的差异很大，因此筹资水平也不同。

目前，新型农村合作医疗的筹资水平约为年人均 270 元，原则上农民个人年均缴费不低于 10 元，经济发达地区可在农民自愿的基础上提高缴费标准。鼓励有条件的乡村集体经济组织对本地新型农村合作医疗给予适当扶持。

④起付标准、共付比例和最高支付限额

由于信息不对称问题，健康保险资源（如社保基金、保险公司等）通常无法识别预期的风险并监督参保人的使用情况，这就会产生医疗费用过度支出的道德风险和逆向选择。因此，健康保险资源规避这些风险的方法就是制定医保起付线、共付比例和最高支付限额，如图 1—20 所示。

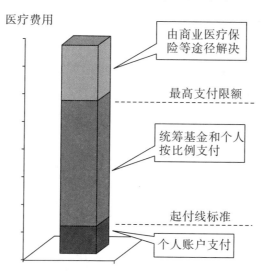

医疗费用

由商业医疗保险等途径解决

最高支付限额

统筹基金和个人按比例支付

起付线标准

个人账户支付

图 1—20 我国基本医疗保险制度的支付结构

我国基本医疗保险实行统筹基金与个人账户相结合的医疗保障制度，统筹基金和个人账户要划定各自的支付范围并分别管理，个人账户主要支付小病或门诊费用，统筹基金主要支付大病或住院费用。

所谓起付线（又称门槛费）是指基本医疗保障的起付标准，即参保人在定点医疗机构实际产生的费用属于基本医

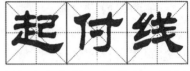

疗保险"目录"范围内的医疗费用，自己必须要先支付一部分后，统筹基金才能按规定比例报销支付。参保人先支付的那部分医疗费用数额标准，就是统筹基金支付参保人医疗费用的"起付线"。

起付线以下的医疗费用由参保人个人账户支付，这样可降低医疗费用的支出，防止门诊转住院，小病大看等不同"心理账户"导致的道德风险出现，有利于减少浪费。起付线对降低医疗费用支出是否有效取决于对超过起付线以上的医疗费用总支出的预期。当预期的医疗费用支出在起付线以下时，起付线会产生抑制作用。同时可将大量的小额医疗费用剔除在医疗保险偿付范围之外，减少保险结算工作量，有利于降低管理成本；也有利于保障高额费用疾病的风险，即保大病。

受制于统筹地区不同的经济发展水平，各地的起付线标准不一样。统筹基金确定的起付线标准原则上控制在当地职工年平均工资的 10% 左右。同时，起付线标准还与医院的等级挂钩，一级医院的起付线最低，二级医院的起付线居中，三级医院的起付线最高。部分城市还增设了异地医院的起付线标准，可能高于本地三级医院的起付线。

所谓最高支付限额是指在一个医疗年度内符合基本医疗保险报销范围，统筹基金支付参保人医疗费用的最高限额。超出最高限额以上的医疗费用，则不在基本医疗保险范围内解决。目前统筹基金确定的医保最高支付限额标准原则上控制在当地上年度职工平均工资的 4 倍左右。根据新医改方案，城镇职工或个人医保最高支付限额分别逐步提高到当地职工年平均工资和个人可支配收入的 6 倍左右，新农合最高支付限额逐步提高到当地农民人均纯收入的 6 倍以上。

所谓共付比例是指在起付标准以上、最高支付限额以下对应的住院和门诊特定项目基本医疗费用主要从统筹基金中按比例支付，个人也要负担一定比例。一般情况下，这种参保人医疗费用按比例共同支付的形

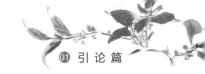

式对医疗费用滥用起到了一定程度的约束作用。

超过最高支付限额的医疗费用，可以通过大额医疗费补充保险或商业医疗保险等途径解决。

统筹基金的具体起付标准、最高支付限额以及在起付标准以上和最高支付限额以下医疗费用的个人负担比例，由统筹地区根据收支平衡的原则确定。当然，起付线可能会随统筹基金支付能力的增强而逐步降低直至消除，个人共付比例和最高支付限额同样也会不断调整。

（3）我国基本医疗保险模式的不足

保障对象界定模糊。不属于城镇职工基本医疗保险制度覆盖范围的中小学阶段的学生（包括职业高中、中专、技校学生）、少年儿童和其他非从业城镇个人虽然可自愿参加城镇居民基本医疗保险，但政策对非从业城镇个人没有统一的界定，尤其对灵活就业人员和城市农民工及其子女这类特殊群体是否纳入城镇个人基本医疗保险没有明确界定。

实际受益率较低。城镇个人基本医疗保险制度主要是满足大病医疗的需求，但生病住院的人毕竟是少数，一般在 20% 左右，只有少数人受益，实际受益率比较低，但却能影响到该制度的参保率甚至可持续发展。

参保持续性弱。城镇个人基本医疗保险可持续性弱的原因有以下四点。

①原则上自愿参保

参加城镇个人基本医疗保险采取自愿原则，愿意就参保，不愿意就不参保，这就可能出现所谓"逆向选择"，如老年人、易患病者等群体愿意参保，而自认为年轻、健康的群体往往不愿意参保，贫困群体受收入限制也不愿参保，因此这些不愿参保的人就没有被纳入制度之中。

②存在小部分参保又退保群体

如因忘记缴费导致缴费中断而退保的群体；因缴费水平提高再加上之前缴费了但从未受益过而不愿续保的群体等，目前政府缺乏连续参保的激励措施。

③政策宣传不够

因相关职能部门的宣传不够深入，多数个人是通过报纸、电视、网络等大众媒体获得一些零散信息的，这导致一些人对城镇个人基本医疗保险政策，参保的重要性认识不足而没有参保。

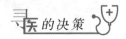

④缺乏衔接措施

城镇居民基本医疗保险、城镇职工基本医疗保险、新型农村合作医疗三项医疗保险制度分块运行，制度之间缺乏有效衔接，造成参保人员无法进行正常的区域间流动。而现在社会人口流动性大，有些人的身份会不断发生变化。如今天是企事业单位的职工，明天可能失业；今天是农民工，明天可能要回农村当农民。另外，三项医疗保险制度的职能又分别由社保、卫生、民政等部门分管，参保人因身份变动而继续用同一账户参加其他医疗保险项目的难度很大，很难保证参保的连续性，这也损害了这类群体参保的积极性。

总的来说，我国基本医疗保险模式和体系现阶段还只具有"基本医疗保障"功能，只能做到基本覆盖，如图1-21、图1-22所示。

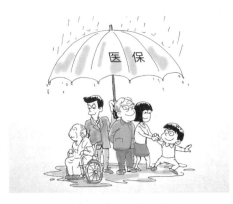

图1-21 我国基本医疗保险模式——基本覆盖

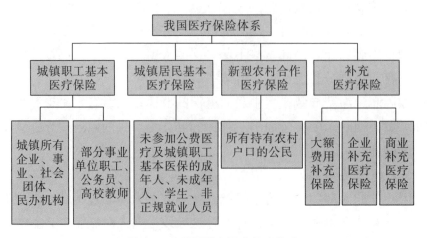

图1-22 我国社会医疗保险体系

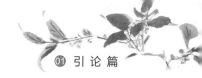

1.6.3 补充和商业医疗保险

我国社会医疗保险体系是由基本医疗保险（个人账户、统筹基金）、补充医疗保险和大额医疗费补充保险三部分组成的。这些保险方式互为补充，不可替代，共同构成了多层次社会健康医疗保障体系，目的就是给参保人提供更多健康医疗保障。

基本医疗保险是医疗保险体系的基础，实行个人账户与统筹基金相结合的办法，能够保障广大参保人员的基本医疗需求，带有国家层面的某种强制性。主要用于支付一般的门诊、急诊、住院费用。

与基本医疗保险不同，补充医疗保险是在单位和职工参加统一的基本医疗保险后，根据需求和可能原则，用人单位和个人自愿参加，针对基本医疗保险报销覆盖不了的部分，适当增加医疗保险项目，来提高健康医疗保险保障水平的一种补充性保险。其险种包括企业补充医疗保险、商业医疗保险、社会互助和社区医疗保险以及公务员医疗补助等多种形式，是基本医疗保险的一种补充。

补充医疗保险的形式主要有普通医疗保险、意外伤害医疗保险、住院医疗保险、手术医疗保险和特种疾病保险等。

企业补充医疗保险是指一些经济条件较好的企业在参加基本医疗保险的基础上，为职工和退休人员建立的补充医疗保险。支付项目类似于公务员医疗补助，但单位有更多的自主权。

商业医疗保险是由保险公司经营的，营利性的医疗保险。消费者依照一定数额交纳保险金，遇重大疾病时，可以从保险公司获得一定数额的医疗费用，是社会医疗保险体系的补充形式，可个人自行购买、单位和个人共同负担购买或单位统一组织为员工购买。符合健康保险产品规定的商业医疗保险会有个人税收优惠。国家通常鼓励个人参加商业医疗保险。

除了具有一定的公共性和强制性的社会医疗保险之外，世界大多数国家的健康保险都被纳入商业保险中人身保险大类的特定项目，因此，商业健康保险成为健康保险体系的最主要形态，具备一般商业保险产品的市场特征。

社会互助是指在政府鼓励和支持下，社会团体和社会成员自愿组织和参与的扶弱济困活动，其资金主要来源于社会捐赠和成员自愿交费，政府往往从税收等方面给予支持；包括为受助者提供资金和服务的社会互助，也包括邻里互助、团体互助和慈善事业等。

社区医疗保险针对的是城镇户口居民中没有办法参加城镇职工基本医疗保险的人群，交的费用比较少，但是报销比例和总报销额度也低于城镇职工基本医疗保险，且就医时在对医院的选择上必须从社区医院开始，符合转院条件才可以转到大医院。参保个人在定点医疗机构住院（含家庭病床）的医疗费用，实行确定起付标准，超过起付标准以上部分按医院级别分比例支付以及最高支付限额控制。

公务员医疗补助是国家公务员在参加基本医疗保险的基础上，国家为保障公务员医疗待遇水平不降低而建立的医疗补助制度。这是对统筹基金最高支付限额以上部分的医疗费、住院和长期门诊慢性病医疗费个人负担的部分给予的适当补助。原享受公费医疗的事业单位可参照此办法执行。

大额医疗费补充保险属于基本医疗保险的补充形式，是借鉴商业保险机制为职工建立的大额医疗保险形式。实践表明，它是参保人员必须参加的补充保险形式。其资金主要用于支付基本医疗保险统筹基金最高支付限额以上部分的医疗费用。

大额医疗费补充保险金由用人单位缴纳或由用人单位与其职工（包括退休）人员共同缴纳，由省社会医疗保险中心将费用集中向商业保险公司进行再投保，并监督赔付全过程。

1.6.4　健康保险的道德风险

信息成本是经济决策中的一个核心因素，信息获取的成本是昂贵的。诺贝尔经济学奖得主乔治·斯蒂格勒（George Stigler）说过：信息住在经济学城市的贫民区。当信息获取不平等或者说信息分布不对称时，会产生两个问题：第一，当供方比需方知道得更多时，对需方来说就存在价格和质量上的不完全信息；第二，当需方比供方知道得更多时，对供方来说存在道德风险和逆向选择问题。

随着健康保险资源这种第三方医疗费用支付者的出现，健康保险资源通常在与参保人签订保险合同之前会设法确定参保人医疗费用使用的

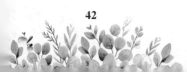

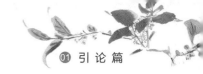

预期水平（或比例），并对预期的健康风险提供健康保险。但是由于信息不对称，导致健康保险资源无法识别预期的健康风险以及监督参保人医疗费用的使用情况，这时就会出现参保人跟其实际治疗产生的医疗费用相隔离的道德风险和逆向选择现象，这就出现了健康保险资源的健康保险项目一般都价格高，保障程度低的现象。

所谓道德风险主要指投保后参保人比没有保险时会有更多的医疗服务需求，具体表现为：①有健康保险的参保人总是倾向于消耗比健康条件相同但没有健康保险的参保人更多的医疗服务；②医生会根据参保人的健康保险情况和健康保险资源第三方支付者承担医疗费用的范围和比例来调整治疗建议和方案，即诱导医疗需求。这些都会产生过度医疗和医疗费用过度支出问题（经济学称此现象为需求曲线缺乏弹性）。人们常见参保人和医生联合起来制造诱导医疗需求，采用小病大治，开空头检查费、医药费票据，甚至人不住院，只在医院虚开床位等方式骗取高额医疗费用，损害健康保险资源的利益。这也是所谓"心理账户"效应所致。

健康保险的目的是共担风险，因此，健康保险资源应对这种道德风险引起的医疗费用过度支出的方法就是制定起付线（标准）和共付比例。这种医疗费用分担制度可减少医疗服务的需求，全球多数国家的健康保险皆已采取各种不同形式的医疗费用分担制度，但这并非有效控制医疗费用不断增长的完美方案。

所谓逆向选择主要是指参保人在得知自己已患疾病时才去购买健康保险，并以各种手段瞒过健康保险资源的核查，投保后健康保险资源不得不依照赔付条款支付其医疗费用。

商业保险资源一般通过问卷调查和体检或二者结合的方法来应对参保人的逆向选择风险。此外，商业保险资源一般是不会为已患疾病的参保人提供健康保险的。因为已患疾病与极高的医疗费用支付概率正相关（接近一致），在不具备风险分散条件的情况下，商业保险资源要求的保险费可能会高得超过已患疾病参保人预期的损失，导致他不会因为购买这样的健康保险而获利，因此已患疾病参保人对高额健康保险的需求也很少。人们见到有慢性病和先天性疾病的患者一般是无法购买平均健康保费水平的健康保险的现象，也就不足为奇了。此时，理论上应该由政府来承担义务，但由于我国经济发展和社会福利水平不够高，政府还无法完全承担。

1.7 健康决策的相关理论

在现实生活中，人们必须面对各种不完全和不确定的信息来做决策，而这些日常的决策会对人们的生活产生重要的影响和与之相关的风险，例如，"该吃什么食品"？人们发现自己会被那些广告宣传的"健康"食品和与之相反的"不健康"食品检验报告弄得心烦不已，此时人们会怎样进行决策呢？

在人们的寻医行为过程中，尤其会面临各种各样不完全和不确定的健康医疗信息，还会在身体带有病痛，心里倍感焦急的情况下去做非理性的各种健康行为决策。本书将介绍一些与实际生活更接近的健康评估和决策方法，主要回答下列问题：

人们判断不确定健康事件概率的能力有多强？

人们如何运用过去的健康知识和经验做判断？

人们如何在健康收益和损失不同的各种不确定选项中做决策？

在讨论这些问题前，我们先要介绍一些与健康评估与决策有关的基本概念、术语和理论。

1.7.1 概率的相关知识

在现实世界中，存在大量的、各种各样的随机事件。随机事件是指在相同条件下，可能出现也可能不出现的事件。例如，从一个有男女学生班级的学号中，随意抽取一个学号，"抽得的是一个男学生"就是一个随机事件。

那么怎么度量和描述这样的随机事件呢？这就要用到概率的概念。

所谓概率（Probability）又称"或然率"，是指反映随机事件出现的可能性大小。概率常用英文字母 P 或 Prob 表示，其值用 0～1 之间的数字或百分数来衡量。

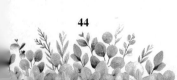

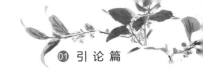

（1）客观概率或基础概率

所谓客观概率（Objective probability），或基础概率（Base probability）是指某一随机事件在一系列观察和试验中，出现事件的一个客观状态稳定存在的频率，这个频率（常值）就是客观状态发生机会的一种度量，通常也是上面一般概率的定义。

若对某一随机现象进行过 n 次试验和观察，其中 A 事件出现了 m 次，即其出现的频率为 m/n。经过大量反复试验，常有 m/n 越来越接近于某个确定的常数 c（伯努利大数定律）。该常数 c 即为事件 A 出现的概率，常用 P（A）$=c$ 或 $Prob$（A）$=c$ 表示。

客观概率是建立在大量观察和试验，频率稳定的基础上，反映事物客观发展规律的一种随机现象。随机现象有其偶然性的一面，也有其必然性的一面，这种必然性表现为大量观察和试验中随机事件出现频率的稳定性，即一个随机事件出现的频率常在某个固定的常数附近摆动，这种统计规律的科学性已被若干统计结果所证实。例如掷骰子，人们都知道投到某一个面的概率是 1/6 这一常识。

只是注意：在现实世界中，有许多事件是一次性的，不能多次重复实现。例如，某个人在某一时刻是否突发脑梗这一事件，是不能用概率来定义的。

（2）主观概率或先验概率

所谓主观概率（Subjective probability 或 Personal probability）或先验概率（Prior probability）是指建立在过去的经验与判断的基础上，根据对未来事态发展的预测和历史统计资料的研究后主观确定的概率，是某人对某一事件可能发生程度大小的主观度量，即某人主观估计（认为）事件将会发生的可能性的信念程度。

这种相信的程度反映的是一种心理评价、一种信念、一种明显的主观可能性，但又是根据经验和各方面知识，对客观情况的了解而进行的分析、推理、综合判断和估测，可以反映未来事件发生的近似可能性，与主观臆测不同。

读者要注意，在很多资料里，主观概率和先验概率在概念上比较混淆。本书在此厘清一下。

第一，通过大量试验和观察，对历史资料计算得到的概率，一些学者称其为客观先验概率，实际上就是指客观概率或基础概率，例如，医疗卫生普查发现 2013 年我国男性痛风患病率为 18.32%，就是客观概率。而 1948 年我国仅有 2 例男性痛风患者，这说明了我国饮食结构发生了变化。

第二，当无法进行试验和观察，历史资料也无从取得或资料不完全时，人们凭主观经验来判断而得到的概率，即假设为真的无条件概率，一些学者称为主观先验概率，实际上就是指主观概率，例如，丈夫在妻子怀孕前认为未来的孩子有 80% 的可能性是女孩，就是主观概率。

在不可能重复观察和试验或者无法根据历史数据来计算事件的频率时，也就是说在无法得到事件客观概率或基础概率的情况下，人们要做出决策往往只有凭借主观概率，作为"由因求果"问题中的"因"出现的概率。

生活中，主观概率对人们的认识、判断、决策的影响随处可见，例如，某人主观认为明天将会下雨的概率或某支足球队将赢得下一届冠军的概率等。这些概率可以被看作主观的，或者至少是包含相当多的主观成分，但也会包含他对过去的信息和数据感知的成分。在人们寻医过程中的各种决策尤其如此，主观概率是人们建立健康参照点和进行健康心理核算的重要依据。

实际上，主观概率与客观概率的区别是相对的，因为任何主观概率总会带有客观性。个人的经验和其他信息是客观情况的具体反映，因此不能把主观概率看成纯主观的东西。任何客观概率在测定过程中也难免带有主观因素，因为实际上取得的数据资料很难达到所谓大数规律的要求。所以，在现实中，既无绝对的客观概率，又无绝对的主观概率。

主观概率的估测是决策过程中常见的一种认知加工过程，是人们利用一切可以运用的知识、经验和信息，对不确定性事物出现的可能性大小的一种主观心理判断或是一种估测值，是推理和决策的基础。

当然，主观概率必须符合概率论的基本定理。

①所确定的概率必须大于或等于 0，小于或等于 1。
②经验判断所需全部事件中各个事件概率之和必须等于 1。

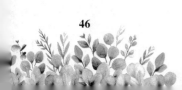

（3）条件概率

所谓条件概率（Conditional probability）是指如果一个特定假设为真，一个特定类型的证据为真的概率，或事件 A 在另一个事件 B 已经发生的条件下的发生概率。条件概率表示为：$P(A\mid B)$，读作"在 B 的条件下 A 的概率"。例如，甲、乙两地都位于长江下游，根据一百多年以来的气象记录，统计出甲、乙两地一年中雨天所占的比例分别为 20% 和 18%，两地同时下雨的比例为 12%，问：甲地为雨天时，乙地也为雨天的概率为多少？

解：设 $A=$"甲地为雨天"，$B=$"乙地为雨天"，$AB=$"两地同时下雨"，则 $P(A)=0.2$，$P(B)=0.18$，$P(AB)=0.12$

得：$P(B\mid A)=P(AB)/P(A)=0.12/0.2=0.60$

所以，甲地为雨天时，乙地也为雨天的概率是 0.60，即 60%

注意，定义中 A 与 B 之间不　定有因果关系或者时间顺序关系。A 可能会先于 B 发生，也可能相反，也可能二者同时发生。A 可能会导致 B 的发生，甚至可能相反，也可能二者之间根本就没有因果关系。

条件概率可以用决策树进行计算。

（4）后验概率

所谓后验概率（Posterior probability）是指事情已经发生了，要求计算这件事情发生是由哪个原因引起的，其概率是多少，即在考虑证据之后假设为真的概率，是在得到"结果"的信息后重新修正的概率，又是"执果索因"问题中的"果"。例如，今天你没去学校，上课时老师也发现你没来，老师分析原因可能有两个：生病了或自行车坏了。然后。老师叫"学霸"分别计算一下是因为生病了没来学校的概率和自行车坏了没来学校的概率。不管哪种情况的概率都是后验概率。即在已知证据 E 的条件下，假设 H 为真的后验概率可记为 $\text{Prob}(H\mid E)$。

主观（先验）概率与后验概率有不可分割的联系，后验概率的计算要以主观概率为基础。主观概率不是根据有关自然状态的全部资料测定的，而是利用现有的材料（主要是历史资料）计算的；后验概率使用了有关自然状态的，更加全面的资料，既有主观概率资料，也有补充资料。

不同的人在开始决策时可以从不同的主观概率开始，但是，当证据增加时，他们的后验概率在许多情况下将趋向于收敛，即与客观概率趋向于一致，从而使人产生一种后验概率收敛于客观概率的错觉，但后验概率不一定就是客观概率。

1.7.2 决策理论

对于一个决策者来说，不确定随机事物总是有风险的。一般来说人们总是厌恶风险的，都想尽量减少风险，至少要把风险降到最低程度。

人们在做决策时通常会遇到三大类决策问题。

（1）确定型决策问题

所谓确定型决策是指每一种备选方案都只有一种确定无疑的结果。决策只需将各个方案的结果进行比较，选择一个最好的方案。例如，一个人可以到三家医疗机构去做年度体检，但相同的体检套餐各医疗机构的收费不同，分别为 550、600 和 800。个人需要决定去哪家医疗机构做年度体检。很明显，费用最低的体检套餐为最佳方案，这就是确定型决策。

（2）风险型决策问题

所谓风险型决策是指由于存在不可控制的因素，一个方案有可能出现几种不同的结果，人们对每一种结果出现的概率可以预先做出估计，但在一定概率条件下做出决策要冒一定风险。风险型决策的目的是使收益期望值达到最大，或者使损失期望值达到最小。期望值是一种方案的损益值与相应概率的乘积之和。读者可参考后面的决策树方法和疑似阑尾炎患者的临床处理案例来理解风险型决策问题。

（3）不确定型决策问题

所谓不确定型决策是指一个方案有可能出现几种不同的结果，但对各种可能的结果无法确定一个概率，只能靠决策者的经验和心理因素来确定。例如，医生在对患者甲状腺结节的彩超图像诊断结果中，无法估计出是良性结节或恶性结节的概率是多少，必须要进行穿刺取样来确诊。

由于人们厌恶风险，所以在这三大决策类型中，风险最小的是确定型的决策问题，其次是风险型的决策问题，最难把握、风险最大的是不确定型的决策问题。所以在做决策时要尽量把不确定型的决策问题化为

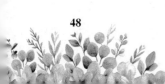

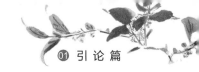

风险型的决策问题，最理想的是化为确定型的决策问题。

在日常决策中，起决定作用的往往是主观概率，主观概率可以帮助决策者达到降低风险的目的。但是，如果对主观概率的认识不透彻，则会阻碍风险的降低。所以本小节先介绍决策树方法，再讨论健康参照点、健康心理核算和健康决策的基础，主观概率的失真现象问题，最后介绍其他的决策理论。

（4）决策树方法

决策树（Decision tree）是在已知各种情况发生概率的基础上，通过构建决策树来求取净现值的期望值大于等于零的概率，评价事物的风险，判断其可行的决策分析方法，是直观运用概率分析的一种图解法或图示法。由于这种决策分支画成图形很像一棵树的枝丫，故称决策树。

决策树可以用客观概率、主观概率和条件概率来构造。

决策树的树形结构中，每个内部节点表示一个属性上的测试，每个分支代表一个测试输出，每个叶节点代表一种类别。

如表1−10所示，一个典型的决策树通常包含三种类型的节点。

表1−10 决策树的节点类型

数量	节点类型	表示符号	节点类型解释
1	决策节点	□	通常用矩形框来表示
2	机会节点	○	通常用圆圈来表示
3	结果节点	△	通常用三角形来表示

决策节点是对几种可能方案的选择，即最后选择的最佳方案。如果决策属于多级决策，则决策树的中间可以有多个决策节点，以决策树根部的决策节点为最终决策方案。

机会节点，代表备选方案的经济效果（期望值），通过对各机会节点的经济效果的对比，按照一定的决策标准选出最佳方案。由机会节点引出的分枝称为概率枝，概率枝的数目表示可能出现的自然状态数目，每个分枝上要注明该状态出现的概率。

结果节点，将每个方案在各种自然状态下取得的损益值标注于结果节点的右端。

决策树是一种预测模型，它代表的是对象属性与对象值之间的一种映射关系。树中每个节点表示某个对象，而每个分叉路径则代表某个可能的属性值，而每个叶结点则对应从根节点到该叶节点所经历的路径所表示的对象的值。决策树仅有单一输出，若欲有复数输出，则可以建立独立的决策树以处理不同输出。

下面以一个疑似阑尾炎患者的临床处理案例来说明如何运用决策树进行临床决策分析。

临床处理案例：某个成人患者因突发急性腹部疼痛来医院急诊室就诊，急诊医生为患者做了腹部检查及必要的实验室检查，排除了引起腹痛的其他疾病，但由于患者的体征比较特殊，无法马上确诊是阑尾炎还是其他一般非典型性腹痛。

可能病情的发展情况会显示患者到底是患了阑尾炎还是得了非典型性腹痛，但如果是阑尾炎，手术延误就会有穿孔、腹膜炎的危险，甚至可能导致患者死亡。但如果患者是非典型性腹痛，手术又会给患者带来不必要的风险，这就是一个典型的临床风险型决策问题。

本书首先绘制急诊医生的临床决策树，如图1—23所示。通常对于这样的急诊患者，急诊医生有两种选择，要么立刻决定施行手术或不施行手术，要么留院观察，根据患者的病情发展来采取相应的治疗措施（本例只考虑阑尾炎和非典型性腹痛两种可能诊断）。

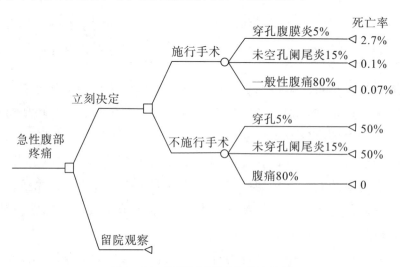

图1—23 疑似阑尾炎患者的决策树

绘制出决策树后，急诊医生要进行正确的决策，就需要知道决策树

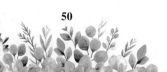

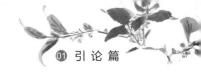

中每一个机会节点的概率，包含每条路径末端最终结果的概率，即死亡概率；在施行手术或不施行手术的情况下，阑尾炎穿孔、阑尾炎和一般性腹痛患者的死亡（或生存）概率。这些概率可以是临床或流行病学统计值（客观概率），也可以从急诊医生的临床实践中通过概率（主观概率或先验概率）估算来得出结论。

假设急诊医生引用的医学资料表明一般性腹痛患者的腹部手术死亡率为 0.07%，未穿孔阑尾炎患者为 0.1%，穿孔腹膜炎患者为 2.7%。同时急诊医生也知道有疑似症状的 80% 的患者为典型性腹痛，15% 为未穿孔阑尾炎，5% 为阑尾穿孔。如果留院观察一段时间后，未及时对未穿孔阑尾炎患者进行手术，则阑尾将会穿孔，如果这时还不进行手术，患者就有 50% 的死亡概率。

在决策树中每条路径的末端结果节点，都可根据上述医学资料的数据标示出如果沿着这一路径到达该结果节点的死亡率或生存率。

有了以上信息，本例选择"立刻决定"这条路径，说明用决策树来求平均结果的计算。

先计算立刻决定"手术"的路径的患者可能死亡率：

$$(5\%) \times (2.7\%) + (1.5\%) \times (0.1\%) + (80\%) \times (0.07\%) = 0.206\%$$

即每百人中有 0.206 人或每千人中有 2.06 人可能会死亡。

再计算立刻决定"不手术"的路径的患者可能死亡率，即：

$$(5\%) \times (50\%) + (15\%) \times (50\%) + (80\%) \times (0) = 10\%$$

即每百人中有 10 人可能会死亡。

显然，如果必须"立刻决定"这两种选择中应选哪一种，结论为急诊时医生选择阑尾炎手术治疗为佳，这将比不施行手术的死亡率低。

注意，从不同临床医生考虑问题的不同角度，决策树的绘制并没有唯一的标准，但考虑问题要全面，所有可能涉及的要素都应该罗列出来，这样做出的决策才会是正确的。

（5）主观概率的失真

在决策过程中，人们一般期望估测的主观概率应尽量与客观概率吻合。但是，主观概率的估测受个人的心理、情感因素影响较大，谁的判断更接近实际客观概率，主要取决于个人的经验、知识、观察能力和分析判断能力。由于个人这些能力存在差异，所以主观概率的估测会因人而异，不会存在一个公认的值，面对同一事件、不同个人可能会估计出不同的"主观概率"。下面着重介绍造成这种现象的一些原因。

①公开程度暗示

所谓公开程度暗示是指人们习惯于根据自己对事物表面情况的了解来判定其发生的主观概率。公开程度会影响人们对主观概率的正确判断。例如，有学者以"你认为在中国是糖尿病的死亡率高还是自杀率高？"为题进行调查，结果大多数被访者的回答是"自杀率高"，但实际上患糖尿病死亡的比例是 0.0214%，自杀死亡的比例为 0.0099%，差一个数量级。为什么出现这种情况呢？这是因为大众媒体对自杀的关注程度比对糖尿病的关注程度要强得多，这就会影响人们的主观判断。这种公开程度暗示会使人们的主观概率估测失真。

②细节假想

细节假想是指有的人过度强化信息的公开程度，导致人们对事物的认识有误。例如，有些药店的营业员为了使你多花 400 元钱购买一种养胃的保健品，会让你觉得如果没有服用这种保健药，一旦你的胃出了问题，医疗费用就会比 400 元钱要多得多，但是他们不会讲的是：如果注意饮食结构和习惯，你的胃可能不会出现问题。

③描述方式

描述方式是指在个人评估某个事件发生的主观概率时，有人以某种方式帮你描述这个事件，导致你因他人的描述产生对主观概率认知上的偏离。

例如，现在的媒体上活跃着各种各样的"健康顾问"，他们向你（顾客）推荐一种保健品时经常会说："如果你早几年就使用这种保健品的话，你的健康状态不至于是现在这样。"有的人认为这句话好像有道理，可是它却没有任何健康科学依据，你的健康状态更多是跟你的生活方式和行为有很大的关系，跟某种保健品没有什么直接关系。可见对某个事物的描述朝一定方向发挥到极致的时候，描述方式的效果对主观概率的影响是非常显著的，这就是所谓框架效应。

④详情启发和并发谬论

所谓详情启发是指演讲者对某些想象中的事情进行惟妙惟肖的描述，导致听众轻易地相信他所讲的是实际存在的事情。并发谬论是指详

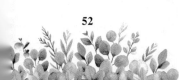

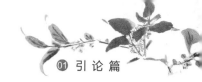

情启发时引起人们愿意相信不实的事情的情况。

例如，"某人去医院做了艾滋病病毒检查"听上去要比"某人怀疑自己感染了艾滋病病毒"更令人相信此人感染了艾滋病病毒。而在现实生活中，根据概率论分析，前者实际上检查出感染了艾滋病病毒的概率并不比后者更大。只是人们对艾滋病的一种强烈恐惧心理，并伴随焦虑、抑郁、强迫、疑病等多种症状和行为异常的心理障碍，使得大家听说一个人去医院做了艾滋病病毒检查，就以为此人已经感染了艾滋病病毒。

⑤忽视基本概率

例如某种疾病的发病率实际上很低，但是当某个患者的某种检测结果呈阳性时，医生常常会忘记发病率（客观概率），而过高地估计对方患病的可能性。例如，甲状腺结节分良性及恶性两大类，甲状腺结节是恶性的客观概率不足5%。但是医生给你彩超诊断时会根据你的结节有明显血液流动的情况而得出结节可能是恶性的主观概率是60%～70%。

⑥个人性格

个人性格是指在现实生活中，属于乐观、保守、自负这三种性格的人群在进行健康心理核算时估测的主观概率往往容易失真，这些人不会轻易修正他们原有的概率估测。

例如，乐观的人如果认为酗酒行为伤害自己肝脏的可能性不太，自己的运气会很好，那么他患肝硬化的概率要大得多；已患慢性病、个性保守的人可能对新的治疗方法持消极态度，认为新的治疗方法治愈慢性病的概率不高；自负的人在生活中就健康行为这一方面犯错的例子很多，这里不再赘述。

⑦情感唤起

所谓"情感唤起"或"情感启发"是指在决策中，人们倾向于通过对事物刺激起的情感反应来得到风险或损益的快速评价和判断，从而提高判断的效率。这说明情感因素普遍存在，情感因素在人们日常决策判断中扮演着重要角色。同时，这也说明只要事物所含"情感效价"或"情绪效价"非常明确，情感效价就可以帮助人们做出快速判断并影响估计结果。

所谓情感效价，或情绪效价是描述一个人对于一件事物的吸引（感兴趣）或排斥（厌恶）的程度。前者一般指积极事件，后者一般指消极事件。

无论是否有时间限制，无论如何判断这些事件将会发生在谁身上，无论事件描述方式怎样，人们对待积极事件和消极事件的态度或期望都要符合心理学的预期。

对于积极事件：

A. 人们判断积极事件将来发生的主观概率要大于消极事件。大多数人的主观愿望总是期待更多好事发生。

B. 人们更倾向于判断积极事件发生在他人身上的主观概率更高。这容易从周围不同人身上获得具体的支持。例如，中体彩大奖的人总是别人，尽管自己非常想中。

对于消极事件：

A. 具有焦虑特质的人对于不同的参照主体（自己或他人），会给出不同的主观概率估计值且差异显著。

B. 人们判断消极事件将来在自己和在他人身上发生的主观概率差不多。例如，健康人群面对消极事件时会经常选择一个普遍存在的"它不会发生"的启发式，从而减少焦虑带来的影响。因此，面对消极事件，无论在自己还是他人身上，人们都不希望它发生。

⑧时间限制和参照主体

研究表明，在人们感受到时间压力时，情绪上的紧张感会增加，这无疑会促使他们加快思考速度，并可能导致其减少理性的分析而诱发情感唤起效应，影响人们判断中性事件发生的主观概率。快速思考容易导致人们更鲁莽的决策行为。例如，在汶川地震后，国内曾发生多起学生跳楼逃生事件，这就是典型的时间压力下的鲁莽决策行为。

在有时间限制并对事件进行模糊描述的情况下，参照主体的情绪状态会对人们的主观概率判断有一定影响，使自我和他人参照之间估测主观概率存在差异。例如，一旦飞机发生飞行事故，其结果往往是媒体上报道的无人生还和非常惨烈的坠机现场，这使得现实生活中有些人因此可能会害怕坐飞机。当他需要尽快赶到另外一个城市探视病重的亲人时，他宁愿少睡几个小时也要坚持驾车前往目的地——即使别人告诉他

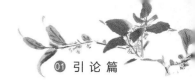

驾车发生事故并导致死亡的概率远高于飞行相同里程数的死亡概率。

当人们对他人进行主观概率判断时，对于明确描述事物的主观概率估测要高于模糊描述事物。

所以，在日常生活中，上面这些现象说明了人们对主观概率的估测为什么有时与客观概率相符，有时会失真。总的来说，这些主观概率估测失真的现象为人们评估主观概率的准确度提供了一定的借鉴思路，提醒人们在对某个未来事件的发生概率进行主观判断时，要及时规避以上因素可能带来的影响。

而长期从事某些活动的专业人士经常运用主观概率帮助他人进行决策，他们的经验和直觉往往还是比较可靠的。例如：医生根据患者的症状判定其患某种疾病的可能性，大多数患者在手术前都会接受手术后好转概率的评估。

（6）主观概率的估测

怎样确定主观概率的值？目前已有概率盘法、模拟法、最大熵法等，但本书不想详细介绍这些方法，因为在日常生活的决策过程中，几乎没有人会用这些复杂的方法（有兴趣的读者可以查阅相关资料）。这里介绍确定主观概率值的一些描述性范式。

①信息先验

所谓信息先验（Information priori）是指此事件发生之前获得的经验信息和历史资料。例如：明天中午以前的温度分布情况。人们会将今天和前几天中午以前温度的正态分布值等同于明天中午以前的温度，再加上大气温度的日常变化（方差）加以修正，或者是根据前一年中的那一天的温度分布加以修正。

这个例子有许多先验的共同特征，即从一个问题（今天和前几天中午以前的温度）的后面部分，成为另一个问题（明天中午以前的温度）的先例。已经被考虑的先前证据（前几天中午以前的温度）是原始假设的一部分，随着后面证据（今天中午以前的温度）的积累，就主要由后面证据来确定，即后面证据的权重更大（即明天中午以前的温度与今天中午以前的温度关系更大）。术语"先前"和"后面"通常是相对于特定的基准或观察来说的。

②不知情先验

所谓不知情的先验，也称为无知先验（Ignorance prior），是表示关于变量的模糊或一般的信息。

不知情的先验可以表达"客观"信息，例如"变量为正"或"变量小于某个限制值"。确定不知情的先验的最简单和最古老的规则是"冷漠"的原则，它将所有可能性赋予相等的概率。在参数估计问题中，使用不知情的先验通常产生与传统统计分析差别不太大的结果。

例如，假定你今天感到身体不适，决定在从未去过的三家医疗机构里选择一家就诊。那么，你会选择去这三家医疗机构各自的概率是多少呢？为了回答这个问题，并从中选定一家医疗机构，就需要你对每一家医疗机构的潜在医疗服务效用确定一个主观概率。

③对称性和最大熵

确定先验概率可以基于对称性的结果和最大熵原理。作为先验的一个例子，考虑一个人知道一个球隐藏在三个杯子 A，B、C 之一的情况下，又没有关于其位置的其他信息。在这种情况下，$P(A) = P(B) = P(C) = 1/3$ 的均匀先验似乎是唯一合理的选择。

所谓最大熵（Maximum entropy）原理就是一种选择随机变量统计特性最符合客观情况的准则，也称为最大信息原理。"最大熵"这个名词听起来很深奥，其实原理很简单，人们几乎每天都会用到。例如，在麻将桌上，你拿着一个骰子问其余三个人："骰子每个面朝上的概率分别是多少？"其余三个人的回答应该是一致的，即各面朝上均为 1/6 的等概率，否则他们会怀疑你出老千。这种概率的猜测方法虽有一定的主观性，但对"未知分布"的骰子，假定它每一面朝上的概率均等是一种有效的、最合理的、最安全的、最符合客观情况的推断和准则。这也跟人们常常讲不要把所有的鸡蛋放在一个篮子里的决策类似。

（7）贝叶斯定理

对于人们收集相关证据时应当如何推断事件的概率，有一个所谓规范模型（Prescriptive model）或标准模型（Normative model）可参考，就是著名的贝叶斯定理（Bayes's theorem），它是基于概率性质的数学分析。但是要注意，许多研究显示，人们的决策行为很多与贝叶斯定理的规范不相符。

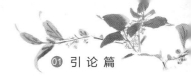

$$Prob(H \mid E) = \frac{prob(H) \cdot prob(E \mid H)}{Prob(H) \cdot Prob(E \mid H) + Prob(\sim H) \cdot Prob(E \mid \sim H)}$$

这里某个事件的假设记为 H，其概率可以表示为 $Prob$（H），这个事件的相反假设记为 $\sim H$，以此类推；证据用 E 表示，那么在给定 H 为真的条件下，E 的条件概率为 $Prob$（$H \mid E$）。

本书并不想让读者在日常决策中运用这个规范的贝叶斯定理来计算事件的概率，但是在解释一些决策行为案例过程中会用到它。不过，贝叶斯定理传递出的决策思想很重要，那就是：要根据新得到的证据不断地修正个人的主观概率。这就是所谓主观贝叶斯主义者尝试使用的决策思想。

现在，本书将讨论一个运用贝叶斯定理计算一个人可能患急性阑尾炎的概率例子。

"五一"放假前的一天，一个 20 岁左右的男孩准备下午乘动车到 300 公里外的城市看望女朋友，于是他上午就去逛商城，打算买些礼物。商城很大，等他好不容易买到了女朋友喜欢的礼物时，已经是中午了，他匆忙找了一个饭店吃完饭，急急忙忙往火车站赶的时候，突然感觉身体不适：中上腹剧烈疼痛、身体发抖并且呕吐，以至于不能站立。他赶紧给母亲打电话，母亲让他马上坐出租车到最近的大医院急诊室看急诊，她随后赶到。有经验的出租车司机见男孩的症状说有可能是急性阑尾炎，等到大医院后，好心的出租车司机扶着疼痛难忍的男孩进了急诊室，医生马上询问了男孩的症状，这时母亲也赶到了医院，刚好遇见出租车司机从急诊室出来，出租车司机说男孩可能是患了急性阑尾炎，母亲感谢了出租车司机后，又急忙问医生是什么病。那么在医生进行全面检查前，这个男孩患急性阑尾炎的概率有多大呢？

首先，设 H 为这个年轻男孩可能患急性阑尾炎这一假设事件。

医生告诉母亲说在这个城市的这个区，大概有十万分之六的男孩会患急性阑尾炎，于是，母亲得到这个男孩可能患急性阑尾炎的主观概率为：

$$Prob(H) = 0.00006$$

母亲感觉：患急性阑尾炎的主观概率不高嘛，男孩会不会是得了其他病呢？

根据概率公理，男孩没有患急性阑尾炎的概率为：

$$Prob(\sim H) = 1 - 0.00006 = 0.99994$$

但医生随后又告诉母亲，在他们医院的腹部外科，急性阑尾炎的发病率大概占到15%，居各种急腹症的首位，其中，男性比例高于女性。设 E 代表患急性阑尾炎的证据，那么在医院的腹部外科，在假定患急性阑尾炎 H 为真的条件下，E 的条件概率为：

$$Prob(E \mid H) = 0.15$$

医生根据自己的经验判断说，如果是腹股沟正右上方的腹部感到剧痛这种症状的话，男孩没有患急性阑尾炎的概率大概是40%，即如果患急性阑尾炎 H 不为真的话，E 的条件概率为：

$$Prob(E \mid \sim H) = 0.4$$

那么母亲在已知医生给出的这些患急性阑尾炎证据 E 的条件下，根据贝叶斯定理，这个年轻男孩的可能患急性阑尾炎 H 的概率为：

$$Prob(H \mid E) = \frac{(0.00006) \cdot (0.15)}{(0.00006) \cdot (0.15) + (0.4) \cdot (0.99994)} = 0.399976$$

$Prob(H \mid E) = 0.399976$ 是男孩可能患急性阑尾炎 H 为真的后验概率，也就是说这位母亲在医生做全面检查前感知男孩可能患急性阑尾炎的概率几乎是40%，这加深了母亲对男孩可能患急性阑尾炎的判断。所以，一旦医生全面检查后确诊是急性阑尾炎，一定要及时手术切除阑尾，避免出现阑尾穿孔等危险。

上述例子说明用贝叶斯定理计算出来的概率是主观到客观实际的一个认识过程，随着真实客观样本信息的不断增加，初始确定的主观概率的不合理性逐渐减弱，由实际客观概率逐渐修正和取代，而后验概率将趋于接近客观概率，这其实就是一种从经验中学习的思想。

上述例子同时也说明，在考虑证据之前，一个假设（这里是主观概率为0.00006）令人信服的程度越低，在考虑证据之后这个假设令人信服的程度也应当越低。

贝叶斯公式的作用是"由结果推导原因"：现在有一个"结果 A"已经发生了，在众多可能的"原因"中，到底是哪一个导致了这一个结果。

贝叶斯定理指出了如何根据一个假设的主观概率和证据的条件概率

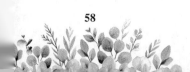

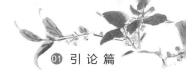

来确定该假设的后验概率。一个有趣的问题是人们对后验概率变化的相信程度是否与贝叶斯定理一致。

（8）基础概率或客观概率谬误

卡尼曼（Kahneman）和特沃斯基（Tversky）提出的"基础概率谬误"（Base-probability fallacy）或"客观概率谬误"，又称"基础概率忽略"或"基础概率偏见"，它挑战了决策原则必须遵循概率理论和贝叶斯定理规范性的传统看法。因为他们发现人们通常不会遵循形式逻辑并规定按贝叶斯定理进行上述计算，从而意识到决策理论规范性研究的局限性，进而他们开始了决策理论的描述性研究，使得人们对决策判断有了更深层次的理解。

当人们在判断某个事件发生的概率时，例如医生诊断一个患者得膀胱癌的可能性时，可以获得的信息通常有两种：

①一般信息：这是关于事件发生频率的信息。在医生诊断膀胱癌疾病的例子中，一般信息就是膀胱癌在人群中的发病率是3%～4%。

②具体信息：这是关于事件的一些具体情况的信息。在上述膀胱癌疾病诊断的例子中，具体信息就是经医学检查得到的特定患者的检测结果。

当我们把第一种信息和第二种信息放在一起进行对比时，第一种信息就被称作"基础概率"或"客观概率"信息。

所谓基础概率谬误是指人们在进行主观概率估测的时候，倾向于使用具体信息（当这种具体信息存在的时候），而忽略掉基础概率的现象。这就是说，当人们拥有两种类型的信息时，往往倾向于根据具体信息来进行主观概率判断，而把基础概率抛诸脑后，并不会严格遵守贝叶斯定理。这就导致了人们的判断结果和贝叶斯定理所给出的结论大相径庭，故称之为"谬误"。

例如，一方面，假定一个人参加了一种癌症检查。再进一步假定，患有这种癌症的人其检查结果为阳性的概率是95%。另一方面，如果一个人没有患这种癌症，那么他的检查结果为阳性的概率只有5%。假定这个人被告知结果为阳性（假阳性）。如果这个人像大多数人一样假定自己将会有 95％ 的可能性死于这种癌症，那他假定这种癌症会致命的现象就是一种过度反应，同时他在概率估计上也犯了一个基本的错误，这个错误是什么呢？

答案是：他没有考虑这个问题中特定类型癌症的基础概率（先验概率）。假定 10000 个人中只有 1 个人患有这种癌症，这个百分比就是先验概率。现在根据这个信息，他能够判断出自己患有这种癌症的后验概率。他会用下面的方式来表达这个问题。

假设关于这种癌症的先验概率是 $Pro(H)=0.0001$，$Prob(\sim H)=0.9999$，$Prob(E\mid H)=0.95$，和 $Prob(E\mid\sim H)=0.05$，根据贝叶斯公式有：

$$Prob(E\mid H)=\frac{(0.0001)\cdot(0.95)}{(0.0001)\cdot(0.95)+(0.9999)\cdot(0.05)}=0.00179$$

也就是说他患癌症的后验概率仍然比 1/500 还要低，他忽视了基础概率（先验概率）。

实际上对基础概率谬误的认识应该有这样两点：

①在某些时候，与问题关系不大的基础概率可以被忽略，甚至应该被忽略，除非已知那些人们关注的问题与导致基础概率的参考系"具有所有相关特征"。

②人们在判断的时候，也并不是一味地忽略基础概率。因此，最好把"基础概率谬误"认为是"基础概率忽略"。

（9）条件概率的谬论

条件概率的谬论是假设 $P(A\mid B)$ 大致等于 $P(B\mid A)$。医生、律师以及其他受过良好教育的不是统计学家的人经常会犯这样的错误。

例如，国际机场的传染病监测，机场若想分辨某些个人是否感染某种重大传染疾病，以便早期隔离和治疗，机场或医疗机构可能会对进出机场的一大群人进行身体检查。虽然公共卫生预防的好处明显可见，但同时，身体检查行为可能会引起争议，即存在检查出假阳性结果的可能。若一个人未感染疾病，却在初检时被误检为已感染疾病，他可能会感到苦恼烦闷，一直持续到更详细的检查显示他并未感染疾病为止。而且就算在告知他其实是健康的人后，也可能因此对他的生活造成负面影

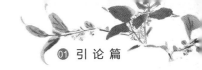

响。这个问题的重要性，最适合用条件概率的观点来解释。

假设人群中有 1% 的人感染某种疾病，而其他人是健康的。若随机选出一个人，并以 P（染病）表示感染此疾病的概率，以 P（健康）表示健康的概率：

则 P（染病）$=1\%=0.01$ 和 P（健康）$=99\%=0.99$

假设检查操作实施在未感染此疾病的人身上时，其结果有 1% 的概率为假阳性。意即：

P（阳性｜健康）$=1\%$，而且 P（阴性｜健康）$=99\%$

最后，假设检查操作实施在感染此疾病的人身上时，有 1% 的概率其结果为假阴性。意即：

P（阴性｜染病）$=1\%$ 且 P（阳性｜染病）$=99\%$

现在，由计算可知：P（阴性｜健康）$=99\%$ 是整群人中健康且测定为阴性者的比率；

P（阳性｜染病）$=99\%$ 是整群人中得病且测定为阳性者的比率；

P（阳性｜健康）$=1\%$ 是整群人中被测定为假阳性者的比率；

进一步得出：

$$Prob（染病｜阳性）= \frac{(0.99) \cdot (0.01)}{(0.99) \cdot (0.01) + (0.01) \cdot (0.99)} = 0.5$$

P（染病｜阳性）$=50\%$ 是某人被测出为阳性时，实际上真的感染此疾病的概率。

这个例子里面，很容易可以看出 P（阳性｜染病）$=99\%$ 与 P（染病｜阳性）$=50\%$ 的差距：前者是你感染此疾病，而被检出为阳性的条件概率；后者是你被检出为阳性，而实际上你真正感染此疾病的条件概率。在本例中计算的最终结果可能令人难以接受：即被测定为阳性者，其中有半数实际上是假阳性。

显然，这个例子的 "P（阳性｜染病）$=99\%$" 与 "P（染病｜阳性）$=50\%$"，即 $P(A｜B)$ 与 $P(B｜A)$ 的差距可能令人惊讶，同时也相当明显地显示出是条件概率的谬论。

（10）后验概率的代表性推断

由于对贝叶斯定理的质疑，卡尼曼和特沃斯基在决策过程中运用代表性启发策略的解释来尝试后验概率的推断。他们用"代表性"一词

（Representativeness）来解释这一现象产生的原因。

卡尼曼和特沃斯基认为，代表性是一种启发式判断策略，它在人们的直观判断和预测中被广泛使用。当人们根据这种策略来对某个事件进行判断和预测的时候，会选择那些看上去与证据一样具有高度代表性的结果。也就是说，当人们根据代表性策略来对某个事件的概率进行判断的时候，人们总会把这个事件的本质特征与可能属于同类事件的本质特征进行对比，并把那些可能的同类事件按照其所能代表的该事件的本质特征大小来进行排序和选择。这样，主观判断或预测对于证据的可靠性或结果的基础概率就不"敏感"了，从而和规范性决策理论所给出的结果相悖。

例如，下面有一段关于某个人的描述："斯蒂文非常害羞且沉默寡言。虽然他非常乐于助人，但他对人和现实却不怎么感兴趣。他性格温和、爱好整洁、讲究次序、关注结构，对于细节的要求非常高。"在以下的职业中，人们会如何判断斯蒂文究竟从事的是哪一种工作呢？农民、销售员、飞行员、图书馆员，还是内科医生？

根据代表性启发策略，人们会认为斯蒂文是一个图书馆员。因为人们通过把这段描述所呈现出来的特征与答案中几种职业的范型进行比较，发现这段描述与图书馆员的范型最为相似，或者说与图书馆员的代表性程度最高。

这也表明，人们关于某个事件的后验概率判断，主要是根据这个事件与某个范型的相似度或某个范型的代表性来进行的。通过比较，然后选择一种与描述最为相似或最具代表性的职业。由此，卡尼曼和特沃斯基得出结论："因此，根据代表性假设，当存在个别信息的时候，先验概率就被大大地忽略掉了。"

这也表明，在不确定条件下进行判断和预测的时候，人们通常都不会严格遵守概率计算规则或统计预测理论。相反，他们会依据一些启发式判断策略来进行判断。

人们发现采用代表性启发策略有时会做出比较合理的判断，但有时却会导致系统性错误。对此，卡尼曼和特沃斯基用"因果基础概率和偶然基础概率"为自己的观点进行了辩护。

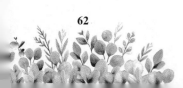

1.7.3 行为决策理论

（1）效用和健康效用的概念

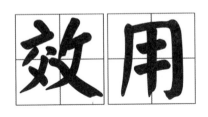

所谓效用（Utility）是经济学中最常用的概念。一般而言，是指消费某种商品或者享受某种服务时人们的需求、欲望等得到的满足程度或度量。经济学家用效用来解释"理性"的消费者如何把他们有限的资源分配在能给他们带来最大满足的商品或服务上。

同一商品或服务，对不同阶层、不同需要的人而言，其效用值可能不同。例如，一顿丰盛的晚餐对于一个刚吃过饭的人的效用，远低于对于一个饥饿状态的人的效用。同一个人，对同一种产品或服务在不同时间、不同状态下的效用也会不同。

效用一度被认为是个人幸福快乐的数学测度。这就是说，效用是人们获取某一件"东西"后的幸福感，或者失去某一件"东西"后的失落感，它是人们在心理上的一种感受，不同的人在不同的时间、地点，其感受是不一样的。

简单理解什么是效用。就像你有俩双胞胎孩子：一个一直考试都是30分，有一天突然考了60分，你恨不得奖励他去迪士尼乐园玩；另一个呢，他考试成绩一直是班级第一，每次都考100分，结果这次考80分，你恨不得抽他一顿。这种现象说明：不是分数的绝对高低，而是前者成功降低你的期望的效用，而后者大大提高了你的期望的反效。

伯努利（Bernoulli）早就将这种心理上的满足或愉悦称为效用。边沁（Bentham）发展了伯努利的效用概念，认为效用是愉悦与痛苦之差，在古典效用概念里给予对个人情绪的关注。

例如，对一个穷人来说，赢得100元带来的满足和愉悦是巨大的，而对一个百万富翁来说，赢得100元带来的满足或愉悦感就小得多。

在健康经济学中，所谓健康效用（Health utility）是指接受某种健康医疗服务对人们的健康需求、欲望等得到满足的程度。同一个人，在其健康时、患病时和痊愈后，其健康效用都会有很大不同。在同一辆车上遇到车祸而腿部残疾的一个年轻人和一个老年人，他们对腿部残疾的心理感受会很不一样，也会产生不同的效用，因此，可以用效用来量度健康。

注意，患者或家属在衡量其健康效用的时候不一定是理性的，往往是非理性的。

（2）期望效用理论

伯努利将人们这种心理上的满足或愉悦称为效用，并提出了效用理论：效用是收益的对数函数，人们在决策中会追求效用最大化。

通过把不确定性引入理性决策的分析框架，期望效用理论描述了"理性人"在面临不确定的情境下是如何确定最优决策和采取行动的。因此，期望效用理论应先得出人们所谓"理性"决策的公理化假设。

①有序性公理

即通过对任意两个期望方案 A 与 B 的比较，必定得出下列三种结果之一：A 优于 B、B 优于 A、A 与 B 无差异，即人们可以对任意两个备选方案进行比较。他们应该要么偏好其中一个，要么对两个都无所谓。

②传递性公理

对于任意的期望方案 A、B、C，若 A 优于 B、且 B 优于 C，那么，A 必定优于 C。

③连续性公理：对于任意一组期望方案 A、B、C，若 A 优于 B、且 B 优于 C，那么，必定存在一个概率 P，使得以 P 为基础的 A 与 C 的线性组合，与 B 之间无差异，即如果 A 出现最好结果的概率非常大，C 出现最坏结果的概率也非常大，那么人们总是偏好在最好和最坏的结果中进行博弈而不是选择一个中间值。

④占优性公理

对于任意的期望方案 A、B、C，若 A 优于 B，则以同一概率 P 为基础的 A 与 C 的线性组合优于 B 与 C 的线性组合，即如果一个方案与其他方案相比，至少在某一方面比其他方案好，而在其他方面与其他方案一样好，称为弱式占优。如果一个方案与其他方案相比，在所有方面都比其他方案好，称为强式占优。例如，如果手术 A 在治疗效果、手术费用和预后方面来说都比手术 B 更好，那么手术 A 相对于 B 来说就是强式占优。但如果手术 A 只是在治疗效果方面比手术 B 好，而在手

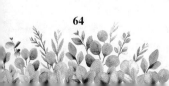

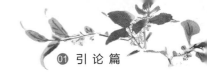

术费用和预后方面与手术 B 差不多，那么手术 A 就属于弱式占优。期望效用理论认为：完全理性决策者会选择一个强式占优策略。

⑤恒定性公理

人们不会受到备选方案的表现方式的影响。例如，理性决策者不会在一个复杂的赌博（举例：两阶段的彩票，每一阶段的获奖概率为50%，如果两阶段都获奖将得到 100 美元）和一个简单的赌博（举例：一次性彩票，有 25% 的概率赢得 100 美元）中有什么偏好。

⑥相消性公理

如果两个有风险的备选方案可能产生的结果中包含了某些完全相同且具有相同概率的结果，那么人们在对这两个方案进行选择时，只需要比较那些不同的结果，不用比较那些相同结果，即忽略那些相同结果的效用，也就是说，相同因素应该相互抵消。

在这些公理化假设下，期望效用理论得出结论：在存在风险的情况下，最终决策结果的效用水平是通过人们对各种可能出现的结果进行加权估价后获得的，人们追求的是加权估价后的期望效用最大化，而各结果的效用权重则是各结果出现的概率。期望效用具体可以用可加且可分的函数形式来进行描述：

$$U = u\left(\sum p_i \times w_i\right) = \sum p_i \times u(w_i)$$

其中，U 表示期望效用，u 表示效用，p_i 表示各种可能结果出现的概率，即代表权重，w_i 为各种可能出现的价值。这样效用可以用期望值进行计算。

但是在某些情况下，人们的决策并不是都像用期望效用函数计算出来的那样。例如，人们都知道掷硬币时，其正反面出现的概率各为0.5，假如掷硬币游戏有如下两项选择：

A. 如果是正面，你会得到 100 元，如果是反面，你只能得到0 元；

B. 确定得到 46 元。

在 A、B 两个选项中，大部分人都会选择 B。

而用期望效用理论计算期望值：

A 的期望值 $U = 0.5 \times 100 + 0.5 \times 0 = 50$ 元大于 B 的期望值 46 元，

应该选择 A。

显然，用期望效用理论计算出来的期望值就与实际选择不符，因此期望效用理论并没有考虑到人的心理因素。基于此，卡尼曼和特沃斯基在社会学、心理学实验的基础上提出了前景理论。

（3）前景理论

前景理论（Prospect theory）又称预期理论，后来进一步发展为累积前景理论，作为有限理性（Limited rationality）行为决策领域的标志性理论。

前景理论是描述性范式的一个决策模型，认为效用受决策现状（参照点）和未来效益变化的影响，它假设风险决策过程分为编辑和评价两个阶段来描述人的决策行为。在编辑阶段，个人凭借"框架"（Frame）、参照点（Reference point）等采集和处理信息，在评价阶段依赖价值函数（Value function）和主观概率的权重函数（Weighting function）对信息予以判断。根据价值函数和决策权重，确定前景价值，决策过程通过对前景价值排序，从而选出最优决策方案，其前景价值函数表示如图 1-24 所示。

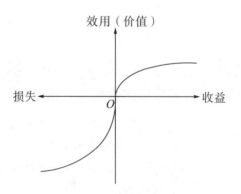

图 1-24　前景理论分析框架

$$V = \sum_{i=1}^{n} v(\Delta x_i) w(p_i)$$

其中 V 为前景价值，是一种经验型的价值函数；p_i 为第 i 个状态发生的概率，$i = 1, 2, \cdots, n$，$w(p_i)$ 为相应第 i 个状态发生的概率权重函数，并且为单调增函数；$v(\Delta x)$ 为前景价值函数，是决策者主观感受形成的价值。

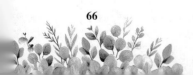

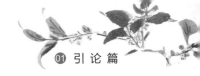

期望效用理论假设人们面对任何具有不确定性的选择时，都是风险规避的。而前景理论则描述了实际决策行为的三个特征：

大多数人在面临获得时，都是风险规避的，价值曲线呈凸型。

大多数人在面临损失时，都是风险偏好的，价值曲线呈凹型。

人们对损失比对获得更敏感，决策时往往根据参照点做决定，价值曲线在损失区间的斜率大于在收益区间的斜率。

因此，卡尼曼和特沃斯基总结归纳出前景理论的一些效应或现象。

①确定效应

打一比方，"二鸟在林，不如一鸟在手"，在收益确定和"赌一把"之间，多数人会选择前者，所谓"见好就收、落袋为安"。例如，我们做这样一个实验：

A. 你一定能赚 10000 元。

B. 你有 80％的可能赚 50000 元，20％的可能什么也得不到。

你会选择哪一个呢？实验结果是：大多数人都选择 A。

即在获得收益时，大多数人都是风险厌恶者，往往小心翼翼、厌恶风险、喜欢见好就收，害怕失去已有的利益。

"确定效应"表现在投资上就是"赔则拖，赢必走"现象，多数投资者把正在赚钱的股票卖出的意向，要远远大于卖出亏损股票的意向，这与"对则持，错即改"的投资核心理念背道而驰。

②反射效应

在损失确定和"赌一把"之间，做一个抉择，多数人会选择"赌一把"。用一句话概括就是"两害相权取其轻"。例如，我们做这样一个实验：

A. 你一定会赔 40000 元。

B. 你有 80％的可能赔 50000 元，20％的可能不赔钱。

你会选择哪一个呢？实验结果是只有少数人情愿"花钱消灾"选择 A，大部分人产生了冒险精神，愿意和命运一搏，选择 B。

即当在现实中处于损失状态时，多数人会极不甘心，变得甘冒风险来赌一把。"反射效应"是非理性的，表现在股市上是投资者持有亏损、被"套牢"股票的时间远长于持有获利股票的时间。

③损失规避

所谓损失规避（Loss aversion）是指人们面对同样数量的损失和收

损失规避

益时，认为损失带来的痛苦要比收益带来的快乐更强烈，例如，一个人白捡 100 元所带来的快乐，难以抵消丢失 100 元所带来的痛苦。换句话说，人们感知同样数量的损失负效用和收益正效用是有很大差异的，这种痛苦与快乐的不对称性是引发决策过程中损失规避的终极心理原因。

这导致寻求最大化结果效用的人们会对负面结果赋予比正面结果更大的权重。又例如，我们做这样一个实验：假设有一个赌博游戏，投一枚质量均匀的硬币，正面为赢，反面为输。如果赢了可以获得 50000 元，输了则失去 50000 元。请问你是否愿意参加这个赌博游戏？

A. 愿意

B. 不愿意

整体来看，这个赌局输赢的可能性相同，是绝对公平的赌局。但实验结果是多数人不愿意玩这个赌博游戏。因为人们对"失"比对"得"更敏感，一想到可能会输掉 50000 元，这种痛苦的程度超过了想到同样可能赢得 50000 元快乐的程度。这种现象就是损失规避效应。

前景理论认为损失带来的负效用为收益正效用的 2～2.5 倍，即损失规避系数为 2～2.5。

还有一种情况是所谓短视损失厌恶（Myopic loss aversion），是指长期收益可能会周期性地被短视损失损害。由于短视的损失厌恶，人们在其长期的资产配置中，可能过于保守。因此，在进行股票投资时，即使股票账户有涨有跌，人们也会更加频繁地为每日的损失而痛苦，最终将股票抛掉。

④迷恋小概率事件

前景理论揭示了一个奇特现象，即人们具有强调小概率事件的倾向。所谓小概率事件就是几乎不可能发生的事件，例如天上掉馅饼。

面对小概率的收益，多数人是风险偏好者；

面对小概率的损失，多数人是风险厌恶者。

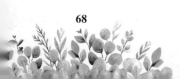

涉及小概率事件时，人们的风险偏好发生了奇特的转变，即偏好反转。

人们买中奖率非常非常低的体育彩票是赌自己会走运，买汽车保险是赌车辆会发生交通事故。这是两件很少发生的事件，但人们却十分热衷购买相应的彩票和保险。

事实上，很多人都买过彩票，虽然赢大钱的可能微乎其微，你的钱有99.99%的可能支持了福利、体育事业，可还是有人心存侥幸搏小概率事件，因为媒体上报道过的确有人赢了大钱；同时，很多人都买过保险，因为虽然倒霉的概率非常小，可人们还是想规避这个风险。

人们这种奇特的迷恋小概率事件的倾向是彩票公司、保险公司稳赚的心理学基础。所以归根结底，人们真正憎恨的是损失，而不是风险。例如，你持有一只股票，在高点没有抛出，然后一路下跌，彻底进入了下降通道，这时的明智之举应是抛出该股票。

但扪心自问，如果现在你持有现金，你还会不会买这只股票？你很可能不会再买，那为什么不能卖掉它买别的更好的股票呢？这是因为也许卖掉后损失就成"事实"了。

⑤参照依赖

所谓参照依赖（Reference dependence）是指多数人对收益和损失的判断往往会根据参照点来决

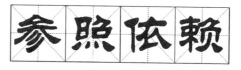

定，就像所谓"没有比较就没有伤害"现象那样。例如，在填写"其他人一年挣6万元，而你年收入7万元"和"其他人年收入为9万元，而你一年收入8万元"的选择题中，大部分人会选择前者。

收益与损失一定是相对于某个参照点比较出来的结果。低于参照点的结果就是损失，超过参照点的结果就是相应的收益。而若改变参

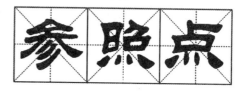

照点就可以将收益转变为损失，或者相反，这会引发所谓的偏好反转。

所以人们对一个决策结果的评价，往往不是看最终结果，而是看最终结果与参照点之间的差额或偏差。例如，"宁做鸡头，不做凤尾"现象就是人们在对"鸡"和"凤"两个参照点选择时比较的结果。事实

上，人们的嫉妒和攀比心总是来自与年龄、地位等方面相近的平辈间的比较，如果与"上"，或与"下"比较，你会得出"比上不足，比下有余"的不一样结果。培根（Bacon）曾说：皇帝通常不会被人嫉妒，除非对方也是皇帝。

参照点的主观确立通常对应个人的当前状况，它可能受到渴望、期待、形式和社会攀比的影响。每个人基于参考点位置的不同，意味着面对相同风险时的态度会有不同。

通常维持现状是很多决策问题的一个选项。损失规避会诱发保持现状而不是其他选项的选择偏向。塞缪尔森和泽克豪泽（Samuelson & Zeckhauser）将这种相对于参照点位置的效应称为维持现状偏向，即偏离现状的较小变动要比较大变动更容易被人们接受。

⑥禀赋效应

损失规避的一个后果就是放弃一项有价值的物品所带来的效用减少，大于得到它所带来的效用增加，即一个人一旦拥有一件物品（禀赋），对该物品效用值的评价就会大大增加，理查德·塞勒（Richard Thaler）把这种情形称为禀赋效应（Endowment effect）。

例如，我们做这样一个实验：让几组被试填写调查问卷，填完后，被试会得到一个小礼品作为奖励。

有人拿到的是一个马克杯，有人拿到的是一块巧克力。等被试拿到东西后，调查人员问他们，他们可以与别人交换礼物，他们是否愿意更换？结果是大部分人都选择自己原来的礼品，无论是马克杯还是巧克力。

也就是人们一旦认为这个东西是属于他的，如果丢失了的话，效用会增加，所以人们都不愿意更换。

有意思的是，有心理学家在这个实验的基础上，稍微做了一些改动，结果就不一样了。

如果在被试得到礼物之前，告诉他，他可以拿这个马克杯（或巧克力）去换别的礼物，结果85%的人交换了自己手中的礼物。因为告诉被试可以用礼物来进行交换的话，礼物作为一个交换的媒介，意义又发生了变化。

这就是损失规避诱发的相对于参照点位置，希望维持现状而不是其

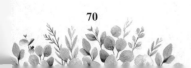

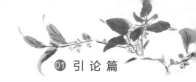

他选项的选择偏向即禀赋效应，用维持现状偏向的禀赋效应可以解释人们对品牌忠诚的现象。

⑦框架效应

所谓框架效应（Framing effects）是指人们对一个在客观上相同事物

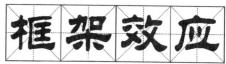

的不同描述会导致不同的决策判断。简单来说就是当一个人描述同样一件事情的时候，不同的表达方式会给倾听者不一样的感觉，从而使倾听者产生两种截然相反的决策。

卡尼曼有一个经典"亚洲疾病"的实验，以生存框架和死亡框架描述为基础。假设美国正在为亚洲即将爆发的一场不寻常的疾病做准备，这场疾病可能导致 600 人丧生。如何与这场疾病做斗争？现有两套方案，假设对每种方案结果的科学估计如下：

情景 1：生存描述框架方案

方案 A：能够挽救 200 人的生命；

方案 B：有 1/3 的概率挽回 600 人的生命，全部死亡的可能性为 2/3。

你支持哪一个方案？

卡尼曼发现，在这个描述框架下，72% 的人会选择方案 A。属于风险规避性。但如果改变一下问题的描述框架，卡尼曼得到了完全不同的答案。他给了另外一组调查对象同样的问题，只是改变了一下对方案结果的描述：

情景 2：死亡描述框架方案

方案 C：400 人全部会死亡；

方案 D：有 1/3 的概率没有人死亡，有 2/3 的概率 600 人都会死亡。

结果有 78% 的人选择了方案 D，他们更愿意赌一赌，而不愿意接受 400 人死亡。

但实质上，情景 1 和情景 2 中的方案都是一样的，只是改变了描述方式而已。正是由于语言描述形式小小的改变，使得人们的认知参照点发生了改变，即是以死亡还是救活作为参照点，由情景 1 的"收益"心态转变为情景 2 的"损失"心态。

这意味着，当正面表征（救活）出现时，大部分人的决策是在最坏可能结果的参照点（死亡）上进行的，即把救活看作收益，表现为风险规避；当负面表征（死亡）出现时，大部分人的决策是在最好可能结果的参照点（救活）上进行，即把死亡看作损失，倾向于风险寻求。

这里的收益和损失完全是以认知参照点为依据的，参照点位置将最终影响决策者的风险偏好。

⑧锚定效应

所谓锚定效应（Anchoring effect），也称为"沉锚效应"，是指人们在对某事件做出评测判断时，会将某些特定印象、特定数值及特定信息作为起始值，这些起始值会像沉入海底的锚一样把人们的思想固定在某处，制约和支配着评测判断值。

锚定效应这种心理现象普遍存在于生活的方方面面，"第一印象"和"先入为主"是其在社会生活中的具体表现形式。在做决策时，人们会不自觉地给予最初获得的信息过多的重视，即最初获得信息的权重较大。

锚定效应会使人们倾向于把对将来的估计和已采用过的估计联系起来，同时易受他人建议的影响。

当人们对某件事的好坏做评测时，其实并不存在绝对意义上的好坏，一切都是相对的，关键看你如何定位参照点。参照点就像一只锚一样，它定了，评价体系也就定了，好坏也就评测出来了。

一般来说，"锚"只要能引起人们的注意，则无论其数据是否夸张、前例是否有实际参考效用或对决策者是否有提醒或奖励作用，潜意识的锚定效应都会起作用。

锚定效应是人类的一种天性，正是这种天性的存在，才导致人们在实际决策过程中容易出现偏差，从而影响最终的结果。当然，参照物与评测答案的相关性、相似性越大，锚定效应就越显著。

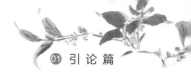

⑨双曲贴现

所谓双曲贴现（Hyperbolic discounting）又称非理性折现，是指人们在对未来的收益进行价值评估时，倾向于对较近的时期采用更低的折现率，对较远的时期采用更高

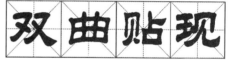

的折现率，即折现率是一个变量。简单说就是对于享受，人们总认为现在享受远远好过留到未来再享受；而对于痛苦，则宁愿将承受时间推迟，这就是双曲贴现效应。

因为双曲贴现效应，人们总有一种倾向，就是避免从事一些需要在短期内付出成本但需要较长时间才能体现收益的活动。换句话说就是人们面对同样的问题，相较于延迟的选项，会更倾向于及时的选项。这里，拖延的时间是一个重要的因素。

设想这样一个情景：在一项投资中，假如现在就兑现收益，你可以立即获得 1000 元；如果再等一年你能得到 1300 元，你会怎样选择？

研究表明，很多人会不假思索地立即领取 1000 元。

继续上面的例子，但这次让人们选择在一年后拿到 1000 元，或者在两年后拿到 1300 元，结果大多数人又会选择在两年后拿 1300 元。也就是说，对于同样一年时间间隔的两笔收入，人们会因为收到钱的时间间隔不同，而做出不同的决策。即面对同样的事件，人们现在做出的决策，与站在未来某个时间点上做出的决策相比，可能有所不同。塞勒把这种情形称为偏好反转（Preference reversal）。

双曲贴现效应是行为经济学的一个重要概念，在许多领域都有应用，例如烟草依赖、赌博等关于自我控制的行为。

例如，锻炼身体很好，但人们更喜欢"葛优躺"；减肥就应该吃少点，但这盘烤串实在太美味了，你可能等不及要开吃了！

⑩因果和偶然基础概率

卡尼曼和特沃斯基认为基础概率（客观概率）可以分为两种：

A. 因果基础概率（Causal base probability）

B. 偶然基础概率（Incidental base probability）

如果一个基础概率存在一个"因"来解释为什么某个特殊情况更有

可能产生这种"果"而不是其他某种"果"的话，这个基础概率就是因果基础概率；否则就是偶然基础概率。

卡尼曼和特沃斯基认为，人们在进行主观概率判断的时候忽略掉的主要是偶然基础概率，而因果基础概率却不太容易被忽略掉，若进行相反的忽略，则会极大地影响人们的判断。本书通过下述两个例子来说明两者间的区别。

例子1：在一项体能测试研究中，被试需要根据某个学生体能的简要描述来判断其通过某项体能考核的概率。该问题如下：

两年前，在一所综合大学，在一门体育课程的某项体能测试中，大约75%的学生没有通过（或通过了）该体能测试……

这个描述中的基础概率就是因果基础概率，因为它可以直接产生如下结论：这次体能测试比较难（如果75%的学生都没有通过体能测试）或这次体能测试比较简单（如果75%的学生都通过了体能测试）。而体能测试的难度也导致那些参加体能测试的学生似乎不太容易（或比较容易）通过这个体能测试。

例子2：两年前，一所综合性大学进行了一门体育课程中的某项体能测试。一个对学生的体育成绩感兴趣的体育教育心理学家对参加这次体能测试的学生进行了访谈。由于他关心的主要是学生对于通过（或未通过）体能测试的反应，所以，他选择的学生大多都是通过了（或没有通过）体能测试的。特别地，在他选取的样本中，有75%的学生通过了（或没有通过）此次体能测试。

这里的基础概率就是偶然基础概率（或非因果的），因为样本中通过体能测试和没有通过体能测试的学生比例是由调查者随机选取的。与因果基础概率不一样，人们无法由此做出任何关于这项体能测试难易程度的判断。

其他的研究结果也同样表明在人们的主观概率判断中，因果基础概率比偶然基础概率起到的作用要大得多。例如，在这项"体能测试"中，通过率是一个很重要的因果基础概率，它可以告知人们此次体能测试的难易程度，从而影响人们关于某个学生是否能通过此次体能测试的主观判断概率。

上述情况同时也说明人们在进行判断时，实际上会重新选择基础概率，这就是参照系选择问题。参照系的选择对于解决问题至关重要。

在人们进行判断的时候，应该选择那些与需要解答问题直接相关的参照系。一般说来，参照系越小，与所要解决的问题就越相关，参照系中的元素所具有的共同特点也就越多，最后得出来的答案也就越准确。

例如，某人头痛发烧流鼻涕的时候去医院看病，医生让他做一次血液检查，以确定是否患上病毒性感冒。作为个人，他对自身的情况很了解，自己是否生病或者病痛程度如何，他是非常清楚的。此时，此人不再需要把自己放在一个很大的参照系，例如"全国的人群"中去考察自己是否患有病毒性感冒，而只需要把自己放在一个较小的参照系中，例如"有头痛、发烧、流鼻涕这些症状的人群"中考察即可，这就缩小了参照系。当然，也不能一味地认为，参照系越小越好。如果参照系过小，就不具有参照作用了。

卡尼曼认为人的理性是有限的。人们在做决策时，并不是去计算一个事物的真正价值，而是用某种比较容易评价的线索来判断。例如，在冰激凌实验中，相对于承装冰激凌的不同大小的杯子，人们其实是根据冰激凌到底满不满来决定给不同的冰激凌支付不同金额的。

这证明了人具备有限理性的另一个方面：钱并不具备完全的替代性，虽说同样是 100 元，但在消费

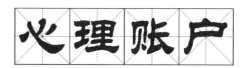

者的头脑里，分别为不同来路的钱建立了两个不同的账户，挣来的钱和意外之财是不一样的。这就是芝加哥大学塞勒（Thaler）教授所提出的"心理账户"概念。

（4）后悔理论

卢姆斯（Loomes）、萨格登（Sugden）和贝尔（Bell）提出了后悔理论，用来说明预期情绪在决策中的重要作用。该理论假设：如果人们意识到自己选择的结果可能不如另外一种选择的结果时，就会产生后悔情绪；反之，就会产生愉悦情绪。

后悔理论认为人们在决策前就已将重要的情绪因素——后悔因素的影响考虑在内了，因此，这些预期情绪会改变效用函数，使得人们总是倾向于做出后悔最小化的选择，而不是将风险最小化。这就是所谓最大

后悔最小化原则（Minimax regret principle）——相对于风险厌恶，人们更倾向于选择所有最大可能后悔中，最小后悔的那个方案。这也说明了为什么有时人们倾向于安全保守的选择，即显示出风险厌恶的一面（如保持现状），有时却倾向于冒险的矛盾决策行为。

大多数学者认为后悔不是一种诸如恐惧、快乐、愤怒和悲伤那样的基本情绪，而是一种消极的高级认知、自责情绪，当人们意识到或设想到假若他们做出了不同的决策，现在的结果会更好时才会体验到这种情绪，并同时渴望有机会来弥补。

后悔这种反事实的思维虽然会在短期内给人造成一定的情绪压力和痛苦（抑郁和焦虑），但长期来看，却是有好处的。那些对过去失去的机会有充分了解的人更有可能正视未来生活中可能发生的变化。

在生活中，人们通过对后悔这种负面情绪的认知和调节，以求得未来收益最大化。但对后悔预期的调节方式存在个人差异，如高自尊的个人不易受到决策结果反馈的影响，而低自尊的个人倾向于避免带来后悔的选择。年轻人倾向于积极尝试改变来减轻后悔的程度，老年人则运用自我保护现状来减轻后悔感。

实际上，不同于风险厌恶和损失厌恶，人们的决策会受到以前后悔和预期后悔厌恶的影响，且这种影响渗透到决策的每个环节，因此，后悔的类型包括：预期后悔和回顾后悔，过程后悔和结果后悔。

后悔虽然是一种负性情绪，但能帮助人们做出更好的决策或至少由此前的经历获得一些经验教训。下面介绍针对后悔的一些调节策略，分为预期后悔调节策略和回顾后悔调节策略。

①预期后悔调节策略

预期后悔调节属于防患于未然的调节策略，旨在尽量防止后悔发生或至少减轻体验程度。例如，当母亲猜想自己的孩子将死于接种某种疫苗时，就会不愿意给孩子接种这种疫苗，即便死于疾病的概率远远大于死于接种疫苗的概率。

A. 提高决策质量。为了防止将来的长期后悔，人们会付出更多的努力去搜集与决策相关的信息，尽力提高决策过程和结果的质量，例如去咨询，找到尽可能多的可选方案进行权衡。

B. 拖延或避免做出决策。人们有时会简单地通过拖延或避免做出

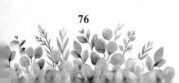

决定来减少后悔。不做决定就没有决策失误可言，就能防止后悔。但是有许多情况是必须做出决定的，且一旦拖延或没有做出决定，可能最终会更加后悔，即所谓的无行动效应（Inaction effect）。

C. 增加决策的合理性。做出符合所谓"常规"的选择，因为符合常规的东西在人们看来比不符合常规的东西更为合理。无论结果如何，决策越遵循、符合常规，体验到的后悔感一般会越少。

D. 责任转移。将一个可能会导致后悔的决定的责任转嫁给他人，也是减少将来后悔体验的策略之一。例如，一个实习医生将诊断失误的责任推到主治医生的头上——"我就是完全按你所说的去做的"。

E. 确保决定的可逆性。与没有回旋余地的决定相比，人们更愿意选择可逆转的决定。但颇为有趣的是，不可逆的决定却往往带来更高的满意度，这或许是由于可逆转决定更容易引起反事实性假想，因而更容易体验到后悔。

F. 避免了解其他更多可选方案的反馈信息。既然引起后悔的原因之一就是比较结果，那么人们可以通过避免了解未选方案的反馈信息而避免后悔。

G. 预期后悔。如果可以预想到各种可能出现的令人后悔的结果，那么人们就有了充分的心理准备，也能减少事后的后悔体验。这就是人们常说的"凡事都先往最坏处想"中蕴含的策略。

②回顾后悔调节策略

回顾后悔调节是对已经体验到的，对过去决策的后悔的调节策略，进行这种适当调节可以改善个人心境。例如，如果一个人得到了因酗酒而导致肝脏出现疾病的诊断报告，会促使个人关于酗酒的态度和信念发生极大的变化。

A. 撤销或逆转决定。实际撤销或逆转先前的决定有助于人们改善目前的处境，避免损失。例如，患者更换不合意的医院或医生。后悔可以使人们在心里对已成定局的结果做出种种撤销或逆转的设想，这有助于将来遇到类似选择时做出更妥当的决定。

B. 合理化决定。决策前，预期后悔会促使人们选择看起来更为合理的决定，但决策后，人们也同样会寻找各种理由使决策看起来合理，以减少后悔，例如"我已经尽力了""至少我试过了"等。

C. 推卸责任。个人的责任与后悔度高度相关，因此，推卸责任就是一种简单而有效的策略。但将失误归因于他人，虽减少了个人的后悔，却会引起他人的愤怒和失望。

D. 贬低其他可选方案。对决策结果的比较和对其他未选择方案结果的假想是引发后悔情绪的主要因素，因此事后人们会通过贬低其他可选方案来减少后悔，如他们可能会设想"即使我做出了不同的决定，结果也是一样糟糕"或认定另一种结果并没有那么好。

F. 精神胜利法。这是一种从心理上获得安慰以减轻后悔感的策略。例如，人们可能会通过说服自己"至少我从这次失误中学到了很多"，或想象可能发生更坏的结果，甚至对现在结果感到庆幸。例如，坏事（如发生车祸）发生后人们却报告说感觉良好，因为人们很容易想象到更糟糕的结果（如受伤或死亡）。有时，人们也通过给自己积极的心理暗示，否认后悔来压抑后悔感。

西蒙森（Simonson）发现，如果顾客预先想象到购买某种陌生的产品发生故障时的后悔心情，就更愿意购买熟悉的产品。

在后悔理论被提出几年后，卢姆斯（Loomes）、苏登（Sugden）和贝尔（Bell）又提出失望理论。该理论假设失望是当同时有几个结果，而自己的结果较差时所体验到的一种情绪。与后悔理论一样，预期到的失望情绪通过改变效用函数影响决策，决策者在决策中会尽力避免失望情绪的产生。

后悔理论和失望理论均通过比较将预期情绪引入决策过程：后悔理论强调不同选择间的比较，失望理论强调同一选择内不同结果间的比较。这种基于各个选项间的比较而形成的参照点是十分重要的，它强调决策中各个选项价值的相互依赖和影响。遗憾的是，这两种理论都对所假定的预期情绪缺乏直接的验证。

人们不可能总是如期望效用理论所假定的那样做出最优决策，因为影响决策的因素非常复杂，尤其有一些是连决策者自己都很难觉察的心理因素。

（5）社会网络

格兰诺维特（Mark Granovetter）探索了"社会网络"（Social network）问题。他认为在传统社会里，每个人接触最频繁、互动最亲

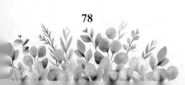

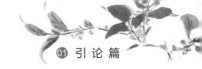

密的是自己所谓的"熟人"，如亲人、同学、朋友、同事……这是一种十分稳定的然而信息传播范围有限的社会网络，即是一种"强关系"（Strong ties）。强关系容易自成一个封闭系统，成员由于具有相似的认知观点，高度的互动频率通常会强化原来的认知观点而降低与其他观点的融合度，因此，强连接反而不能高效传播信息。同时，还存在另外一类相对于前一种社会关系更为广泛的，然而互动不是那么密切的社会网络。例如，一个被人无意间提到或者你问路偶尔遇到的一个人……即所谓"他人"，这是一种"弱关系"（Weak ties）。弱关系有着极快的、可能具有低成本和高效能的信息传播效率。

格兰诺维特在研究找工作这一行为的过程中发现，提供工作信息的人之间往往存在弱关系。他据此首次提出了关系强度的概念，将关系分为强关系和弱关系，认为能够充当信息桥的关系必定是弱关系。

研究也发现，弱关系在人们与外界交流过程中发挥着关键的作用，是人们与外界沟通的桥梁，不同地方的人通过弱关系可以得到不同的信息，即弱关系比强关系更能跨越社会界线去获得更多的信息和其他资源。例如，那些好久不见的人，他们可能掌握了很多你并不了解的新信息。正是由于这些弱关系的存在，信息才能在不同的圈子中流传。例如，各种互联网平台就是一种典型的弱关系网络，信息在互联网中的传播威力和影响是很大的。

但是我国有一些学者发现，与西方社会相反，我国社会是一个非常注重关系的社会，我国社会的强关系一般比弱关系更为重要，影响更大。

1.7.4 风险管理理论

风险管理是人们最基本的一类决策，是在两个或多个不同概率的结果效用之间进行的选择。

（1）健康风险和健康风险管理

所谓健康风险（Health risk）是指在人的整个生命周期中，因自然、社会和人自身发展的诸多危险因素影响，导致个人出现疾病、伤残以及产生健康损失和经济损失的可能性。

健康风险有两个基本特征：一是健康状态的不确定性，二是健康状态的负偏离发生后有健康损失（包括死亡）和经济损失的后果。健康风险的具体特征包括：原因复杂性、难以预测性、人身伤害性、经济损失性。

健康风险管理（Health risk management）是指在人的整个生命周期，个人针对影响其自身健康状态的各种危险因素，以及对身体危害大、致死率高，且医疗费用较高的一些疾病进行危险识别、评估、应对及监控，以维持或改善个人的健康状态水平，并合理控制健康医疗费用在适度的范围内。

（2）健康风险的管理过程

我们通常可以将个人的健康风险管理过程划分为健康风险识别、健康风险评估、健康风险应对和健康风险监控 4 个阶段，如图 1—25 所示。

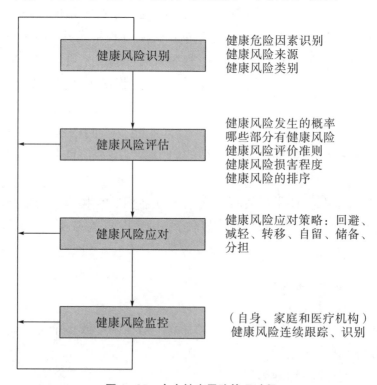

图 1—25　个人健康风险管理过程

（3）健康风险识别

所谓健康风险识别是指个人通过病感感知、常见症状感知及健康参照点的建立来识别影响自身健康状态的各种危险因素和来源，以及带来

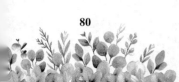

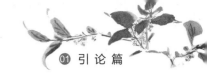

的健康危害。

健康风险识别模式一般是通过个人对健康危险因素的"因"和"果"的认定来实现和完成的，健康状态即将会发生什么，导致什么，或什么样的健康结果需要予以避免或促使其发生，以及怎样发生，具体的识别方法和过程将在后面章节详细介绍。

（4）健康风险评估

所谓健康风险评估是指个人对未来发生某种疾病或因某种疾病可能导致潜在死亡的、影响健康状态的已识别危险因素，通过定性或定量的方法进行心理核算、感知、分析和评估，同时对其可能造成的健康状态负偏离程度、健康损失和经济损失大小在心里进行核算，但不需要像医生那样做出明确的诊断。

危险因素导致健康风险的可能性大小一般可以用客观概率、主观概率来描述，造成的健康损失和经济损失一般可以用"极低""较低""中等""较高""极高"的等级来描述。

健康风险评估过程就是把各个危险因素可能影响的健康状态与健康参照点评价基准进行心理核算和分析比较，然

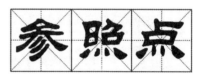

后对影响个人健康状态的危险因素进行分级排序，确定各类危险因素的主观心理权重，找出对个人健康状态影响最大且损失程度大的危险因素进行应对。可能性最大且健康和经济损失大的危险因素要特别关注，其应对措施要及时有效。

早期的个人健康风险评估一般以死亡为参照点评价基准，现在已逐步扩展到以患某些疾病为参照点评价基准的危险性评估，这样能有效地使个人理解健康危险因素的作用，并能有效地对其进行心理核算，实施应对措施并减少医疗费用。

医生对个人健康风险进行评估一般有两种方法。

①单危险因素评估法

考虑单一危险因素与发病率关系的相对危险性强度，得到各相关因素的加权分数即为患病的危险性，典型代表是哈佛癌症风险指数法。

②多危险因素评估法

采用统计学、概率理论的方法，建立患病危险性与多危险因素之间

的关系模型，典型代表是 Framingham 冠心病模型。

本书无意介绍这些很专业的健康评估方法，介绍这些内容只是想让读者了解医生在进行健康评估时关心哪些健康内容：例如个人的生理指标（体重、腰围、血压、血脂、血糖等）、家族遗传病史、饮食情况、吸烟情况、睡眠习惯、工作行为、精神及社会因素、体力活动及锻炼等，将其提供给个人，便于人们在对自己的健康状态进行评估时借鉴。具体的健康风险评估方法和过程将在后面章节详细介绍。

一般健康风险评估的主要内容如表 1-11 所示。

表 1-11　健康风险评估主要内容

	评估内容	举例
1	健康风险发生的可能性（主观概率）大小	肿瘤是良性的或恶性的概率是多少？
2	健康风险发生可能的结果范围和危害程度	病毒感染是局部还是全身？危害程度轻、较轻？中、较重、重？
3	健康风险预期发生的时间	肺癌症状显现是在未来几周？几个月？
4	健康风险发生造成的健康、经济损失程度	极低、较低、中等、较高、极高？

注意：不同的个人对其健康风险有着不同的承受限度。

（5）健康风险应对

所谓健康风险应对是指个人按健康危险因素进行分级排序后，为降低健康风险，对发生可能性概率最大且健康和经济损失大的危险因素采取什么样的有效应对措施和策略。

在健康风险应对措施和策略上，首先应该考虑是否进行风险规避，对于不可回避的风险，就要采取风险转移策略；对于必须承担的风险，尽量进行风险缓解，并尽可能找到风险中的机会，做好风险利用工作。

目前常用的健康风险应对措施有：健康风险回避、健康风险减轻、健康风险转移、健康风险自留、健康风险储备、健康风险分担等。

①健康风险回避

所谓健康风险回避是一种采取直接切断特定健康危险源，消除可能发生的危险因素，完全避免特定健康风险可能带来的健康和经济损失的应对措施。当特定健康损失和经济损失很大或者风险难以避免时，没有其他办法有效控制特定健康风险，这时候可以采取特定健康风险回避。

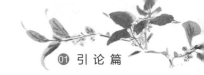

健康风险回避包括积极预防和消极放弃两种。积极预防是指从健康危险源入手，将特定健康风险的来源彻底消除，例如，主动戒烟或戒酒。消极放弃是指被迫消除健康危险源，例如，在诊断发现肺部有不适时，医生要求个人必须戒烟。

②健康风险减轻

所谓健康风险减轻是指将健康风险的发生概率或者健康和经济损失的影响降低到可以接受的某个程度。采用健康风险减轻的应对方法并不能消除风险，只是减少健康风险发生概率或者控制健康风险影响程度，是一种积极的、主动的健康风险控制措施。例如，在甲状腺恶性结节早期进行切除手术。

③健康风险转移

所谓健康风险转移是指没有降低健康风险发生的概率或减轻健康损失的大小，而是改变了健康风险后果的承担主体。例如，个人购买医疗保险就是典型的健康风险转移应对策略，将健康和经济损失的风险转移给保险资源。

④健康风险自留

所谓健康风险自留是指个人在衡量健康风险损失不是太严重，或者无法采取其他健康风险应对措施时，自愿承担风险带来损失的一种风险应对措施。前者叫作主动健康风险自留，例如，一般没有人会去购买感冒的商业保险，因为感冒一般不会带来严重的健康和经济损失；后者叫被动风险自留，例如，低收入者可能没有购买商业保险。

⑤健康风险储备

所谓健康风险储备是指根据健康风险规律事先制定健康应急措施并制定一个高效的健康风险计划，一旦个人的实际健康状况与计划不同，就动用健康应急措施。例如，根据人的健康阶段特征，个人到老年阶段一般情况下健康状态会下降，行动可能会不便，在这一阶段之前，可以购买底层或有电梯的住房，住在距离医疗机构近的地方，提前储备一定量的医疗费用等。

⑥健康风险分担

所谓健康风险分担是指根据健康风险的大小，通过与其他个人或者组织，利用各利益方不同的风险承担能力协议合理分担风险。例如，个

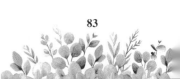

人参加社保和购买商业保险就是健康风险分担的典型策略，它可以将住院或大病治疗带来的高额医疗费用风险交给这些机构分担。

健康风险应对策略需要根据健康风险评价的结果，针对不同的健康风险级别制定与之对应的风险应对策略，如表 1-12 所示。

表 1-12 健康风险应对策略

健康风险等级	健康风险应对策略
极低风险	做好健康风险监控与预防，采取相应措施防止极低健康风险范围与等级扩大
较低风险	关注该类健康风险，对健康危险因素进行详细主观评价和判断，并有意识降低健康风险发生概率和健康损失大小。可采用风险回避与风险分担等应对措施
中等风险	已构成实际健康威胁，并有可能造成不利后果。应降低健康危险因素等级，并要高度关注，防止健康风险加重的趋势出现，可采用风险减轻、风险转移和风险自留等应对措施
较高风险	可能带来很大的健康损失，应立刻采取有效措施加以控制，及时采用健康风险应对措施，防止健康风险扩散及损失扩大。可采取风险减轻、风险转移与风险分担等应对措施
极高风险	已经处于高危威胁状态，一旦健康风险爆发，将会有严重健康后果且损失巨大。应立即采取应对措施，对健康危险因素加以控制和处理，避免其恶性后果发生，可采取风险减轻、风险自留与风险分担等应对措施

（6）健康风险监控

所谓健康风险监控是指个人及家人对影响自己健康状态的各种危险因素进行全生命周期的跟踪、识别和评估的持续过程。通过健康风险监控不断发现个人自身的各种健康问题，及时调整健康应对方案，使个人健康保持良好状态，例如定期体检。

附录 1A 人体健康模型

这里介绍学界提出的几种人体健康模型，供读者参考。

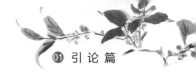

1. 人体健康调节模型[①]

人体健康调节模型包括感知监测和辨识调节，涉及健康的动静结合、昼夜交互、睡眠苏醒的非干预性感知与持续辨识人体的失调和未失调健康状态内容，如附图 1—1 所示。

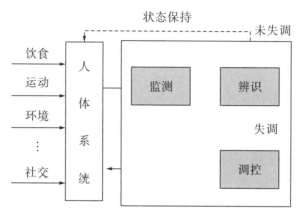

附图 1—1 人体健康调节模型

2. 自我调节模型[②]

自我调节模型描述外部和内部刺激对躯体的主观感知时会产生多属性表征和情绪，导致躯体的生物和心理进行应对处理和结果评估；而躯体的自我调节、应对程序和评价规则会受自我和社会的影响，如附图 1—2 所示。

---

① 周兴社，王新安. 健康感知计算和生命健康监测探讨［J］. 电子产品世界. 2015（11）：11—13.

② Howard Leventhal，Michael Diefenbach. Illness Cognition：Using Common Sense to Understand Treatment Adherence and Affect Cognition Interactions［J］. Cognitive Therapy and Research. 1992（16）2：143—163.

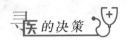
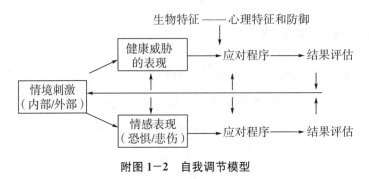

附图1-2　自我调节模型

附录1B　健康风险的属性

健康风险属于哪一类型的风险？Knight（1921）将事物的不确定性分为两类：第一类是各种可能结果能够用唯一的概率测度来描述的不确定性，这种不确定性叫作风险，通常用随机变量和随机过程来进行处理；第二类是无法在事前用唯一的先验概率分布来描述的不确定性，这种不确定性叫Knight不确定性，后来Ellsberg（1961）将其重新命名为暧昧（Ambiguity）。

传统的期望效用理论是以对各种可能结果的先验概率为基础的，因此期望效用理论能够处理的是在风险环境下的决策行为；而在暧昧环境下，由于无法对可能出现的结果赋予唯一的概率分布，如果此时强行以期望效用理论去描述的决策过程，可能会出现与现实世界相背离的悖论和异象。因此，暧昧性这一概念的提出可能成为解释Allais悖论、Ellsberg悖论以及各种异象的基础。

本书认为健康风险属于能够用唯一的概率测度来描述的不确定性风险，绝大多数医生和患者也是用这一概率测度来描述特定疾病发生的可能性大小的。

本章参考文献

［1］Edwarduchman. Sociology and the Field of Public Health（fifth）［Z］. American Sociological Association and the Russell Sage Foundation，1963.

［2］方新文. 如何寻医问药［M］.北京：中国社会出版社，2006.

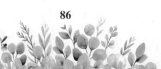

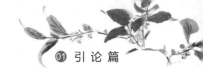

［3］张开金，陈浩.健康保险市场调查与预测［M］.北京：科学出版社，2016.

［4］翟绍果.从医疗保险到健康保障的偿付机制研究［M］.北京：中国社会科学出版社，2014.

［5］维克托·R.谁将生存？健康、经济学和社会选择：增补版［M］.罗汉，焦艳，宋雪琴，等译.上海：上海人民出版社，2000.

［6］詹姆斯·亨德森.健康经济学［M］.向运华，钟建威，季华璐，等译.北京：人民邮电出版社，2008.

［7］新华网.新闻背景：世卫组织关于"健康"的定义和标准［EB/OL］.（2010－3－7）［2006－11－8］.http：//news. Xinhuanet. com/world/2006－11/08/content＿5306529. htm.

［8］国内外对健康标准的界定［EB/OL］.（2010－3－7）［2010－03－07］.http：//www. china. com. cn/chinese/zhuanti/ty/495207. htm.

［9］徐娟.基于健康促进生态学模型的患者寻医行为研究［D/OL］.湖北：华中科技大学（2012－5－10）［2012－5－10］.http：//kns. cnki. net/KCMS/detail/detail. aspx? dbcode＝CDFD&dbname＝CDFD1214&filename＝1012361129. 山&v＝MDk4N1FPc HBFYlBJUjhlWDFMdXhZUzdEaDFUUM3FUcldNMUZyQ1VSTE9mYitSb0Z5N2tWTHp NVkYyNkhMQ0ytIOUQ＝.

［10］R. Evans. "Suppler-induced Demand：Some Empirical Evidence and Implications"，in M：erelman（Ed.）. The Economics of Health and Medical Care［J］. London：McMillan，1974.

［11］陈永正.西方发达国家公共教育和公共医疗卫生财力投入模式与借鉴［J］.社会科学文摘，2017（5）：11－13.

［12］赵秋晓.我国医疗卫生投入对居民健康状况的影响——基于宏观健康生产函数的研究［J］.经济研究参考，2018（25）：74－80.

［13］常小华.我国基层卫生人力资源现状研究及政策建议［J］.中国乡镇企业会计，2017（10）：130－131.

［14］郝义彬，裴青燕，鲁锋，等."十二五"末期我国医疗卫生资源配置的公平性及效率研究［J］.中国卫生资源，2017（6）：511－515.

［15］梁博毅，钱思蔚，张维琦.中国各省医疗条件空间分布与合理性研究［J］.中国卫生统计，2017（3）：455－458.

［16］刘一欧.城乡基本医疗卫生服务均等化水平评估——基于泰尔指数的分析［J］.农村经济与科技，2018（17）：252－254.

［17］罗春花.基于等级医院数量的我国地区医疗资源分布研究［J］.价值工程，2018（26）：8－9.

［18］宋宿杭，孟庆跃.我国新医改前后卫生资源配置公平性分析［J］.中国卫生政策研究，2017（9）：46－50.

[19] 唐力翔，黄小平，刘磊.中国乡镇卫生院医疗技术人员配置的区域差异 [J].湖南农业大学学报：社会科学版，2012 (4)：45−48.

[20] 于元元，刘京京，卞鹰，等.中国医院床位资源分布公平性研究 [J].中国卫生资源，2011 (6)：394−396.

[21] 袁晓晶，付昕.医疗系统的委托——代理问题探讨 [J].卫生软科学，2007 (1)：39−41.

[22] 张翔翔，郑文贵，李江菲，等.我国村级医疗机构卫生资源配置现状及公平性分析 [J].中国医学伦理学，2017 (6)：729−732.

[23] 赵颖波，王建伟，尹畅，等.基于洛伦兹曲线和基尼系数的我国卫生资源配置公平性研究 [J].中国医院，2018 (2)：22−25.

[24] 郑黎强，纪超，岳阳阳，等.我国县医院与三级医院人力资源现状比较 [J].解放军医院管理杂志，2018 (5)：452−455.

[25] 周良荣.医生诱导需求的经济学分析 [J].广东社会科学，2007 (6)：11−16.

[26] 李旭燕.可换性：在主观概率与客观概率之间 [J].求索，2008 (10)：98−100，172.

[27] 李章吕.论主观概率判断中的基础概率谬误 [J].理论与现代化，2013 (1)：10−15.

[28] 刘海林，熊卫.论主观概率视角下博弈论的决策论解释 [J].逻辑学研究，2017 (4)：117−132.

[29] 刘婧颖，张顺明.不确定环境下行为决策理论述评 [J].系统工程，2015 (2)：110−117.

[30] 陆卫东.生活中的主观概率 [J].经济研究导刊，2010 (22)：197−199，261.

[31] 邱晓雯，张钦.决策过程中情感因素影响主观概率估计的实证研究 [J].浙江社会科学，2014 (3)：85−89.

[32] 王秀明.非期望效用理论研究述评 [J].湖北经济学院学报，2014 (4)：18−24.

[33] 庄锦英.情绪与决策的关系 [J].心理科学进展，2003 (4)：423−431.

[34] 樊治平，陈发动，张晓.基于累积前景理论的混合型多属性决策方法 [J].系统工程学报，2012，27 (3)：295−301.

[35] 罗建强，汤娜，赵艳萍.基于累积前景理论的服务衍生方案决策 [J].工业工程，2016 (2)：80−87.

[36] 马骁，李秋实.行为经济学——卡尼曼和特沃斯基研究综述 [J].商情，2017 (3).

[37] 王明文.基于概率区间的 Bayes 决策方法 [J].系统工程理论与实践，1997，17 (11)：79−82.

[38] 张晓，樊治平，陈发动.基于后悔理论的风险型多属性决策方法 [J].系统工程理论与实践，2013，33 (9)：2313−2320.

[39] 周维，王明哲.基于前景理论的风险决策权重研究 [J].系统工程理论与实践，2005，25 (2)：74−78.

[40] 靳留乾，徐扬.基于证据推理和第 3 代前景理论的不确定性多属性决策方法 [J].控制与决策，2016，31 (1)：105−113.

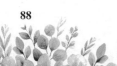

02

症状感知篇

个人的身体是否健康或是否患病，这涉及如何感知和判断自己健康状态的问题。首先个人需要建立健康的参照点并进行健康心理核算，初步获得病感感知和症状评估，这需要一些常见疾病的知识。在此基础上，个人需谨慎做出对可能的假设疾病是自我治疗、寻医治疗还是不治疗的决策，这件事意义重大，关系到疾病的早防早治。

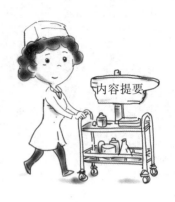

2.1 健康状态

健康是指个人在身体、精神和社会等方面都处于良好的状态。人们的潜意识里总会问自己目前或未来一段时期是处于什么样的健康状态、自己是否健康。当然，要知道自己的健康状态，到医疗机构去做体检是最好的方法，但由于时间、费用、健康意识缺乏等原因，一个人每年到医疗机构去做体检的次数是有限的，甚至有些人几年都不做体检。目前医学界也设计出了帮助个人自测健康的所谓自我健康评定量表（SRHMS），从生理、心理、社会适应三个方面的评价指标来定性评估个人的健康状况。如果人们都会运用自我健康评定量表，其健康意识应该是很好的，但遗憾的是在现实生活中，作者还没有见到身边有人会用自我健康评定量表来评价自己的健康状态，所以，个人的健康状态平时还是主要依靠自己或家人来感知和评价。

2.1.1 健康参照点

要对事物进行评价，一般来说必须要有一个评价标准、评价基准或参照点。就像要评价一座山峰的高度要以海平面

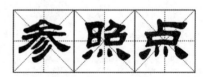

为参照点那样，评价健康状态也一样要有参照点，但健康参照点要复杂得多。

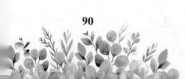

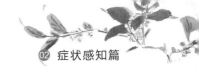

（1）健康的不同评价标准

人的一生中，各个生命阶段健康的评价标准是不一样的。传统的健康观认为健康就是没有疾病的状态——"无病即健康"，即运用常规医学检查、化验等方法没有发现身体有病态及异常的证据，全身各系统器官没有器质性病变或功能不正常就是健康。也有人认为，健康就是人主观上没有不适的感觉，如头痛、恶心、焦虑等一系列症状，能正常地工作、学习和进行日常活动。故而在对个人进行健康评价时，会使用消极的健康指标，如死亡、患病等。

以上对健康的看法都是相对片面的。在个人没有查出病变证据前，不能说他完全没有疾病或身体是健康的，由于疾病的缓慢性、累积性和潜隐性等特征，很多疾病在早期是没有症状的，一般常规检查也不易检查出来。例如，大多数中年人都有肥胖现象，体重一般超标，但他们很少被认为是患病者。此外，在一定的社会群体中，疾病发生与否，受人种、年龄、生活习惯、经济状况、环境条件等诸多因素的影响，并且判断每个人健康与疾病的标准也不一样。

评价健康与疾病的标准还受到各国文化背景、宗教信仰、社会道德和政治经济制度等的影响，某些特殊行为在不同的历史阶段也有不同的评价。例如有些国家和地区把同性恋认为是精神上患病且与正常行为偏离，需接受精神科的治疗，而另一些国家和地区则不这样认为。因此，个人是否健康或疾病是一个需要从多个角度综合评价的问题。

（2）健康的相对性

人的一生中，健康与疾病的边界是模糊的。如果按照公认的健康标准和疾病诊断标准，一方面，个人尽管没有病态异常和疾病，但身体并不处于完全健康的状态；另一方面，个人虽然有一些不健康的表征，但又不能诊断其具体患有何种疾病。如果把健康看作第一状态，疾病看作第二状态的话，那么，很多人处于没有疾病但又并非健康的，两者之间的状态。

这种人的身体机能处于健康和疾病之间的状态被称为人体的第三状态，或称亚健康状态，即在健康和疾病之间并

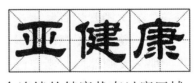

不存在一条明显的分界线，二者之间有一个连续的健康状态过度区域，

以男性为例，如图 2－1 所示。若再细分的话，包括健康、亚健康、亚临床状态和病理状态。

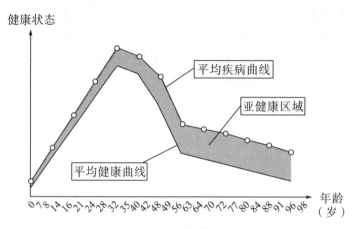

图 2－1　男性一生的健康状态分布示意图

人体的第三状态在中医上常被称为气虚、血虚、阴虚、阳虚、脾虚或肾虚，在西医中常称为自主神经紊乱或神经衰弱等。

如果将人的生命周期用横坐标表示，将个人健康状态用纵坐标表示，除去年龄、性别、遗传、意外等不可控的因素外，个人的健康状态（水平）时刻都在此坐标系的三种健康状态间不断波动变换，如图 2－1 所示。可见，健康与疾病之间没有明确的分界线，因此，在人的一生中，个人的健康总是相对的，没有完全绝对的健康，即在最佳的健康状态下仍然会存在不健康的因素。

（3）健康的动态性

人的一生中，健康与疾病的状态始终交替变化，具有动态的特性。在这个坐标系中的某个特定时间，每个人的健康状态根据其生理、心理和社会适应情况，可以综合成一个圆点来表示。而此圆点在健康—亚健康—疾病三种状态间的位置，因为受到个人生活中的生活方式和生理过程的影响，每时每刻都在变化。健康是一种随时间流逝而持续的、动态的、不断变化的状态变量，即健康状态是个人生命时间的函数。

（4）健康参照点的设置

那么人们如何判断自己的健康处于何种状态呢？这跟个人健康参照点有密切关系。所谓健康参照点是指个人主观或感官体验到的感知健康

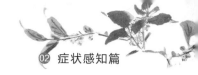

状态或医学检测到的客观健康状态。前者主要指个人的心理体验和评价层面——健康的相对参照点；后者主要指

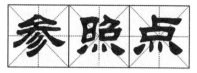

医学的健康检查数据指标层面——健康的绝对参照点。健康参照点主要取决于个人的客观医学健康现状，也受到个人健康期望（感知）、时空和社会环境的影响。

健康参照点的情形在日常生活中会经常遇到。例如，有些人在体检时，医生发现了其身体一些指标有病态异常，但是个人没有感觉到不适的症状，认为自己身体是健康的；而有些人体检时没有发现身体有任何异常，但自己可能因某些内在、外在干扰因素感觉不适，怀疑身体患了某些疾病。此外，如果一个人处于一群健康活泼，精力充沛的年轻人中间，那么他又可能觉得自己身体机能不如周围年轻人，感觉自己不健康，但若处在一群年老多病者中间，那么他可能觉得自己的身体还算健康。

这就是所谓的健康参照点效应。由于健康感观体验的微妙性和复杂性，个人常常很难准确感知、判断和评价自己实际的健康状态。就像许多饿到极点的人点了餐，但当第五道菜端上桌时便不得不承认自己对饥饿的感知是错的。健康参照点的设置既取决于对个人过往生命历程的健康状态的纵向比较（纵向相对参照点），又取决于个人跟周围同龄、同类、同样生活条件下人群的健康状态的横向比较（横向相对参照点），最重要的还取决于个人医学检测判定的客观健康状态的绝对比较（绝对参照点）。本书建议健康参照点的设置大约 80％以个人医学客观健康状态指标（尤其是重要的健康状态指标，如血糖、血脂、血压等）为主要参照点，大约 20％以个人感观体验到的感知健康状态为修正参照点（如体重有些超标等）。这样既不会导致过度追求医学健康指标上的完美，又让个人生活舒适惬意并且健康状态不会失控。

需要注意的是医学检测判定的客观健康状态这种绝对参照点随着社会经济的发展、生活水平的提高、医疗技术的进步，也是会缓慢变化的，例如 1949 年前我国人均寿命仅 35 岁，而 2018 年人均寿命已达到76.4 岁。

影响个人感知健康状态的因素并不容易识别，个人感知健康状态和客观医学健康状态之间的差异，造成许多健康决策行为预期结果具有不确定性。目前，如何将个人感知健康状态和客观医学健康状态联系起来？心理学方面的系统性研究还不多。

健康参照点实际上是一个参照范围，不管是个人心理体验的健康相对参照点还是医学检测的健康绝对参照点。不同的人在不同的时空环境下体验的健康相对参照点是不同的；不同的医生，不同的医疗机构检测得出的健康绝对参照点可能是不同的，有时甚至是相反的。

（5）健康参照点的影响因素

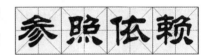

健康参照点依赖的现象也会受到诸多因素的影响。健康参照点依赖的影响因素主要包括个人的经验、情绪状态、目标及认知对象的特点等。

①健康经验

健康经验会直接影响个人健康参照点的选择。人们或多或少会受到以前所做决定结果的影响，同时，在这个过程中获得的态度体验、知识积累和认知加工的方式等经验都会导致人们对健康参照点的选择有所不同。

把家族成员的最低寿命作为经验的健康参照点，就是一种常见的心理参照依赖的影响因素。以过往家族成员存活寿命的最低统计年限为参照点，当出现有新的家族成员存活寿命低于之前的统计寿命时，自然会联想到家族成员的健康损失。例如，爷爷在那个艰苦的年代都活到90岁才去世，现在生活变好了，爸爸却只活到69岁就病故，对于子女来说就是家族成员的健康损失；反之，则是健康收益。

②情绪状态

情绪状态会直接影响个人健康参照点的选择，从而在健康参照依赖中起到关键的作用。在高健康风险情境下，积极的情绪多与健康损失规避行为相关；而在低健康风险情境下，积极的情绪则会增加健康风险寻求行为，即情绪状态会影响个人对健康参照对象的选择。

人们常常事后改变他们的健康参照点，并且依据其决策结果重新评估得失。人们倾向于选择可以使其保持积极的情绪状态或者改善消极的情绪状态的健康参照点。

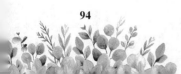

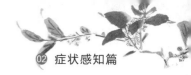

在积极情绪和消极情绪的对比中，以结果是健康损失为健康参照点的个人满意度要比以结果是健康收益为健康参照点的更高，说明积极情绪的个人比消极情绪的个人更多关注比健康收益的结果好或比健康损失的结果差的健康参照点。

这表明个人在健康状态评价中会依据是否有健康收益或健康损失来选取不同的健康参照点。例如个人会关注健康收益的结果，使其能维持积极情绪或改善消极情绪；而关注健康损失的个人会评估没有选择另一个健康损失可能会带来的更大的结果，这也促进其能够维持积极情绪和修复消极情绪。

在进行医疗方案协商时，积极情绪会使个人的健康参照点移向健康收益的区域，从而使协商更愿意让步，更快地达成一致；而消极情绪往往会使个人在协商时采取更加激进的策略，使其健康参照点移向健康损失的区域，不利于达成一致。

③健康目标

健康目标会直接影响个人健康参照点的选择。因此，个人设定的目标会直接影响健康参照点的选取，例如，两位肥胖的人上一季度的体重都是 190 斤，A 这一季度的减肥目标是 180 斤，B 这一季度的减肥目标是 170 斤，而到了这季度末两人减肥后的体重都是 175 斤，此时 A 会认为自己是减肥成功的，B 则认为自己没有完成减肥任务。

个人设置的不同健康目标，会改变个人的选择偏好，最终会导致健康参照点的移动并影响其健康决策行为。

④认知对象的特点

认知对象的特点会导致个人对不同健康参照点产生不同认知，并最终影响备选参照点。例如，人们通常认为药物价格越贵，对重大的疾病会越有效。如果感知自己健康状态还可以，那么生小病时一般不会购买昂贵的药品，反之，则可能会购买昂贵的药品，即药品价格分布与个人健康参照点的选择相关；可供个人选择的药品种类越多，则购买决策就会变得越犹豫也越不确定。其结果是健康参照点的选择严重受到药品种类多少的影响。

除上述因素以外，年龄、性格特质、框架效应、情境和风险认知也会对健康参照点的选择产生影响。

总之，健康参照点效应离不开人们对自己健康得失的判断，它不是依据当前健康状态的绝对效用值，而是以偏离自己健康参照点方向和范围的相对效用值来决定的。如果健康状态在健康参照点之上，自己会认为是有健康收益的，在参照点之下则认为是有健康损失的。

尽管前景理论主要以健康现状作为健康参照点，但越来越多的研究发现健康参照点具有多样性，然而关于健康参照点的理论却不多。例如，前景理论认为健康参照点是单一的，但在实际生活中，当比较对象不是唯一时，个人如何选择自己的健康参照点，即多重参照点还未有定论。现实生活中，许多健康决策是群体（如家庭成员）做出的，每个成员有着不同的预期、经验和知识水平，因此对健康方案的评价也不尽相同，那么人们最终是怎样选择健康参照点呢？此外，适应健康状态变化的动态健康参照点形成机制及其复杂性的研究也还未有定论。

2.1.2　健康心理核算

有了健康参照点的概念，接下来的问题就是在某个时段，当个人的健康状态偏离健康参照点时应该怎样认知评估？

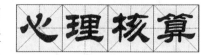

做什么样的健康决策？采取什么样的健康行动？是自我治疗、寻医治疗或不治疗？这涉及健康心理核算问题。

所谓健康心理核算是指个人或他们的家人在心理层面就个人的健康状态是否偏离健康参照点用来认知、体验、评估和决策的健康认知活动。

因为人们的健康状态在生命的各个阶段是不断波动的，不确定的，所以健康心理核算这种认知意识对个人保持健康非常重要。健康心理核算包括三方面的内容：认知和体验、评估频次和健康容差或容限值。

（1）健康心理核算的内容

①认知和体验

所谓健康心理核算的认知和体验是指对个人的健康状态偏离会带来的结果应该如何感知和识别，决策应采取何种健康行动以及如何评估这种健康行动的效果。对某个人持续的健康心理核算体验的经验，为其采取某种健康行动前后的健康收益和损失提供了认知分析依据。个人的健

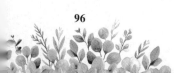

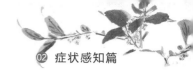

康收益和损失是相对于某个时段的健康参照点而言的。无论个人的健康是收益还是损失，都表现出递减的敏感性。例如，一位青年男性的健康状态很好，再增加健康水平，其健康状态就不太明显了；一位老者的健康状态很差，就算其健康水平再差一点，感觉也不会太明显。

②评估频次

所谓健康心理核算的评估频次是指在某个时间段内对个人健康状态偏离的估计次数。某个人的健康状态依具体情况可以按照天、周、月、季度和年度来进行动态健康心理核算，在评估方法上可以按照健康的相对参照点或健康的绝对参照点进行动态评估，必要时可将两种健康参照点结合起来进行动态评估。例如，某个人今天感觉头疼，他的参照点一般是昨天没有头疼症状；某个人今天感觉体重明显增加了，他的参照点一般是上个月的体重。

③健康容差或容限值

所谓健康容差或容限值是指当个人健康状态偏离健康参照点时，健康心理核算出的个人健康状态允许变动的范围，是一种主观心理感受范围。如果健康状态在健康参照点以下的健康水平变动（负偏离），往往会带来健康损失。一般这个变动范围越大，带来的损失也越大，损失甚至是无穷大（死亡）的；反之，则带来健康收益。但由于多数疾病具有缓慢性、累积性和潜隐性等特征，轻微的健康水平负偏离一般不会马上带来个人的健康损失，而是有一个过程，这就是健康心理核算出的健康容差。个人在健康状态要超出健康容差前应该进行健康决策和采取健康行动来避免健康损失。通常健康损失的规避心态对健康心理核算的影响是巨大的。

注意，特定个人的健康心理核算过程和结果是非理性的，并且随时空的不同会不一致，特别是在健康状态出现负偏离时。这是由多个影响个人健康心理核算行为的因素造成的，包括生理层面、心理层面和社会文化层面的影响因素。

（2）健康心理核算的影响因素

①生理层面的影响因素

指个人身体的一般状况，遗传特质，受影响的系统、部位与组织，以及疾病的性质与严重程度等。

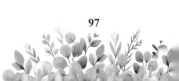

一般而言，身体素质的负面表现，例如，高龄体弱、过敏体质、免疫低下或有遗传疾病等对个人健康心理核算的影响较大；恶性和急性疾病对个人健康心理核算的影响也较大；导致身体外观受损或引起功能障碍等疾病，例如，烧伤致容貌受损、不能走路等，比不会引起外观及功能损伤的疾病对个人健康心理核算造成的影响还要大。

②心理层面的影响因素

指个人的人格特质，心理防御机制，年龄阶段，心理感知钝化和感知固化，既往病史及经验，以及对疾病的认知与感受等。

所谓人格特质是指具有一定倾向性的、相对稳定的心理特征总和。例如，一个具有敏感、焦虑人格特质的人在健康状态出现负偏离（如患病）时更容易过分担忧、苦闷、易怒，其人格特质对健康心理核算的影响会明显大于一个具有乐观人格特质的人；一个具有表演型人格特质的人，在进行健康心理核算时会变得更加情绪化，更希望在健康状态出现负偏离时得到别人的关心与注意等。

人格特质不仅影响个人的健康心理核算，同时也可能会影响医护人员对其健康状态的判断，甚至影响疾病的康复。

所谓心理防御是指当个人的健康状态出现负偏离时，人通常会采取一定的心理防御机制来应对。采取积极成熟的防御机制，如幽默、坦然、乐观等可有效地减轻或消除个人遭受健康损失时的心理痛苦；反之，若采取消极回避的防御机制，如否认、退避、妄想等，则会造成心理适应上的很多问题。

所谓年龄阶段的因素是指个人在健康状态出现负偏离时的年龄阶段对其健康心理核算行为的影响。例如，意外失明对于一个事业处于上升期的中年人与退休在家的老年人会产生不同的健康心理核算行为；截瘫对于一个儿童与一位老年人也同样有不同的健康心理核算意义。

所谓心理感知钝化和心理感知固化是指个人在健康状态出现负偏离时没有及时感知、感知不足或感知定式化，俗称"熟视无睹"，这会给健康状态的健康心理核算带来偏差。例如，对吸烟所带来的健康损失风险，吸烟者往往比不吸烟者更容易忽视或者误判；经常饮酒的人也容易低估酒精带来的危害；经常锻炼的人可能认为自己健康状态较好，当健康状态出现负偏离时仍常常认为自己身体没有问题。

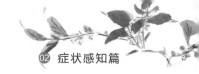

所谓既往病史及经验的因素是指个人的既往病史和经验会影响其健康心理核算行为。当既往疾病的征兆出现时，一般会引起个人的痛苦回忆，使其在进行健康心理核算时产生焦虑、害怕或忧郁的情绪。此时有些个人在健康心理核算时会夸大或缩小其健康状态变动的范围（容差），以及会频繁地做健康心理核算，其结果要么是频繁就医，要么是延误了最佳就医时机。当然，很多人会吸取既往病史的经验，在其健康状态变化初露端倪时就及时进行健康心理核算，并就是否就医做出正确决策，从而及时有效地避免健康损失。

对疾病的认知与感受的因素是指由于认知上的差异，个人对其所患疾病可能有正确的健康心理核算，也可能会有错误或扭曲的健康心理核算，盲目夸大或缩小健康状态变动的范围或健康损失的后果等。个人对某些疾病的认知与感受常常是决定其健康心理核算行为的重要因素。

③社会文化层面的影响因素

这里主要指影响个人健康心理核算行为的社会文化因素，包括家庭关系、亲人或朋友等的病史、文化习俗等。

家庭是社会的基本细胞，家庭也是与个人关系最密切的至亲，家庭里朝夕相处的每个成员都会在心理层面上相互影响。当家庭里某个人的健康状态出现负偏离时，如果家庭关系越和谐，其健康心理核算的行为越理性和客观，其健康损失带来的心理冲击往往会越小；反之，若家庭关系很紧张，有诸多矛盾，那么其健康心理核算的行为更多是非理性的，其健康损失带来的心理冲击会越大。此外，社交关系也会对个人健康心理核算行为产生影响。若一个人的人品正直，一般其社交关系良好，社交范围广泛，当其健康状态出现负偏离时，很多人会帮助其进行理性健康心理核算，会在一定程度上减少或缓冲健康损失带来的痛苦。

交往甚密的亲人、朋友、同事等的既往病史往往也会影响个人的健康心理核算行为。周围这些人在健康状态负偏离过程中的痛苦，治疗过程中的折磨，甚至最后死亡的结局，这些记忆都会在一定程度上对个人在健康心理核算时带来深刻的影响。

从更高的社会层面来看，祈神拜佛、驱鬼避邪等封建迷信活动在一些偏远地区也会影响个人的健康心理核算行为。

总之，健康心理核算的偏差在诸多层面上确实会对健康风险、健康

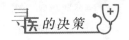

决策、健康行为的选择产生深远的影响。

2.2　健康自我感知

所谓健康自我感知（Health self perception）是指人们在健康状态出现偏离时，利用获得的健康知识、意识、经验来洞察、分析、解释和评估当前的健康状态或水平（如症状或活力），并以此形成对目前健康状态的认识、理解和情绪反应。

国外研究表明，对现存或潜在健康问题的健康自我感知在很大程度上影响个人面临健康状态偏离时的健康决策和健康行为（包括寻医行为和尊医行为等）的有效性，从而直接或间接对健康损失或收益、生活质量和社会功能甚至疾病的预后等产生重要影响。个人的健康自我感知在很大程度上决定了其健康行为方式。如果个人都对自己的健康状态停留在"不清楚"的水平，势必影响其健康行为的结果。甚至可以从个人对自身疾病形成的认知和态度预测到其病情的变化。

一般健康自我感知的目的是为个人或群体的健康状况和风险做出健康心理核算，决策采取健康行动，减小健康和经济损失，也是寻医行为的第一个重要步骤。健康自我感知的时间持续个人的整个生命周期，包括出生、生长、发育、成人、衰老到死亡各个年龄阶段。只是未成年个人的健康自我感知要依靠父母或家人来完成。

由于个人健康的不确定性，健康的自我感知包括负性自我感知和正性自我感知，积极的自我感知和消极的自我感知。

完整、全面、正确的健康自我感知通常包括病感感知、症状评估、体征评估、功能性健康形态评估以及器械检查等判断个人或群体的健康状况。

这里要强调的是个人的健康自我感知并不总是准确的，不能代替医疗机构的定期身体健康检查。个人最优的健康状态感知方案是平时的健康自我感知（相对参照点）结合定期的身体健康检查（绝对参照点）。个人平时保持对自己健康状态的感知体验，同时到医疗机构定期检查身体的各项健康指标，找出个人未感受到或已感受到但未知的症状，并请

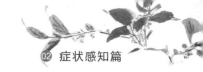

医生作专业的评价，这样可以提前发现客观健康状态（绝对参照点）的偏离，及早采取健康决策和健康行动，例如寻医治疗。

2.2.1 病感感知

所谓病感感知是指个人对其身体不适的感觉和感知，是一种不能直接加以验证，却以症状形式表现出来的异常主观体验或状态感受。

对身体不适的主观体验或状态感受的病感概念，实际上跟个人的认知图式有很大的关系。所谓认知图式是指个人那些相对固定的对环境习惯性反应的方式。人在适应环境过程中可以在多个层面上形成固定的习惯性反应模式，经学者总结，主要有五种类型的图式：认知概念图式、情感图式（包括积极与消极）、生理图式（包括对躯体的感知）、行为图式（如受惊吓会尖叫）和动机图式（如回避痛苦的欲望）。这些认知图式对环境分为适应性的以及适应不良的。

病感感知可能由躯体疾病引起，可能是疾病的一部分，也可能仅仅是个人的一种主观体验及判断，或是其心理与社会功能障碍。病感的轻重与身体是否有疾病及疾病的严重程度并不完全等同。例如有的个人有病感，但医生诊断却找不出任何关于疾病的证据；有的个人病感很严重，医生却认定其患病程度轻微。

并不是所有的疾病都有症状、体征和社会行为的异常，因此疾病在引起个人的病感感知前就可能已经存在了。例如，早期的动脉粥样硬化、早期结核病甚至早期癌症，都可能没有相应的症状和体征，使得个人可能没有病感，只有当进行仔细的医学检查时才能发现患病的事实。此外，有些精神疾病，如人格障碍、精神分裂症等个人本身也没有痛苦的病感体验。所以，通常不要将病感与疾病的概念相混淆。

过去所谓的患者通常被认为是患有疾病的人。但随着社会健康观念的发展和转变，现在的"患者"概念不仅包括经医学检查证实患有某种疾病的人，也包括那些没有可证实的疾病但有病感的人。

由于病感上的认知差异，个人对自己的健康状态可能有正确的健康心理核算也可能会有扭曲的健康心理核算，如盲目夸大或缩小疾病的严重性和后果等，这些对健康状态不同的健康心理核算以及个人情感上对健康损失的承受能力上的差异会导致个人出现不同的健康决策和行为。

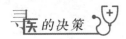

疾病是一个抽象的概念。个人心理映射到某些疾病的病感通常是一个核心、关键的因素，它会影响个人的心理状态、自我健康水平的调节和疾病治愈的进程。例如，你突然被检查出罹患癌症时的心理状态就会影响你的癌症治疗效果。不论个人实际的健康状态如何，在很多情况下病感都是驱动个人寻医就医的重要初始动因。

2.2.2　症状评估

（1）症状

所谓症状（Symptom）是指个人疾病过程中躯体内的一系列机能、代谢和形态结构发生异常变化时所引起的主观不舒适感、异常感觉或某些客观病态改变。例如头痛、心悸、腹痛、咳嗽、乏力、恶心等。

每个人在一生中都会体验到这种或那种症状。关键是出现症状后个人采取什么健康决策与其对症状的感知密切相关。例如，打喷嚏是否是感冒的症状呢（见图2-2）？

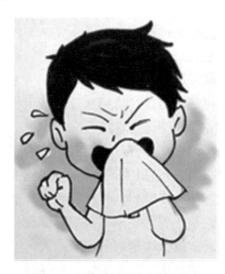

图2-2　打喷嚏是否是感冒的症状？

症状表现会有多种形式，有的只有个人主观才能感觉到，如疼痛、眩晕等；有些不仅能主观感觉到，而且经过客观医学检查也能发现，如发热、黄疸、呼吸困难等；也有主观无异常感知，要通过客观医学检查才能发现，如黏膜出血、腹部包块等；还有些生命现象发生了质量变化

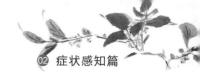

（不足或超过），如肥胖、消瘦、多尿、少尿等，需通过客观医学评定才能确定。

一般来说症状是指广义症状，包含症状和体征两个方面，个人既能主观感知到不适，又能客观医学检查到明显的功能变化和病态改变。

影响个人对症状感知的因素有症状方面的特点和个人的心理社会特征。

①症状方面的特点

症状方面的特点包括：症状的强度与持久性、疾病的预后状况、症状对个人社会活动的影响。

如果症状的表现轻微，持续时间短，预后良好，并且没有对个人的工作学习和生活造成较多的不良影响，个人可能会延迟治疗或不治疗。诸如伤风感冒、一般性消化不良导致的轻微腹泻等，个人通常不会采取治疗行为。但如果是严重腹泻、腹部有包块等严重症状，可能对生命有较大威胁，也严重影响个人的社会活动时，才会采取寻医治疗行为。

但是，当疾病症状非常严重，甚至是"不治之症"时，个人也可能会对治疗丧失信心，不再寻医治疗或不治疗。

②个人的心理社会特征

个人的心理社会特征涉及的内容较广泛，包括以下四种。

A. 个性。内向性格的个人对自己身体上的变化一般比较敏感，有疑病倾向的个人容易对症状做出过度的估价，而 A 型行为者（Type A behaviour，其基本行为特征为竞争意识强，对他人抱有敌意，过分自负，易紧张和冲动等）则容易忽略症状。

B. 心理状态。高度专注于工作、学习或某些娱乐活动时个人容易忽视症状，处于激情状态的个人对症状也不敏感，在焦虑状态下个人对症状的感受和担心则会增强。

C. 社会文化背景。在不同的社会环境和文化背景中，个人对疾病的看法不同，进而造成寻医行为上的差异。例如同样是肥胖，有的社会群体认为是病态，需要求医，而在非洲或南太平洋的一些地区肥胖被认为是一种美，当然就不需要求医。

D. 关于疾病的知识和经验。缺乏医学常识的个人可能会忽视有明显预警意义的症状，也可以将正常的生理现象视为疾病的表现。具有较高文化水平的个人通常具备更多的医学知识，更能认识到疾病带来的危害，意识到早防早治的重要性，所以当其出现病感时的寻医治疗概率较文化程度低的个人高。

当然，有些疾病，特别是在其早期，可能没有症状和体征。例如，成年人大多都有动脉粥样硬化，但其中只有少数人出现临床症状；许多早期癌症的个人也可能毫无主观症状和容易察觉的体征，只有对这些无症状个人进行相应的特殊医学检查，才能够发现异常。所以，定期进行健康体检，以求对疾病进行早期诊断和早期治疗，是非常重要的。

临床常见的重要症状有发热、疼痛、体重改变、浮肿、呼吸困难、咳嗽、咳痰、咯血、食欲减退、消化不良、吞咽困难、恶心呕吐、呕血、便血、黄疸、排尿异常、贫血、休克等。

（2）常见症状评估

所谓常见症状评估是指通过对症状特点的自我（或他人）感知，按症状及其组合的特殊性来认识、分析和判断个人健康状态是否偏离健康参照点的健康心理核算等认知活动。

同样的疾病对于不同的个人，其症状表现可能会不一样；同样的症状因疾病种类不同，也会有不同特点；症状的表现也会连续不断地变化。

一般来说，症状只有个人自身的体验和感受最真实、最清楚，所以个人通过自我感知症状的发生和演变过程以及由此引起的身心各种反应，是个人健康容差心理判断的重要主观依据，这一点在医学上被称为病情信息的直接来源。

当然，未成年个人的症状表现必须要靠父母、家人或他人来感知和判断；一些有意识障碍的成人，例如患有意识不清、智力不全、精神异常等症状的成人，通常也需要通过其他人或其他途径来感知和判断：第一，家庭成员或与之关系密切者，如朋友、同事、邻居、目击者；第二，其他保健人员，诸如医生和其他医务人员等，这在医学上称之为病情信息的间接来源。

实际上人们去医院看病时，医生的初诊（或首诊）也主要根据个人感知和描述的主要症状来初步诊断病情。个人感知和描述的症状对医生来说就是"症状输入"信息，医生通过对其医疗知识中"症状库"的检索、比对、修正和判断，将匹配这些症状信息的疾病作为初步假设疾病，然后"对症下药"，这是医生初诊看病时一般的疾病认知图式。

中医所谓的"望、闻、问、切"方法也属于这种疾病症状评估的认知图式。望诊、闻诊、问诊和切诊就是中医医生感知信息的"症状输入"环节。

在根据症状初步诊断病情的过程中，医生习惯用确诊、疑诊来表示疾病的诊断结论。

同样的道理，个人在健康的自我感知过程中，对症状的自我感知评估过程类似于医生初诊看病的认知图式，即自觉症状诊断，个人常见症状自觉症状诊断的评估过程，如图2-3所示。

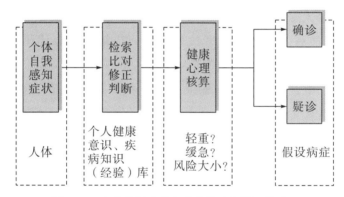

图2-3　个人常见症状自觉症状诊断的评估过程

个人常见症状的自觉症状诊断心理评估的一般过程如下：

①个人自我感知症状的特征，严重程度和大小顺序；

②个人（或他人）从其已有的健康意识、疾病知识（经验）库中进行检索、比对、修正和判断，得出匹配这些常见症状信息的对应疾病作为初步假设疾病；

③个人（或他人）对假设疾病进行健康心理核算，"感知"假设疾病的可信度，可能导致的健康状态偏离健康参照点的容差大小，轻重、缓急、风险大小，可能造成的健康和经济损失大小等；

④个人（或他人）对假设疾病得出确诊、疑诊的诊断结论，或未得出诊断结论；

⑤个人（或他人）根据假设疾病的确诊、疑诊的诊断结论，或

未得出诊断结论，并做出相应症状感知阶段的健康决策，这将在本章后面讨论。

对确诊的诊断结论，个人（或他人）一般会采取自我治疗，寻医治疗或不治疗等决策行为；对暂时疑诊的诊断结论或没有诊断结论的情形，个人（或他人）要么循环执行这5个自我感知过程，要么决策寻找医疗机构去做体征检查和评估。

随着病情的发展，个人的症状可能会增加，也可能会减少，甚至会消失，所以常见症状的自我感知过程是一个动态连续感知过程。

图2-3所示的个人常见症状自觉症状诊断的评估过程实际上暗含了一些假设前提或条件。首先个人（或他人）要自己能感知到病感症状，其次是个人（或他人）对常见症状要具备相应的健康意识、疾病知识（经验），最后要有健康心理核算和如何决策、采取何种健康行动的意识。

如果个人（或他人）没有对病感、症状的自我感知，没有基本的与常见症状相对应的健康意识、疾病知识（经验），也不会进行健康心理核算，那么个人的健康状态就很难被感知，疾病也很难被及早发现和治疗，那么健康风险将会很大，疾病导致的健康和经济损失也会很大，甚至是无穷大（个人病故）。

2.2.3 体征评估

当个人自我感知症状并对假设疾病进行健康心理核算后，不管假设疾病是确诊、疑诊，还是未得出诊断结论，若决策需要进一步确诊健康状态，就需要寻找医疗机构的专业医生进行体征检查和评估。

（1）体征

体征（Sign）是指用医学客观检查方法（例如体检）检查出的个人病态表现或异常状况，例如心脏杂音，肺部噪音，血压升高，反射异常等。体征多为医生通过目视或体检方法获得，是疾病诊断的重要依据。

（2）体征评估

所谓体征评估是指医生通过自己的感官（眼、耳、鼻、手、皮肤）或借助检查器具（听诊器、体温计、压舌板、血压计、手电筒等）对个

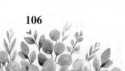

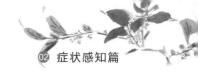

人进行细致观察与系统检查，获得躯体正常或异常征象的评估认知图式。

体征是身体医学检查客观所见，患病后躯体体表或内部结构发生的异常变化一般都能被客观检查出来，这称为阳性体征。

体征评估基本方法包括视诊（Inspection）、触诊（Palpation）、叩诊（Percussion）、听诊（Auscultation）、嗅诊（Smelling），简称IPPAS，如表2-1所示。

表2-1　体征评估的基本方法

名称	基本方法
视诊	在适当光线下，用视觉观察患者全身或局部状态的检查方法
触诊	通过手与被检查部位接触后的感觉，以判断所触及的内脏器官及躯体部分物理性状的体查方法，包括浅部触诊与深部触诊
叩诊	用手指叩击或以手掌拍击身体表面部位，使其振动产生音响，根据振动和音响的特点，以判断被检部位脏器有无异常
嗅诊	是用嗅觉鉴别个人散发的、呼出的及排泄物气味的检查方法

中医用来做体征评估的四诊方法："望、闻、问、切"，也与IPPAS方法有类似的认知图式，如表2-2所示。

表2-2　中医体征评估的四诊方法

名称	基本方法
望诊	用肉眼直接观察个人外部全身和局部的有关症状，包括神、色、形、态、舌、指、五官和各种排泄物等有无异常症状
闻诊	通过听觉和嗅觉来收集个人的有关症状，包括听声音和嗅气味来辨别身体的虚、实、寒、热
问诊	通过与个人或知情人的交谈来了解有关症状，包括问寒热、问汗、问疼痛、问睡眠、问饮食口味、问大小便等信息，记录整理后作为诊断的依据
切诊	主要包括切脉和触诊。切脉是医生用手指切按个人的桡动脉处，根据脉象了解病症的内在变化

体征评估一般要有丰富的医学知识和经验作为基础，具有很强的医学专业性，它还与行为科学、社会学有着密切联系，只有经过专业训练的医生才能够熟练掌握。由于本书的宗旨是从患者的角度进行寻医决策，故对此部分仅做简要介绍。

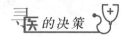

2.3　获取疾病知识

当个人对其病感进行自我感知后，要对与症状对应的假设疾病进行自我评估，这就需具有相应的疾病知识和经验，这一点也是建立健康参照点的心理依据。个人获得的常见疾病知识和经验越多，在进行健康心理核算时建立的健康参照点就越准确。

2.3.1　如何获取疾病知识

要获取相关疾病的知识，咨询医疗机构的医生当然是最直接的方法，医生会告诉你得了什么病、要怎样治疗以及一些注意事项。但是这种机会一般是很少的，医疗机构的医生通常有许多患者需要诊治，与每个人交流的时间有限，医生只能简明扼要地描述疾病重要信息，因此个人不可能从医生那里获得关于疾病的全面知识，要想清楚了解相关疾病的知识，还需要通过其他途径。

小孩子往往是通过父母获取疾病的知识，靠长辈的口口相传。大一些的孩子和成人很多是通过听闻、观察和咨询亲戚朋友或患者的患病医疗经历来获取疾病知识，当然他们自己若患病，一般自然会从医务人员那里获得相关疾病的知识。

但这些都只是获取疾病知识的被动方式，获取的疾病知识也是零散不全面的，会受到时间、性别、年龄、受教育程度、从事行业、对疾病的关注度和个人兴趣等诸多因素的影响。

拥有健康是个人、家庭和社会共同追求的目标。人们应该具备一定的医学基础常识，平时主动培养获取常见疾病知识和经验的健康意识，这通常会关系到个人和家人的健康预警机制的有效性。获得的常见疾病知识和经验越多，当个人有病感和症状，在进行健康心理核算时建立的健康参照点会越准确，进而做到无病早防、有病早治、病后防残。

实际上，像《寻医问药》等这类通俗易懂的公共卫生与健康系列书籍早就有了，只是人们往往没有意识去购买并花一点时间阅读，了解自身如何维护健康、保障健康、促进健康，这正是个人健康意识的体现。

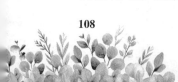

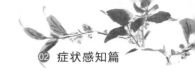

除特殊情况外，本书不建议读者去阅读专业的医疗书籍，自己诊断或医治"疑难杂症"，因为治疗疾病是很专业、很严谨和攸关生命的工作，一般需要受过专业培训，有执业资格的医生和护理人员才能实施和操作。

2.3.2 获取疾病知识的渠道

随着科学的快速发展和人们物质文化生活水平的不断提高，现代社会人们获取健康知识、疾病知识的渠道是多样的。

（1）健康、疾病书籍

通过书籍，人们可以系统而全面地了解健康知识，疾病知识。可以根据自己的需要，有针对性地在线下书店或网上书店购买和阅读那些既专业又通俗易懂的关于健康知识和疾病知识的书籍。

（2）电视、广播及报纸

通过电视、广播以及报纸等媒体的健康教育栏目，人们可以了解一些健康知识和疾病常识。但是媒体一般是面向大众的，不可能解答全部问题，另外播出时间也受到限制。

（3）网络平台

通过网络平台，如百度或者其他搜索引擎，微博、微信、知乎、医学类 App 等新型信息媒介，既可以大范围获取健康知识和疾病知识，又可以与相关人士交流，还可以了解新的健康知识和疾病知识发展趋势。但是，人们要学会区分，因为网络上的健康知识和疾病知识可能鱼目混珠，有不少是错误虚假的信息。

（4）健康讲座

很多行业、单位、企业和社区都会不定期举办各种健康知识讲座，邀请医疗机构的健康医疗专家来普及疾病知识、保健常识以及日常健康生活方式等，引导人们树立健康理念，养成良好生活习惯。

通过上述各种渠道，人们能够获取一些有关健康和疾病知识，学习如何有效地预防、治疗疾病。但是，通过各种渠道获得的这些知识有时会不一致、不全面甚至相互矛盾，此时应向正规医疗机构的医生咨询，最终以医生的意见为准。

2.4 症状感知阶段的决策

在医学上，有一个很重要的健康理念：预防疾病比治疗疾病更有健康价值。在健康经济学上也是如此。疾病初期的医疗费用和机会成本一般要比疾病晚期少很多、小很多。例如，癌症疾病的治疗就是如此，癌症早期的治愈率要远高于癌症晚期，癌症早期的治疗费用要远低于癌症晚期。因此，这个理念尤其体现在症状感知阶段的决策过程中。

首先一个人要有病感感知，然后进行症状评估并进行健康心理核算。第一，个人的健康状态是否负偏离并超出容限？然后，在此基础上进行症状感知阶段的医疗行为决策。第二，个人在决定进行治疗的前提下，要做三种选择的健康决策：自我治疗（Self-treatment）、寻医接受专业医疗服务（Professional health care）即寻医治疗（Seeking treatment），或不治疗（Doing nothing）。

2.4.1 决策流程

症状感知阶段的决策流程一般分两种：个人主观感知症状决策流程和医学客观检测症状决策流程。

个人主观感知症状决策流程，即个人主要依靠自身（或他人）对健康状态的主观感知，在健康的相对参照点层面进行心理核算和评估的过程，如图 2-4 健康相对/绝对参照点症状感知/检测决策流程中的"1.健康相对参照点"所示。

医学客观检测症状决策流程，即个人主要通过医疗机构的医学对健康检查数据指标在健康的绝对参照点层面上进行心理核算和评估的过程，如图 2-4 健康相对/绝对参照点症状感知/检测决策流程中的"2.健康绝对参照点"所示。

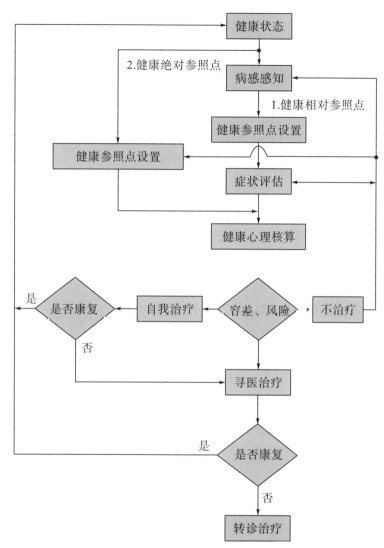

图2-4 健康相对/绝对参照点症状感知/检测决策流程

（1）个人主观感知症状决策流程

①病感感知和健康相对参照点

如果个人主观或感官感觉有身体不舒适、异常或某种客观症状，例如发热、咳嗽、呼吸困难、头痛、心悸、腹痛、乏力、恶心等，此时，个人实际上就主观建立了自身健康状态的健康相对参照点，只是人们一般不会清晰意识到这种心理过程。例如，个人感知身体发热或头痛，他一般是相对昨天身体没有发热或头痛的健康状态参照点来感觉的。

通常个人会以前一天、前一周、甚至前一个月的平均健康状态作为自身病感感知和症状评估的健康参照点，平均健康状态的参照时间长短取决于假设疾病的轻重缓急程度。一般急性疾病的参照时间短，慢性疾病参照的时间相对长一些，即急性发作的疾病可能会以个人昨天的平均健康状态作为健康参照点；慢性发展的疾病可能会以个人前一周、甚至前一个月的平均健康状态作为健康参照点。

实际上，个人病感感知的频次与假设疾病的轻重缓急程度也高度相关。通常在单位时间内，急重的假设疾病的感知频次一般要高于轻缓的假设疾病的感知频次。

在健康参照点基础上，个人可以根据自身的健康知识、意识、经验来进行健康的自我感知和自觉症状的心理核算。

②常见症状感知

常见症状感知的内容包括个人自我感知、体验和描述常见症状的特征、严重程度和大小顺序。

个人能否自我感知常见症状的特征，跟个人平时积累的健康意识和疾病知识有很大的关系。毋庸置疑，个人平时积累的健康意识和疾病知识越多，感知、体验和描述的疾病症状越准确。但是无论感知疾病的症状是否准确，个人只要发现自身的健康状态偏离原来的健康状态（健康参照点）时，就必须高度重视，因为这可能是个人自身健康产生损失的前兆。

同样的自觉症状，个人自我感知和评估症状的严重程度和大小一般会有较大的差异，这主要跟个人的生理、心理、年龄、性别等因素有关；但这不会影响个人对症状严重程度和大小的自我感知和评估，因为这是一个相对的概念，个人一般是依据前段时间的健康参照点来感知和评估自身目前的健康状态的。

③疾病知识库判断

症状感知后，个人（或他人）会从其已有的健康意识、疾病知识（经验）库中进行检索、比对、修正和判断，得出匹配这些常见症状信息的假设疾病，并将其作为初步的假设疾病。这是症状感知阶段最好的一种情况，个人能自己判断自身疾病。

当然，对于很多症状，个人（或他人）可能推断不出初步的假设疾病，但在潜意识里，个人一定要把这些未知症状视为某种疾病，甚至未知的严重疾病，一定不能对未知症状视而不见，这是非常危险的。因为很多未知症状是某些严重疾病的预示，必须给予高度重视。

④健康心理核算

个人（或他人）对假设疾病会进行健康心理核算，即对"感知"的假设疾病的可信度，可能导致健康状态偏离健康参照点的容差大小、轻重缓急、风险大小，以及可能导致的健康损失大小等进行心理评估。

A. 假设疾病的心理可信度。个人（或他人）在对感知的假设疾病建立所谓的心理可信度，即个人可能患这些感知症状对应假设疾病的主观概率 P。本书推荐个人对假设疾病的心理可信度判断指标如表 2－3 所示。

表 2－3　假设疾病的心理可信度判断指标

	假设疾病的感知主观概率值 P	主观诊断结论
1	$P \geqslant 0.6$	确诊
2	$0.4 < P < 0.6$	疑诊
3	$P \leqslant 0.4$	未知

如果假设疾病的感知主观概率值大于或等于 0.6，则主观感知诊断结论为确诊。

如果假设疾病的感知主观概率值大于 0.4，小于 0.6，则主观感知诊断结论为疑诊。

如果假设疾病的感知主观概率值小于或等于 0.4，则主观感知诊断结论为未知。

实际上，当个人出现某些症状时，其主观自我诊断为相应假设疾病的判断图式就是表 2－3 所示的心理认知过程。例如，当个人出现身体发热、打喷嚏、流鼻涕症状时，自我感知患感冒疾病的可能性较大，即患感冒疾病的主观概率较大。只是人们通常不会估计出准确的主观概率值，而是在内心感知其可能性的大小。

从概率理论的角度出发，概率值大于或等于 0.6 的事件，为真的可能性是很高的；概率值在 0.4～0.6 之间，为真的可能性和不可能性各占一半；概率值小于或等于 0.4，不为真的可能性更大。

B. 健康状态偏离的容差。心理核算会对假设疾病导致的健康状态负偏离健康参照点的容差大小以及影响对自身健康的范围和紧迫性的判断。简单来说就是个人（或他人）会自我感知和心理评估假设疾病的严重程度，以及是否会影响身体的内部还是外部，是否为急症。

假设疾病的严重程度可以用"轻""较轻""中""较重""重"五个等级来主观描述。

疾病对健康的影响范围和紧迫性首先要看是影响身体内部（内脏、骨骼等），还是身体外部（皮肤、汗腺等）；是身体主要器官（心脏、肝、肺、肾脏、大脑等），还是身体次要器官（如外耳、鼻子等）。一般来说，发生在身体内部和主要器官的假设疾病严重程度和紧迫性要高于发生在身体外部和次要器官的假设疾病。

心理核算会对假设疾病导致的健康损失和经济损失进行判断，一般可以用"极低""较低""中等""较高""极高"五个等级来描述。

一般来说，症状发生在身体内部和主要器官的假设疾病的严重程度在中级以上，造成的健康损失和经济损失也会在中等以上，如肺结核病。

（2）医学客观检测症状决策流程

如图 2—4 健康相对/绝对参照点症状感知/检测决策流程中的"2.健康绝对参照点"所示，个人的健康状态不是通过自我感知症状，而是通过医疗机构的客观症状检测得到的。例如，个人在医院体检后得到的体检报告或进行疾病检查时的医学诊断报告等。

①健康绝对参照点

所谓体检报告或医学诊断报告是指在医疗机构通过专业医疗设备和人员对一个人身体进行检查后，根据其身体反应的生理指标数据生成的具有一定格式的文档。体检报告或医学诊断报告里提供的各项生理指标的正常参考值一般就是个人健康状态的健康绝对参照点，也是描述个人是否健康的客观健康状态指标。

在一次检测中，当被检测个人的某些生理指标高于或低于正常参考值范围时，即指数超标，一般表明个人的健康状态偏离了健康绝对参照点，但能否就此判断个人患有某种假设疾病，还要根据其他检查结果进行综合分析。

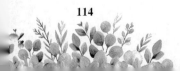

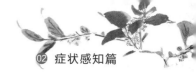

由于这些体检报告或医学诊断报告生理指标的医学专业性，个人一般要咨询专业的医务人员进行解读和判断，得出某种假设疾病是确诊还是疑诊的诊断结论，甚至是未得出诊断结论。同时，医务人员一般会告知个人假设疾病的严重程度，疾病对身体健康的影响范围和紧迫性，并建议应该采取的健康行为，医务人员一般也会预测疾病给个人带来的健康损失和经济损失大小等。

②健康心理核算

根据医疗机构检测提供的生理指标数据和专业医务人员的诊断结论及建议，个人（或他人）就要进行自我健康心理核算，并主观判断医务人员诊断假设疾病的可信度。但在现实中，很多人由于自身健康意识和健康知识的缺乏，既没有进行自我健康心理核算，又没有对医生提供的假设疾病的可信度进行自我判断，疾病的诊断评估、确认甚至治疗的过程完全由医生主导。由于医生的诱导需求和防御性医疗行为，这在大多数情况下并不一定符合个人自身的最大健康和经济利益。

注意，对于一般的常见疾病，如发烧感冒等，专业医务人员的诊断结论往往是准确的。但对于一些疑难疾病，如甲状腺癌、肺癌、淋巴癌等的诊断结论就不那么确定了。不同的医疗机构，不同的医生得出的诊断结论可能会有差异和不同，甚至出现相反的诊断结论。

所以个人对医疗机构专业医务人员得出的个人客观健康状态（某种假设疾病）的诊断结论要予以充分重视，但也不能盲目全信，特别是面对疑难疾病时。必要时个人最好结合健康的相对参照点或健康的绝对参照点进行主观心理评估，即个人既要参考自我的病感感知和症状评估，又要参考专业医务人员得出的客观健康状态诊断结论，并综合进行健康心理核算。此议题我们在第3章还要重点讨论。

在个人症状感知阶段，不管是按照个人主观感知症状决策流程，还是按照医学客观检测症状决策流程，甚至将两种方法结合，最终个人（或他人）都要决定是采取自我治疗还是寻医治疗或不治疗的健康决策行动。

2.4.2 自我治疗

所谓自我治疗是指个人感知身体不适后未去医疗机构就诊，而是在没有专业医务人员指导的情况下，依靠健康意

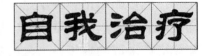

识、既往病症经验、亲友或专业人员建议，查阅医学书籍以及媒体广告等，采取自我药疗（Self-medication）以及一些辅助疗法，如推拿、按摩等治疗行为，包括自我诊断和自我治疗。

自我治疗与寻医治疗在功能上有一定的替代作用，同时也存在健康安全隐患和风险，例如自我治疗，特别是自我药疗，可能会诊断和治疗错误、延误病情以及有不合理用药和药品不良反应等风险。

在专业医疗服务出现之前的古代，实际上自我治疗就已经存在和延续上千年了。人类社会基于生存繁衍和生产力保护的本能需要，发展和传承了很多自我治疗方法。拥有这些治疗方法多的人就自然成了所谓的"郎中"——古代医务人员，既可医治自己及其亲属，又可为他人服务，专业医疗服务便产生了。近代以来，医疗服务越来越专业和先进，但是自我治疗并没有消失，这是健康保健需求多样性的表现。

随着现代信息技术的发展和医药市场的普及，人们获取医学知识和药物来源的成本已明显降低，医疗技术专业性的边界可能会逐步改变和模糊，一些常见疾病，慢性疾病的自我治疗比例可能会增加。

有些人根据已有经验无法找到身体不适的原因，还有人因为患有性病、妇科疾病等不情愿去看医生，他们往往会选择通过查阅医学专业书籍等手段获取相关知识，进行自我诊断，甚至进行自我治疗。虽然这种心情可以理解，但是这种做法却是非常危险的。

（1）自我治疗的一般过程

自我治疗的一般过程包括药物或疗法的获取、药物或疗法的使用、药效或疗效的自评三个过程。这三个过程按先后进行，并相互影响，如图2—5所示。

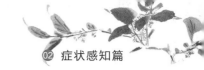

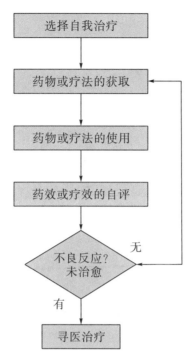

图 2-5　自我治疗的一般过程

①药物或疗法的获取

药物或疗法的获取包括药物或疗法获取的来源及依据。首先考虑药物或疗法的来源途径，包括家庭备药或自有、药店购买或推荐及亲友赠予等。然后，个人按健康意识、既往相同病症的经验、亲友或专业人员（如药店的药师）建议、医学书籍内容以及媒体广告等信息为依据，考虑选择何种药物或疗法治疗自身的病症。获取正确的药物或疗法是安全自我治疗的前提。

②药物或疗法的使用

个人根据医生或药师的建议、药品说明书、医疗器械说明书或自身既往经验服用药物或使用疗法，且根据既往病情经验自行调节用药量或疗程。

③药效或疗效的自评

药效或疗效的自评包括个人对服药效果、疗法效果及不良反应的观察及处理。根据自我感受判断服药效果、疗法效果如何以及判断是否该停药或停疗程。但个人对于药物或疗法的不良反应一般了解较少，也缺乏观察及处理不良反应的相关知识。若反应较为严重，应立即去医疗机构寻医治疗。

（2）选择自我治疗的前提

人们要选择自我治疗，必须要有一些前提条件，否则应该选择寻医治疗。

①个人能自觉感知症状

个人要具有感知自己身体不适的能力，并且在心理上能够认知这些不适的病感或症状是某种假设疾病的预兆和表现。有些疾病在早期可能没有不适的病感或症状，个人可能就没有感知，也就谈不上选择自我治疗。这时要靠医疗机构的专业体检、检查等来发现和治疗疾病。

②个人有疾病知识经验

个人具有一定的疾病知识和经验，能对与所感知的病感和症状对应的假设疾病进行自我诊断和识别。一般来说，个人平时的健康意识越好，获得的常见疾病知识和经验越多，对假设疾病的诊断和识别就越准确，就越能有病早防、早治。

③个人能感知疾病风险

个人在感知不适的病感和症状后，有能力对假设疾病的严重程度，轻重缓急等导致的不确定性健康风险进行主观判断，即能感知疾病风险（Perceived disease risk），有能力建立健康参照点和进行健康心理核算，有能力对未来可能发生的潜在健康和经济损失进行主观评估和权衡。

④个人能自主决策

自主决策（Independence choice）和疗效自评是成人个体进行自我治疗的基础，未成年人无法进行自主性决策和疗效自评，但监护人可以帮助其完成。成人在决策和疗效自评中一般采用"满意原则"或"次优原则"以及风险规避原则来选择自我治疗。例如，个人感冒发烧时，自行去药店购买并服用感冒清颗粒冲剂后，身体退烧了，个人会感知有疗效并会继续自服感冒清颗粒冲剂，直到感冒发烧痊愈。

⑤个人是有限理性的

个人在感知病感和症状后，由于对假设疾病认知方面的局限性和决策环境约束的复杂性，个人在选择自我治疗时不会是完全理性的，容易受到健康习惯、健康意识和疾病认知的影响，更多情况下是有限理性

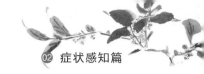

的。例如，性病患者由于隐私的原因可能会非理性地选择自我治疗，但这种非理性行为的风险很大；低收入者可能会购买劣质药物自我治疗，也会带来后续的健康损失风险。

（3）选择自我治疗的原因

近年来，一方面，人均医疗费用的增长比率超过人均收入的增长比率，医患关系紧张，医疗保险制度不健全，专业医疗服务的诱导需求和行为失范，增强了人们选择自我治疗的"风险偏好"；另一方面，随着人们文化素质的普遍提高，自我保健意识的增强，健康医疗信息和保健知识的传播途径亦日趋畅通，大多数人具备了阅读药物说明的知识基础，在对疾病有一定认知的情况下，人们开始通过自我治疗来对现有收入损失进行"风险规避"，"对冲"高昂的专业医疗服务费用，这就是所谓双曲贴现效应。所以，个人选择自我治疗主要有以下几个客观原因，见图2-6：

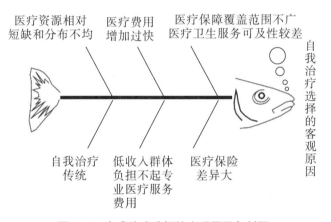

图2-6　自我治疗选择的客观原因鱼刺图

医疗保障覆盖范围不广，医疗卫生服务可及性较差；

医疗费用增加过快，超过了人均收入的增长；

医疗资源相对短缺和分布不均，看病难、住院难；

医疗保险差异大，与拥有城镇职工医疗保险，或拥有商业保险的人员相比，没有任何医疗保险的人员更倾向于选择自我治疗；

城市低收入个人、农村贫困人员、欠发达地区人员等群体负担不起专业医疗服务费用，自我治疗是较便宜的替代品；

我国民众一直有自我治疗的传统，并且人们的整体健康意识提高了，疾病知识获取成本降低了。

根据客观数据统计，我国个人自我治疗的数量呈现增长的趋势。另外，个人选择自我治疗还有以下几个主观原因。

①从众心理

在某个社区范围内，如果周围人群（参照系）的自我治疗行为较多，这些治疗会通过口传、示范等方式，对其他个人产生示范效应，从而产生选择自我治疗的所谓从众心理偏差，出现"人云亦云"现象。例如，在偏远山区的个人因医疗条件所限，出现病症时，往往愿意参考老一辈人的自我治疗经验；大部分的慢性病个人一般都倾向于自我治疗。

②预估偏差

个人对未来健康状态的主观预期会受到当前健康状态的影响，即所谓健康参照点效应。自我感觉健康状况很好的个人，更倾向于选择自我治疗，更关注短期的自我疗效和医疗费用节约。但短期的医疗费用节约可能会延误病情，导致更高的就医费用支出，即所谓"先甜后苦"。例如，经常锻炼的个人自我感觉最近一个月健康状态好，因此选择自我治疗的可能性较高，反之则较低；经常饮酒或吸烟的个人对饮酒或吸烟导致的健康损害容易出现所谓的心理认知钝化，即"熟视无睹"，当产生饮酒或吸烟导致的病感或症状时，比不饮酒、不吸烟者更容易忽视或误判疾病风险，采取自我治疗的可能性较高。

③相似性偏差

个人这一次对某一症状的疾病采取自我治疗后，倘若疗效明显，下一次遇到类似情况就可能会如法炮制，存在所谓锚定心理，即"守株待兔"，但疾病是否和原来完全一样呢？例如，很多慢性病患者经常自我治疗，自认为"久病成良医"，但慢性病的严重程度是否有变化需要慎重地确诊才能得出结论。

④年龄差异

随着年龄增长，选择自我治疗的可能性呈先升高后降低的趋势。与15～24年龄组的人群相比，25～74年龄组的人群更有可能选择自我治疗，且随着年龄的增长有先升后降的趋势。

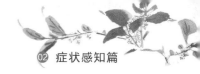

⑤教育差异

随着受教育程度和学历的提高，个人选择自我治疗的可能性也呈升高趋势，即初中及以上学历者更倾向于自我治疗，因为他们感觉自身获得的健康知识、医疗知识和经验更多、更可靠。

⑥家庭人口差异

在家庭人口规模上，家庭人口数量越多，选择自我治疗的可能性越呈现降低趋势，这就是所谓的群决策的效率低于个人决策的效率。面对同样的病症，家庭成员间不容易达成共识，为规避健康风险和稳妥起见，往往会选择寻医治疗。

⑦流动人口差异

流动人口（如经商者和服务业者）比无业者更倾向于选择自我治疗。虽然流动人口的收入水平并不算低，但支出水平却比较低，选择自我治疗既可以在一定程度上改善自己的健康状态，又可以节约前往医疗机构寻医就诊的时间成本和经济成本。

（4）选择自我治疗的风险及应对

从职业角度看，拥有医学专业知识和技术，具有执业资格的医务人员才允许治疗疾病。实际上，大多数非医学专业的个人由于对疾病认知相对不足，在治疗自己或家庭成员的疾病时，往往是"知其然，而不知其所以然"，因此可能会提高掩盖严重病情、延误治疗、引发不良反应、加重病情甚至威胁生命等健康风险，增加以后的就医成本并且加重个人和家庭的经济负担。所以，个人选择自我治疗时进行风险评估极为重要。

自我治疗是一个完整的决策过程，在药物或疗法的获取、药物或疗法的使用、药效或疗效的自评这三个过程中，任何一个环节出现决策偏差均会导致健康风险的发生。所以个人应首先识别下面三个过程的风险因素。

①药物或疗法获取的风险因素

主要指药物或疗法获取的有效性和可靠性，包括两方面的内容。

A. 个人选择何种药物或疗法来治疗自身的疾病。健康意识、既往相同疾病知识和经验、亲友或专业人员的建议以及医学书籍上的知识等是重要的"判断依据"。个人一定要确定自我感知的病感和症状是熟知的，且只有与"判断依据"的匹配度主观概率（可能性）P 大于或等于 90，才能判断选择相应的正确药物或疗法。但为减少风险，若自我感知到陌生病感和症状，即匹配度主观概率 P 小于 90，本书还是强烈推荐寻医治疗。

B. 个人一定要确定和核实获取的药物来自正规药店、医疗机构或其他可靠来源；一定要区别出药物是仿制药还是原研药、名牌药还是小厂药、国产药还是进口药；一定要看清楚药物包装上是否有批准文号，有效期，生产批号等信息；所用疗法也一定要是专业医务人员确认的、教授的方法。此外，通过网络、媒体广告等渠道获取的药物或疗法一定要认真核实。

②药物或疗法使用的风险因素

主要指药物或疗法的正确使用。药物说明书与标签是指导个人合理正确用药的最重要、最权威的关键信息资料。但一些药品说明书可能存在问题，如不良反应、禁忌证、注意事项等内容缺失等。有些进口药说明书未使用中文或其内容专业性太强，不能做到通俗易懂，这可能会造成个人误用或滥用。例如，同时服用多种药物或进行药疗时可能会出现误用，其相互作用的结果可能会使疗效降低或丧失，甚至增加毒性；抗菌药、解热镇痛药和中成药可能被滥用等。一些医疗方法（如医疗器械）也存在类似问题。

如果由于知识不足或盲目听信他人以及广告宣传等原因导致错误用药或使用错误疗法，即受到所谓细节假想、详情启发和并发谬论、情感唤起的错误宣传信息的框架效应影响，个人可能会产生严重的不良反应，加重病情，另外随意停药、更改剂量等行为也可能导致风险的发生。

另外，还要注意一些特殊人群在药物或疗法使用上的风险。例如幼儿、年老体弱者、孕妇和哺乳期妇女，因其特殊的生理状况，他们对药物或疗法的反应与一般人群不同，有较大安全风险。

所以由专业人员（如药店的药师等）介绍清晰的药物或疗法的正确使用过程非常重要。

③药效或疗效自评的风险因素

这一点主要指如何评价药效或疗效以及对不良反应的处理过程，即

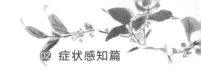

所谓"药效自评"或"疗效自评"的风险。

个人根据不同的健康状态参照点进行药效自评或疗效自评是自我治疗中不可或缺的重要过程。个人仅凭自我感知观察用药后的效果来确定是否停药、不良反应发生后的处理方法，可能会导致自我治疗的风险。例如，同样的疾病，年轻人对药效或疗效的自评跟老年人或孩子的自评通常不一样，自评时要具体区别对待。如果自评时发现没有药效或疗效以及效果相反时应立即寻医治疗，避免耽误病情。

（5）自我治疗的决策建议

为减小自我治疗的风险，在个人选择自我治疗的过程中，本书给出如下决策建议。

①首诊寻医

个人自我感知是陌生病感和症状，即匹配度主观概率 P 小于 90，此时无论病感和症状有多轻微，本书都强烈建议选择寻医治疗。当这种陌生病感和症状

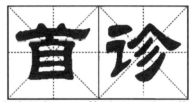

的疾病确诊或治愈后，个人便获得了相关疾病的知识、体验和经验。若这种疾病再次复发，一般匹配的主观概率 P≥90，即可考虑选择自我治疗，这样风险较小且可控，即所谓"久病成良医"的自我治疗模式。

②拒绝盲从

拒绝盲目听信广告宣传及他人推荐，即识别和拒绝所谓细节假想、详情启发和并发谬论、情感唤起等内容的框架效应。有些广告宣传注重药物的功能、优点来吸引顾客，但对其不良反应避而不谈，甚至只字不提。个人在阅读药物说明书时由于理解偏差，容易不合理用药，进而诱发不良反应。因此，选择药物时应严格核实药物的各种功能特性，听从专业人员建议或说明书指导用药。

③观察效果

自我感知和观察用药效果或疗法效果，以及是否产生不适感或不良反应，一旦产生应及时寻医治疗。注意不同的个体会有不同的健康状态参照点，药效或疗效自评会不同。

④储备疾病常识

个人平时应主动自学医学基本知识，培养和提高自身健康和安全意

识，从而建立病感和症状评估的参照依据。这些知识越多，病感和症状评估的参照依据越准确，评估的主观概率也越准确，这样在选择自我治疗过程中可以降低风险发生概率，减少风险带来的损失。

医生通常会赞成人们多了解一些相关医学知识，这样个人可以更好地配合治疗疾病。

总之，随着健康中国行动的开展，随着人们知识水平和健康意识的提升，在关注风险和采取积极防范措施的条件下，选择自我治疗的意识已逐渐在大众中普及，"大病上医院，小病上药店"渐成人们的共识。

2.4.3 寻医治疗

医学是人们通过长期大量的实践探索和理论检验，形成的可能适合人体保健、康复和各种疾病诊疗的知识体系，

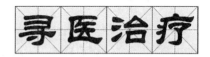

这种知识体系具有高度复杂性和高风险性。据经典医学书籍记载，现有的疾病病种已达 40000 种之多，不同疾病又有不同的分期和分型，而且还发生在不同人群或不同个人身上，这使得医学研究更为复杂。

在专业医学书籍中，不同医学名词的字面含义可能相去甚远，对疾病的描述也有很大差异，人们要自学理解这些专业医学书籍非常困难，医务人员通常也不会推荐人们针对自己的健康问题查阅太专业的书籍。

当然，没有任何一本专业医学书籍能够替代医生多年的专业训练和诊疗经验，更不能替代医生和患者面对面的诊疗交流。

如果确实患了某种疾病，个人寻医治疗的过程其实就是针对此疾病由专业医务人员进行检查、诊断、评价和治疗的过程，个人可以详细了解疾病的大概机理、治疗程序、对生活工作的影响（如是否可以继续上班、驾驶机动车等）以及治疗过程中应该注意的问题。只是注意，医疗过程不同于一般的汽车修理。对于汽车修理，自己可以先动手试试，若修理不好再找专业维修人员修理也无妨。但个人健康是没有"备用件"的，一旦自我治疗出现偏差，补救起来会很困难，同时会额外增加肉体痛苦和经济负担，甚至造成不可挽回的后果。所以自我治疗必须非常慎重，应充分进行健康心理核算和健康风险评估。在对病感和症状自我感知没有十足把握的情况下，个人应选择寻医治疗。

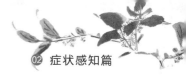

（1）寻医治疗行为的类型

目前，寻医治疗行为的类型有主动寻医治疗、被动寻医治疗和强制寻医治疗。

①主动寻医治疗

所谓主动寻医治疗是指个人身体产生不适感或病感时，自己做出到医疗机构就医治疗的决策行为，是多数成人采用的最常见的寻医行为方式和类型，但也有少数疑似患病个人在实际未患病时会采用。

②被动寻医治疗

所谓被动寻医治疗是指由个人的监护人、家属或他人代替其做出到医疗机构就医治疗的被动决策行为。例如，未成年人患病时通常是由其家长决策到医疗机构就医治疗。

③强制寻医治疗

所谓强制寻医治疗是指本人不愿求医，但因其病情会对本人或社会人群健康构成危害而被强制要求就医治疗。例如，患传染性疾病（艾滋病、"非典"等）或部分精神障碍的个人，特别是一些意识不清，自制力、自知力部分或全部缺失的个人，需要由法定监护人强制安排到医疗机构就医治疗。本书不讨论这种情况的寻医决策问题。

（2）选择寻医治疗的前提

感知身体不适是促使人们选择疾病治疗的最常见、也是最直接的驱动因素。人体的各种不适感觉，如疼痛、乏力、咳嗽等，实际上是身体机能启动了自我保护机制，促使身体做出的应激反应，个人及时自我调整，如多休息、多喝水，注意饮食等。

当自我调整不能缓解不适感时，尤其是在出现下面情况时，为减少健康风险，个人必须到医疗机构进行寻医治疗，而不能自我治疗：

个人自我感知到以前没有出现过、无法描述的不适感或症状。

曾经出现、现在严重程度增加或反复发作、无法缓解的不适感或症状；

个人自我治疗后还是无法缓解、解除或治愈的不适感或症状。

患急性病、重病的个人。

个人无法得到自我治疗的药物或疗法，这些医疗资源只有医疗机构拥有。

（3）选择寻医治疗的客观条件

自感健康水平差或很差的个人，由于担心自我治疗不足以缓解病情，只好选择到医疗机构寻医治疗。

有医疗保险的个人比无任何医疗保险的个人更愿意选择寻医治疗；参加职工医疗保险、新型农村合作医疗保险的个人比无任何医疗保险个人更愿意选择寻医治疗，即由医保"心理账户"效应所致。

对医疗机构就医信息越了解，越倾向于选择寻医治疗。

相对而言，寻医治疗的风险比自我治疗和不治疗的风险要小。

本书后面的第 3 章，第 4 章和第 5 章将会详细介绍个人选择寻医治疗各个过程中的决策问题。

2.4.4 不治疗

无论个人实际的病感或症状感知如何以及所患疾病的性质如何，由于个人主观认知上的差异或情感上忍耐程度的

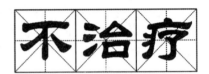

不同，个人对感知的病感或症状、对应的疾病可能会有理性的看法，也可能会有非理性的误解或扭曲。在有些情况下，个人虽然意识到了病感或症状、对应的疾病可能会带来的健康损失，但由于一些无意或有意的客观原因和主观原因，自身不采取任何治疗行为，这就是所谓不治疗的决策行为。

研究表明，人们在对待自身病感或症状、所患疾病上往往存在不合理的健康意识，这可能导致其选择不治疗的消极决策。根据后悔理论，这种不治疗的决策行为又称无行动效应（Inaction effect），一旦导致病情拖延或没有及时治疗，其结果最终可能会让个人更加后悔。个人对疾病采取不治疗的决策行为一般涉及下面一些主观、客观原因。

（1）健康意识层面

当仅有如发烧、感冒、腹泻、胃痛等轻微症状时，有些个人不认为自己生病或健康受损，要么靠自身抵抗力硬扛，消极等待疾病自愈，要么采取自我治疗的手段；病情不严重的个人，采取消极等待或自我治疗的比例明显高于病情一般和病情严重的个人；甚至在病情严重的情况下，仍然有部分人没有寻医治疗，而是自我治疗或消极等待，这说明其

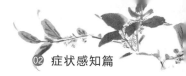

健康风险意识欠缺，寻医缺乏主动性。

（2）经济收入层面

贫困人群对医疗费用因素更加敏感，即使个人患病，也会更愿意选择冒险赌一下，要么靠自身抵抗力硬扛，消极等待疾病自愈，要么采取少花钱、自我治疗的手段。

（3）医疗资源层面

如果医疗机构的距离远、医疗服务设施少或没有、求医困难、医务人员的医疗水平低并且服务态度不好，个人则通常不愿意接受医疗机构和医务人员的诊治。例如不愿意做某项检查等原因，都可能使有些个人要么消极等待疾病自愈，要么采取自我治疗的手段。

（4）心理层面

有些个人自感多处不适或症状可能联想到自己得了某种不治之症，自己主观感觉很快会死亡，则干脆拒绝治疗，自暴自弃在家等死。例如，个人在得知自己患上恶性肿瘤后产生了明显的应激行为，甚至产生拒绝接受和否认疾病的行为，拒绝任何治疗。有些个人感觉到医疗机构治疗会出现就医污名（所谓就医污名是指个人感到其就医行为会使自我或社会不可接受），从而逃避就医治疗。例如，一些艾滋病患者或性病患者由于羞于启齿，怕被污名化，就有可能拒绝到医疗机构接受治疗。

（5）迷信层面

一些封建迷信对疾病、生死有错误的看法。一些旧风俗习惯等也会对个人的治疗行为产生影响；加上个人缺乏医疗卫生知识，不讲科学，信巫不信医，也会导致其选择不治疗的消极决策行为。

（6）个人需求层面

个人的短视需求（短视和跨期选择行为）也会对就医行为产生影响。个人往往只关注那些症状明显、病情危急、威胁生命及安全的疾病，进而采取积极的健康行动；而对症状轻、病程长的慢性疾病则不十分重视，就医行为被动、拖延甚至无行动。

个人在感知到病感或症状时，不采取任何治疗行为，那么疾病导致的健康风险和健康损失可能会很大，甚至无穷大（死亡），也不符合及早发现、及早治疗的健康意识和策略。但调查发现在现实生活中，有很多有病不治疗的现象。

慢性病患者平时不太注重医疗保健，只在身体出现明显不适时才去就医，其就医预期目标在于控制病情而非彻底治愈；就职行业和是否拥有医疗保险（心理账户）是影响慢性病患者就医行为和医疗可及性的重要因素。在缺少新型农村合作医疗的条件下，经济困难仍是慢性病患者不进行治疗的重要原因。

老年人对疾病的重视程度往往不够，就医意识淡薄，有病不医现象比较严重，就诊率明显低于其他人群；即使是得了大病，不少老年人仍不去就医。在老年人低就诊率现象的背后，替代疗法、自行购药、顺势治疗等就医方式存在于老年人就医行为中；女性生殖道感染疾病就诊率很低；女性比男性更倾向于延迟就医。

研究还显示，农村居民的就医行为被动性特征明显，有病不看现象普遍，患小病后的就医态度首先为拖延就医、自己硬抗，小病不出村、大病才上医院，其次为"主动就医"，再次为"自己买药"。选择就医机构时，往往选择"个人诊所"。

医疗服务的可及性也会影响不治疗的决策行为。如果患者距离医疗机构路途遥远、一路交通不畅或者患者身体活动不便，到医院就医有困难，都可能导致有病不就医或延迟就医。

附录 2A　中国公民健康素养（2015 年版）

中国公民健康素养——基本知识与技能（2015 年版）

2015 年 12 月 30 日，国家卫生计生委员会（现国家卫生健康委员会）办公厅印发了《中国公民健康素养——基本知识与技能（2015 年版）》[以下简称《健康素养 66 条》（2015 年版）]，提出了现阶段我国城乡个人应该具备的基本健康知识和理念、健康生活方式与行为、健康基本技能，是各级卫生健康部门、医疗卫生专业机构、社会机构、大众媒体等向公众进行健康教育和开展健康传播活动的重要依据。

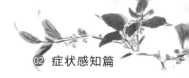
1. 背景

2008年，原卫生部首次发布了《中国公民健康素养——基本知识与技能（试行）》。与2008年相比，《健康素养66条（2015年版）》重点增加了近几年凸显出来的健康问题：如精神卫生问题、慢性病防治问题、安全与急救问题、科学就医和合理用药问题等。此外，还增加了关爱妇女生殖健康，健康信息的获取、甄别与利用等知识。

此次修订工作是在国家原卫生计生委员会领导下，由中国健康教育中心负责完成的。根据"总体框架保持不变，更新完善，查漏补缺"的原则，先后组织了近百名专家、历时1年多，经过专家论证、严格循证、广泛征求意见等工作环节，最终完成了修订工作。

《健康素养66条（2015年版）》从基本知识和理念、健康生活方式与行为、基本健康技能三个方面界定了我国公民健康素养的基本内容，是评价我国公民健康素养水平的重要依据。

《健康素养66条（2015年版）》发布后，国家原卫生计生委员会进一步推出了《健康素养66条（2015年版）》的释义，供各级卫生计生部门、医疗卫生专业机构、社会机构、大众媒体等向公众进行传播。各级卫生健康专业机构也将以此为依据，进行相关科普读物、视频、健康教育读本的开发和制作，充分利用现有传播技术和资源，通过多种途径向公众传播通俗易懂、科学实用的健康知识和技能，切实提高公众健康素养水平。

2. 内容

一、基本知识和理念

1. 健康不仅仅是没有疾病或虚弱，而是身体、心理和社会适应的完好状态。

2. 每个人都有维护自身和他人健康的责任，健康的生活方式能够维护和促进自身健康。

3. 环境与健康息息相关，保护环境，促进健康。

4. 无偿献血，助人利己。

5. 每个人都应当关爱、帮助、不歧视病残人员。

6. 定期进行健康体检。

7. 成年人的正常血压为收缩压大于或等于 90mmHg 且小于 140mmHg，舒张压大于或等于 60mmHg 且小于 90mmHg；腋下体温 36℃～37℃；平静呼吸 16～20 次/分；心率 60～100 次/分。

8. 接种疫苗是预防一些传染病最有效、最经济的措施，儿童出生后应当按照免疫程序接种疫苗。

9. 在流感流行季节前接种流感疫苗可减少患流感的机会或减轻患流感后的症状。

10. 艾滋病、乙肝和丙肝通过血液、性接触和母婴三种途径传播，日常生活和工作接触不会传播。

11. 肺结核主要通过患者咳嗽、打喷嚏、大声说话等产生的飞沫传播；出现咳嗽、咳痰 2 周以上，或痰中带血，应当及时检查是否得了肺结核。

12. 坚持规范治疗，大部分肺结核患者能够治愈，并能有效预防耐药结核的产生。

13. 在血吸虫病流行区，应当尽量避免接触疫水；接触疫水后，应当及时进行检查或接受预防性治疗。

14. 家养犬、猫应当接种兽用狂犬病疫苗；人被犬、猫抓伤、咬伤后，应当立即冲洗伤口，并尽快注射抗狂犬病免疫球蛋白（或血清）和人用狂犬病疫苗。

15. 蚊子、苍蝇、老鼠、蟑螂等会传播疾病。

16. 发现病死禽畜要报告，不加工、不食用病死禽畜，不食用野生动物。

17. 关注血压变化，控制高血压危险因素，高血压患者要学会自我健康管理。

18. 关注血糖变化，控制糖尿病危险因素，糖尿病患者应当加强自我健康管理。

19. 积极参加癌症筛查，及早发现癌症和癌前病变。

20. 每个人都可能出现抑郁和焦虑情绪，正确认识抑郁症和焦虑症。

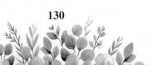

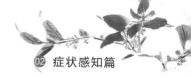

21. 关爱老年人，预防老年人跌倒，识别老年期痴呆。

22. 选择安全、高效的避孕措施，减少人工流产，关爱妇女生殖健康。

23. 保健食品不是药品，正确选用保健食品。

24. 劳动者要了解工作岗位和工作环境中存在的危害因素，遵守操作规程，注意个人防护，避免职业伤害。

25. 从事有毒有害工种的劳动者享有职业保护的权利。

二、健康生活方式与行为

26. 健康生活方式主要包括合理膳食、适量运动、戒烟限酒、心理平衡四个方面。

27. 保持正常体重，避免超重与肥胖。

28. 膳食应当以谷类为主，多吃蔬菜、水果和薯类，注意荤素、粗细搭配。

29. 提倡每天食用奶类、豆类及其制品。

30. 膳食要清淡，要少油、少盐、少糖，食用合格碘盐。

31. 讲究饮水卫生，每天适量饮水。

32. 生、熟食品要分开存放和加工，生吃蔬菜水果要洗净，不吃变质、超过保质期的食品。

33. 成年人每日应当进行 6～10 千步当量的身体活动，动则有益，贵在坚持。

34. 吸烟和暴露于二手烟会导致癌症、心血管疾病、呼吸系统疾病等多种疾病。

35. "低焦油卷烟""中草药卷烟"不能降低吸烟带来的危害。

36. 任何年龄戒烟均可获益，戒烟越早越好，戒烟门诊可提供专业戒烟服务。

37. 少饮酒，不酗酒。

38. 遵医嘱使用镇静催眠药和镇痛药等成瘾性药物，预防药物依赖。

39. 拒绝毒品。

40. 劳逸结合，每天保证 7～8 小时睡眠。

41. 重视和维护心理健康，遇到心理问题时应当主动寻求帮助。

42. 勤洗手、常洗澡、早晚刷牙、饭后漱口，不共用毛巾和洗漱用品。

43. 根据天气变化和空气质量，适时开窗通风，保持室内空气流通。

44. 不在公共场所吸烟、吐痰，咳嗽、打喷嚏时遮掩口鼻。

45. 农村使用卫生厕所，管理好人畜粪便。

46. 科学就医，及时就诊，遵医嘱治疗，理性对待诊疗结果。

47. 合理用药，能口服不肌注，能肌注不输液，在医生指导下使用抗生素。

48. 戴头盔、系安全带，不超速、不酒驾、不疲劳驾驶，减少道路交通伤害。

49. 加强看护和教育，避免儿童接近危险水域，预防溺水。

50. 冬季取暖注意通风，谨防煤气中毒。

51. 主动接受婚前和孕前保健，孕期应当至少接受 5 次产前检，住院分娩。

52. 孩子出生后应当尽早开始母乳喂养，满 6 个月时合理添加辅食。

53. 通过亲子交流、玩耍促进儿童早期发展，发现心理行为发育问题要尽早干预。

54. 青少年处于身心发展的关键时期，要培养健康的行为生活方式，预防近视、超重与肥胖，避免网络成瘾和过早性行为。

三、基本技能

55. 关注健康信息，能够获取、理解、甄别、应用健康信息。

56. 能看懂食品、药品、保健品的标签和说明书。

57. 会识别常见的危险标识，如高压、易燃、易爆、剧毒、放射性、生物安全等，远离危险物。

58. 会测量脉搏和腋下体温。

59. 会正确使用安全套，减少感染艾滋病、性病的危险，防止意外怀孕。

60. 妥善存放和正确使用农药等有毒物品，谨防儿童接触。

61. 寻求紧急医疗救助时拨打 120，寻求健康咨询服务时拨

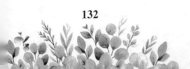

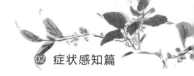

打 12320。

62.发生创伤出血量较多时，应当立即止血、包扎；对怀疑骨折的伤员不要轻易搬动。

63.遇到呼吸、心搏骤停的伤病员，会进行心肺复苏。

64.抢救触电者时，要首先切断电源，不要直接接触触电者。

65.发生火灾时，用湿毛巾捂住口鼻、低姿逃生；拨打火警电话 119。

66.发生地震时，选择正确避震方式，震后立即开展自救互救。

附录 2B　指甲对人体健康的提示

1. 指甲的提示[①]

通过观察指甲的形状、光泽、颜色、纹路、斑点等地方的变化，能够了解一个人的基本健康状况，甚至看出他潜在的健康危机。如胃癌在典型症状出现前可在指甲上见到黑点、黑条。

2. 健康人指甲的样子

甲行方状	①指甲呈半透明状、淡粉红色，无其他颜色或斑、点、带出现 ②向甲体加压时变成白色，停止加压时立即恢复红色
甲泽光滑	甲的色泽均匀，个个如一，其上有极细的平行纵横
甲质坚韧	指甲有一定的弹性，厚薄适当；小儿较成年人薄而软；老年人指甲变厚为正常现象
甲缘整齐，甲面无棱嵴沟裂	指甲边缘整齐，无凸出、凹陷或缺损等变化
甲皮粘连	甲板后面和甲襞紧密粘连，无分离改变，两侧接甲沟
应有月痕	颜色为奶白色，越白越好，表示精力越充沛

　① 参见杨毅玲．透过指甲看健康［J］．中医健康养生，2015（5）：54—56 及指甲上的"月牙"真相［J］．新农村，2018（4）：39—39.

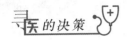

3. 甲色异常

白　甲
多属血虚或气血亏虚，如肝血不足、心血不足、肾精亏虚等。临床常见贫血、慢性肾炎、肝硬化、肝癌晚期等病
红　甲
甲下色鲜红，甲面上红斑呈现鲜红色则多为炎症，如慢性咽炎、心肌炎、胰腺炎等。中医认为此多属热证，乃血热妄行，出血所致 若甲下色暗红，斑点呈暗紫色，提示易患血液及循环系统疾病，如血小板减少性紫癜、慢性出血性病症等。中医认为这是脾不统血，血溢于外所致
黄　甲
指甲变黄，一般提示肝胆疾患，如黄疸型肝炎，指甲被胆汁黄染所致，尤以溶血性黄疸或阻塞性黄疸患者最严重 有一些老年人，因气血亏虚，不能濡养脏腑，爪甲不荣，而见淡黄色指甲，应补益精血，抽烟导致的指甲呈微黄色，不属于异常表现
其他甲色
指甲紫暗，为瘀血阻滞，多见于冠心病、脑梗死等，提示血液循环障碍 甲板出现带状黑色或全甲均变成黑色，按压后不消退。若黑线粗，突出于甲面，一般为癌症 若出现一条或数条细而黑的纵行线，且不凸出于甲面，多为内分泌功能失调、慢性支气管炎、近期疲劳以致脑力、体力消耗过大

4. 指甲形状的异常

（1）长甲：指甲长度占手指第一指节的二分之一以上，肺气不足，容易患呼吸系统疾病，如咳嗽、哮喘等。

（2）短甲：此类人一般身体健壮，不易得病。但情绪不稳定，易急躁，不加调节的话易患高血压、胃溃疡及肝病（50岁以上，若指甲同时呈红色或棕色，易患脑血栓、脑出血和动脉硬化等重症）。

（3）宽甲：甲面横径面大，半月相应偏长，甲色和甲下色正常。宽甲易患甲状腺机能变异性疾病、生殖功能低下症等，特宽甲者，易患不孕症或无精虫不育症。

（4）窄甲：左右径约为甲长的三分之一，甲色不均匀，有轻微横向

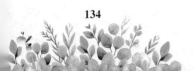

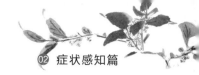

条纹。易患颈椎病、腰椎病、脊髓病。

（5）凹甲凸甲：凹甲——多提示肝肾功能不佳，易疲劳，精力不充沛，也易患不孕不育；凸甲——易患慢性病，如肺痨病，多属肺阴不足。

（6）缺月甲：缺月甲，半月痕减小，甚至所有指甲都没有半月痕，半月痕大小可以稍有变化，如近期饮食、起居失常，情绪紧张，身体疲乏，机体抵抗力减弱，半月痕可变。

（3）纵沟甲：表面凹凸不平，多因肝肾不足、肝阳上亢，或气血两亏，或甲床损伤，以致阴阳失调、气血失和。有此种甲的人易患营养不良、过敏症及呼吸系统疾。

本章参考文献

［1］方新文.如何寻医问药［M］.北京：中国社会出版社，2006.

［2］土明圣，靳杭红，陈宇英.寻医问药［M］.昆明：云南科技出版社，2012.

［3］李岳峰.我国居民自我治疗的理论与实证分析：一种行为经济学方法［J］.中国卫生经济，2013（7）：9－13.

［4］国家卫生计生委员会宣传司.中国公民健康素养——基本知识与持能：2015版［Z］.2016－1－6.

［5］董明强.求医：中医西医的选择［M］.北京：人民军医出版社，2013.

［6］毛富强.医学行为学［M］.北京：清华大学出版社，2012.

［7］陈力.医学行为学［M］.北京：人民卫生出版社，2007.

［8］维克托·R.福克斯.谁将生存？健康、经济学和社会选择：增补版［M］.罗汉，等译.上海：上海人民出版社，2000.

［9］詹姆斯·亨德森.健康经济学［M］.向运华，等译.北京：人民邮电出版社，2008.Leventhal，H.，Nerenz，DR，.Steele DJ. Illness reresentations and coing with health threats［J］. Hand book of sychology and health，1984：219－252.

［10］Rona，Moss-morrisa. Trudie Chalder Ilness ercetions and levels of disability in atients with chronic fatigue syndrome and rheumatoid arthritis［J］. Joumal of sychosomatic Research，2003：305－308.

［11］艾尔肯，秦永志.论医疗风险防范对策［J］.中国卫生法制，2011（2）：46－51.

［12］董春玲，刘晓虹，叶旭春.上海市农村居民自我药疗行为环节及风险的质性研究［J］.解放军护理杂志，2012（20）：6－9.

［13］胡银环，张亮，陈昊.武汉市城区居民自我药疗行为健康风险影响因素研究［J］.中国卫生统计，2008（6）：610－611.

［14］李健.医疗服务的风险及其责任的承担［J］.医学与社会，2005（2）：46－47.

［15］苏萍.自我药疗的风险构成因素探讨［J］.中国医药导报，2008（35）：88－89.

［16］危华玲.自我药疗的风险评估［J］.中国药事，2008（1）：80－82.

［17］李岳峰，吴明.自我医疗的认知框架［J］.中国卫生经济，2011（1）：18－21.

［18］凌茜雯，陈芳.病魔来袭，看中医还是西医［J］.名医，2012（5）：74－75.

［19］方锐，李幼平.患者效用最大化就医决策与深化新医改的路径选择［J］.经济问题，2014（4）：12－16.

［20］程贲，李兴兵，鲁延京，等.基于 Agent 的居民就医选择建模与仿真［J］.系统工程，2009（9）：96－101.

［21］董恩宏，鲍勇，秦逸.基于医生可信行为的患者就医选择博弈分析［J］.中华全科医学，2015（11）：1733－1735，1741.

［22］于长永.疾病类型、医疗保险与农民就医机构选择行为研究［J］.农业技术经济.2017（2）：82－92.

［23］史华英，李习平.患者就医时间影响就医决策的调查研究［J］.社区医学杂志.2016（7）：41－43.

［24］马婕，常峰.就医选择行为决策过程研究：基于计划行为理论模型的构建［J］.社区医学杂志.2011（22）：60－61.

［25］傅华.小病的过度治疗：总想去大医院［J］.自我保健.2014（9）：9.

03

病情确认篇

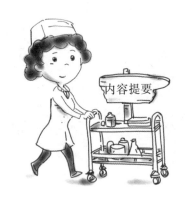

内容提要

当个人选择寻医治疗后，就要选择特定的医疗资源来治疗自身的"假设疾病"，即决定如何选择医院和医生，能否接受医生的检查和诊断要求，最后还要对诊断结果进行心理核算，评估判断等病情确认决策行为。

3.1 寻医治疗

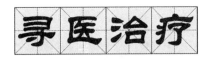

所谓寻医治疗（Seeking treatment）是指人们在感知到病感和症状后，本着疾病早发现、早预防、早治疗的目的，为解除病痛而采取的寻求医疗机构医疗干预或改变特定健康状态的一系列选择行为，这些寻医选择行为中最重要的就是首诊寻医选择行为。这里要强调的是，如果个人首诊寻医选择行为及时、正确的话，一般会对个人的健康状况恢复或拯救生命、节约治疗费用和减少机会成本具有重要意义，反之则会带来较大的经济损失、健康损失甚至导致患者死亡。

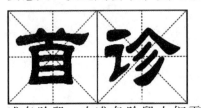

从管理学和直觉的角度出发，人们要做好任何一件有目的的事情，一般需要三个阶段：准备阶段、实施阶段和结果阶段。首先是目标识别和过程规划的准备阶段，在准备阶段人们需要知道做这件事的目的是什么，怎样规划、怎样做才能得到好的结果。其次是实施阶段，在实施阶段需要什么资源（人、财、物等），要花多少时间来走完各个流程。最后是得到结果阶段，在结果阶段需要检查是否得到事先期望的结果（又叫可交付物）和结果的质量。通常这三个阶段都需要消耗一定的资源（人、财、物等）和时间，而且最好是一次性做好或实现这三个阶段的对应结果（可交付物）。如果没有正确实施，导致三个阶段中某一个阶段没有得到对应结果，或整个阶段都没有得到结果就需要重新来做（又叫返工），就要消耗更多的资源（人、财、物等）和时间，损失更大。例如，外婆

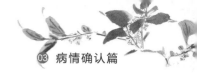

要让你代她去看望一位住在外地，很久没有联系，从未见过的远房亲戚，你就要明确去看远房亲戚的目的是实现外婆的愿望，你要确定动身出发的时间、路程，可用的交通工具，需要的经费等事宜。出发以后要确定每段路程是否正确，交通工具是否可用，是否按时到达。到达目的地后你要找到远房亲戚住的地方，确认远房亲戚是否在家，明确是否最后见到远房亲戚等。如果任何一个过程出了问题，例如走错路了，就要重新找路，这样就会浪费时间和金钱。

人们的首诊寻医选择行为跟做一般的事情类似，不过风险可能会更大，选择不正确或不及时不仅会浪费医疗费用、时间，还可能会危及健康和生命。由于健康和生命具有人们普遍珍视的内在价值，是人们幸福的重要组成部分，所以正确的首诊寻医选择是促进健康非常关键的行为，更是减少健康损失和经济损失的重要决策行为，必须引起每一个寻医者的高度重视。

当然，寻医治疗也存在两种极端情况：过度寻医治疗与延迟寻医治疗。前者主要是指某些个人（如伴有精神问题的患者）的频繁就医、频繁检查和频繁治疗的行为。这些个人只要见到医生往往就在主观上感觉病情好转，从而浪费大量的医疗资源。后者主要是指个人在感知到病感和症状后，不愿意承认有疾病，并未立即寻求治疗的行为。而延迟寻医治疗的时间是指个人初次产生不适或异常症状直到向医疗机构求医所耽误的时间。

3.2 寻医治疗决策流程

当个人选择寻医治疗后，就要开始首诊寻医选择，想要确认自身所患的是什么疾病。在病情确认阶段就要面临四个决策问题：第一个是如何选择医疗机构，第二个是如何选择医生，第三个是如何选择检查和诊断方法，第四个是如何判断医生的诊断结果。如图3-1寻医治疗决策流程所示。

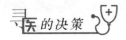

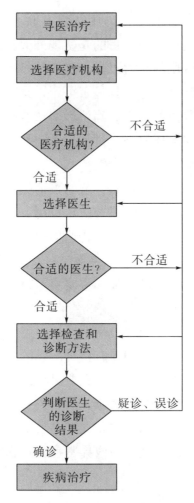

图 3-1 寻医治疗决策流程

（1）对医疗机构的选择

个人（或家人）首先就要决策选择什么样的医疗机构（如中医医院还是西医医院，综合医院还是街道卫生院，三甲医院还是二甲医院等）来检查和诊断自身的"假设疾病"，怎样是正确的选择，怎样评估选择的风险。

（2）对医生的选择

在选择了特定的医疗机构后，就要决策选择什么样的医生（如主任医师还是助理医师，甚至游医等）来确诊自身的"假设疾病"，怎样是正确的选择，怎样评估选择的风险。

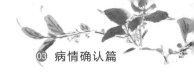

（3）对诊断方法的选择

确定特定的医疗机构和医生后，还要决策选择什么样的检查和诊断方法和手段（如西医还是中医，外科检查还是内科检查等），怎么选择才符合疗效、费用、时间、信息等变量的不同组合中的次优选择组合，怎样评估选择的风险。

（4）对病情结果的判断

个人在接受医生的检查和诊断后，是否接受医生的诊断结果，即"假设疾病"是确诊、疑诊，还是误诊，甚至漏诊？怎样判断，怎样评估诊断结果的风险？

若"假设疾病"是确诊的，个人就可以进入疾病治疗阶段（本书将在第4章讨论）；若是疑诊、误诊或漏诊，寻医流程还必须及时返回，继续寻医选择循环，寻找新的医疗机构和新的医生来检查和诊断"假设疾病"，直到"假设疾病"确诊为止。但是有些疑难杂症由于当前医疗技术或医生水平所限可能始终无法确诊，当然，这是最糟糕、最无奈的一种寻医循环情况。

研究表明，寻医治疗行为与人们的社会环境尤其是医疗环境、心理环境有着十分复杂的关系，会受生活背景、个性特征、健康信念、疾病因果观、认知程度、社会文化因素等心理因素影响。

在我国，寻医者在寻医选择时面对的医疗环境有如下特点。

①信息的不对称性

由于医疗信息专业性太强，医生会有天然的信息优势。医生通过多年的专业学习和临床实践，对疾病预后的认识、治疗方案的选择，对各种检查结果的判断和药物疗效、手术治疗的评估都比寻医者拥有更多的认识。

寻医者搜集医疗信息的成本会非常昂贵。搜集成本包括心理成本、时间成本和经济成本。寻医者在大多数情况下没有时间和心情去搜集有关医疗信息，只要在可承受的范围内，健康都是寻医者第一追求的价值，对成本与收益的考虑排在后面。

同时，处于信息弱势方的寻医者几乎没有能力参与医疗过程的交易。也就是说跟一般的商品市场不同，在医疗服务市场，处于信息弱势方的寻医者无法进行医疗过程的讨价还价，即医疗服务市场的价格是刚性的，大多数情形下寻医者只能被动接受医疗机构和医生的诊疗判断和建议。

②医疗供给与需求的非市场性

跟一般的商品市场不同，医疗服务提供者即医疗机构和医生有能力根据自身意愿对医疗服务的需求进行调节，从而形成了医疗服务市场供求规律的特殊性。正是这种特殊性使医生有机会也有能力影响寻医者的需求并调控诊疗行为的选择，这是一种诱导需求行为。同时由于寻医者自身对医疗需求的描述具有模糊性，对高级别医疗机构的模糊偏好和对医生的依赖性，以及医疗服务自身的不可存贮性、非同质性、质量的不可评价性等，使得诱导需求行为进一步扩大。

3.3 选择医疗机构

寻医者在感知病感和症状后决定寻医治疗，就要进行首诊寻医选择，但到医疗机构诊疗前并不知道去哪家医疗机

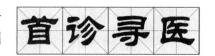

构，找哪个医生最合适，这属于就诊缔约（医院挂号）前的信息不对称。为消除这种信息不对称，寻医者通常要经历一个心理决策过程来寻找心目中"理想"的医疗机构和医生，这种寻找成本越高，个人选择更换医疗机构和医生的概率就越低，即寻医者对选择的医疗机构和医生的需求弹性很低，医疗机构和医生较难被替代。因此，首诊寻医选择的寻医者应该仔细慎重地选择。但研究显示，实际情况并非如此，很多寻医者在感知病感和症状后往往是仓促应激式地进行首诊寻医选择，所选择的医疗机构和医生的诊疗能力是否完全匹配其假设的疾病有很大的不确定性，这就会带来很大的就医风险。

理论上，寻医者的医疗机构选择影响因素首先涉及医疗机构的服务质量，包括医疗机构级别、性质、规模、管理、医疗水平、声誉等，换句话说不能治愈寻医者疾病的医疗机构是不应被选择的，其次是涉及医疗机构的地理位置（可及性），包括距离、时间、便利性等，然后是涉及寻医者自身的疾病严重程度、医疗保险状况等相关因素，如图 3—2

和图 3—3 所示。

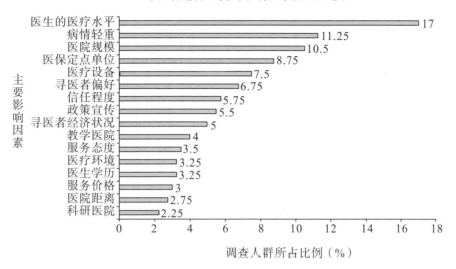

图 3—2　寻医者的医疗机构选择影响因素统计①

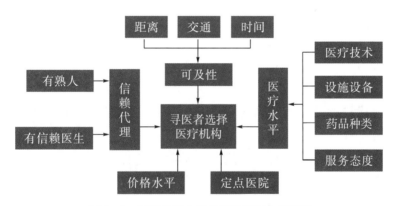

图 3—3　寻医者医疗机构的选择行为模型②

　　在我国，寻医者选择医疗机构的影响因素中还有一个特殊因素就是看医疗机构中是否有熟人或信赖的医生。由于医疗信息不对称及寻医者的有限理性，寻医者和医生之间是委托代理关系，会存在道德风险，因

---

　　①　杨宝义，叶向梅，夏士涛，等. 关于双向转诊和分级诊疗制度建设的研究［J］. 中国卫生标准管理. 2018（23）：22—25.

　　②　杨宝义，叶向梅，夏士涛，等. 关于双向转诊和分级诊疗制度建设的研究［J］. 中国卫生标准管理. 2018（23）：22—25.

此，这种由所谓社会人情网络"强关系"构成的信赖代理，往往会使寻医者联想到能获得一些更多的"特权"或照顾，驱使其首诊寻医选择这家医疗机构或医生，而医疗机构和医生的诊疗能力是否完全匹配其假设的疾病则未必是肯定的。

从调查数据分析来看，超过80%的寻医者首诊选择的医疗机构是三级或二级医院，其中又以三级甲等综合医院为主，尽管有一部分寻医者因为三级甲等综合医院的号源、床位紧张会下沉选择二级医院首诊，仅有不到20%的寻医者首诊选择社区医疗机构。寻医者首诊选择医疗机构看重的选择指标依次是：医疗水平、医疗机构可及性、信赖代理、医疗费用和医保定点医疗机构等。

3.3.1 西医医院或中医医院

寻医者在感知到病感和症状后，如果是首诊，应该选择西医医院，复诊或康复时可以选择中医医院或中西医结合医院。

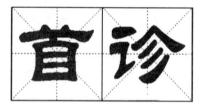

这是因为西医有一套完整的理论支持，有一系列科学的、系统的检查方法，在很大程度上能够从现代医学的角度将寻医者所患"假设疾病"诊断清楚。确诊的诊断对寻医者下一步治疗方案的确定及预后的判断都至关重要。

总的来说，几乎所有的疾病，首诊寻医选择都应选择西医医院，从西医角度明确"假设疾病"的诊断是寻医者就医的首要目标，而"假设疾病"的治疗则是下一步的决策。

当寻医者从西医医院获得一个确诊的"假设疾病"诊断后，复诊或康复可以选择中医医院或中西医结合医院，具体怎样选择，可根据具体疾病，视具体情况而定。

如果寻医者是急重症，首诊必须及时选择西医医院治疗，恢复期可以选择中医医院。所谓急重症顾名思义是指：急，谓之发病急骤，来势凶猛；重，谓之病情严重，危及生命。从西医角度看，常见急重症如下表3－1所示。

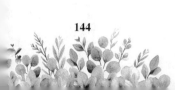

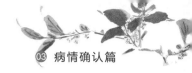

表 3-1 常见的急重症

1	心肌梗死、心脏猝死、心搏骤停、急性心力衰竭
2	脑出血、脑梗死
3	肺梗死、急性呼吸衰竭、呼吸窘迫综合征
4	急性消化道穿孔、消化道大出血、内脏破裂
5	急性胰腺炎、绞窄性肠梗阻、嵌顿疝
6	急性肾功能衰竭
7	低血糖、高渗性昏迷
8	晕厥、癫痫、休克
9	宫外孕、难产等妇产科急症
10	严重外伤、中毒等

西医医院经过多年的临床实践，一般有丰富的常见急重症相应抢救措施和治疗方案。目前，几乎各个西医医院都有急诊室、抢救室，昼夜值班，每个城市都有急救中心、急救站、急救车，急救设备齐全。由于急重症不是中医医院的强项，因此应选择西医医院进行治疗。当然，寻医者及家属必须要能感知自己的疾病是急重症，这是关键。

此外，如果是严重外伤，显然应该选择西医医院治疗。

凡病因清楚、诊断明确又有可靠治疗方法的疾病，一般应先选择西医医院治疗；而一些疑难杂症则可选择中医医院治疗。所谓疑难杂症是指：①疑难，即一时诊断不清的疾病；②杂症，即一些虽不严重，却影响寻医者日常生活，且在西医看来无法医治的病症。

医学界有这样一种说法，凡病因清楚、诊断明确的疾病都相对好治，而病因不清或诊断不明的疾病则相对难治。

寻医者如果患上"三高"疾病，即高血压、高血糖、高血脂，应该选择西医医院治疗。此后，还需要长期治疗。特别是高血压和糖尿病，被称为"终身疾病"，一旦患上，就需终身服药。

如果是患慢性病且体质虚弱的寻医者可选择中医医院。一般来说，病程超过 3 个月，即可定义为慢性病，尤其是那些病程时间长、严重消耗体质的疾病，例如，慢性气管炎、支气管炎、支气管扩张、支气管哮喘及肺气肿、肺源性心脏病、风湿性心脏病、冠心病、心肌病、心包炎、心律失常、肾病、肾功能衰竭、恶性肿瘤晚期等。

对于慢性病，若长期服用或注射西药，例如抗菌药物就会产生耐药性，其药物的毒副作用可能会使体内多个脏器受到损害。此时应选择中医医院，施以扶正祛邪的药物治疗，有助于病情恢复。当然，患慢性病的寻医者一般情况下不会是首诊，而是继续寻医治疗的循环过程。

3.3.2　医疗机构的服务质量

在我国，寻医者在还没有实际接触之前，医疗机构的服务质量首先是从医疗机构的级别、性质、规模、管理、医疗水平、声誉等指标信息主观反映出来的，这就是一种所谓框架描述的锚定参照效应。

（1）医疗机构的级别

医疗机构级别的选择涉及地理可及性、可得性、经济可及性和可接受性因素。

我国公立医院大致分为三级：一级、二级和三级，每一级又分别划分为甲、乙、丙等，即按所谓"三级十等"划分等级，三级医院增设特等。目前我国私立医院暂时还没有分级，但在部分省市实行私立医院自愿参加评审的制度，其等级和公立医院一样。

我国公立医院级别体系很像一个金字塔结构，金字塔顶层的是三级特等医院、三级甲等医院、三级乙等医院和三级丙等医院，金字塔中层的是二级甲等医院、二级乙等医院和二级丙等医院，金字塔底层的是一级甲等医院、一级乙等医院和一级丙等医院，如图3-4所示。

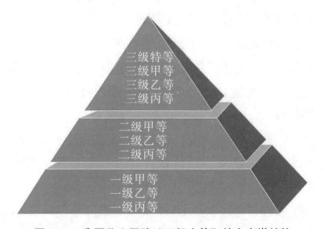

图3-4　我国公立医院"三级十等"的金字塔结构

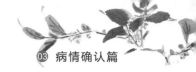

一般来说，医院级别越高，医疗服务质量越好，社会声誉越好，医疗收费越高，同时，级别越高的医院数量也相对越少。而私立医院、私人小诊所等属于金字塔外围的医疗机构。

人们在选择医疗机构的级别时，考虑的影响因素一般有：疾病严重程度、医疗机构服务质量、医疗机构社会声誉、医疗保险状况、医疗服务价格、个人收入及工作、个人教育程度及个人特征等。

（2）医疗机构的性质

我国医疗机构的性质按经济类型分为公立医院和私立医院。公立医院和私立医院的性质对人们的医疗机构选择行为有很大影响，如图 3－5 所示。

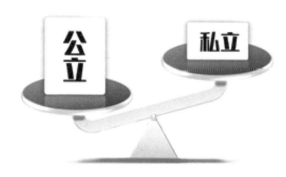

图 3－5　我国医疗机构的性质

所谓公立医院是指政府举办的，纳入财政预算管理的医院，也就是国家出钱办的国有医院，属事业单位性质。

我国公立医院大致分为三级：一级、二级和三级医院。根据各级医院的技术水平、质量水平和管理水平，并参照必要的设施条件，分别划分为甲、乙、丙等，三级医院增设特等。医院的等级一般意味着其信用评价级别，这也是一种荣誉和声誉。

理论上，由政府出资开设的公立医院以公益性目的为主，是为人民健康服务的，虽然在现行制度下存在不足，但目的没有问题。公立医院一般各方面监管相对到位，一旦出现医疗问题，寻医者的利益一般能得到保障（医闹现象是对这种为人民健康服务目的的滥用）。

所谓私立医院顾名思义就是由"私人"资本开办的医院。理论上，私立医院由于没有国家财政支持，其开办的目的只有一个——利润最大化，简单来说就是以挣钱为第一目的。但私立医院目前是我国医疗市场上对公立医院这种"公益性"医疗资源相对短缺、分布不均状况的多层次、多元化的补充。私立医院与公立医院既相互竞争，又相互促进，共同为社会医疗卫生事业服务。

私立医院一般投资规模较小，资源有限，人才梯队结构不合理，人员流动性大，技术力量薄弱，医疗服务质量良莠不齐，信用评价级别一般不高。再加上私立医院的税收政策、分类政策、医保政策、价格政策、配套政策、历史原因以及公众形象或口碑等原因，医疗服务竞争力相对较弱，这种历史框架效应影响着人们主观的综合预期服务质量评价，即我国私立医院的平均医疗服务质量不高且不稳定。

目前，三甲公立医院的医疗服务质量水平普遍高于私立医院，因为优秀的医生普遍都在公立医院执业，同时也不排除部分优秀医生在私立医院就职现象，但其责任心值得商榷。由于医疗市场细分的效应，私立专科医院的医疗服务质量相对来说要好一些。

医疗收费标准方面，公立医院主要是面向普通民众，有政府扶持政策，例如，公立医院一般是社会基本医疗保险的医保定点医院等，收费是有严格规定的，收费相对合理透明；私立医院由于有生存发展的压力，偏重追求短期经济效益，相应的医疗收费和成本会比公立医院更高，经常会有寻医者被过度检查、过度治疗、"手术台上加钱""恐吓式诊断"等被宰情况出现。

从经济学的角度观察人们对医疗机构性质的选择偏好可以发现一些有趣的现象：公立医院，特别是三甲医院基本上每天人满为患，挂号、等待时间长，医生精力有限，难免服务态度较差，这反而说明公立医院的性价比较高。公立医院的官方网站上一般医院简介、医院架构、学术会议文章等信息较多，没有过度宣传自身的信息，因为国家管理部门明文规定禁止这些行为，这也说明公立医院的管理比较规范。私立医院一般门庭冷清，较少有排队现象，接待服务态度较好，这说明私立医院的性价比不高（进奢侈品商店就是这种感觉）。私立医院官方网站一般很华丽，将医院主治疾病放置在显眼位置，还会弹出咨询窗口，说服你去私立医院就医，并且广告满天飞，显示出私立医院的逐利化特征。

如果一个组织或机构存在的首要目的是逐利，那么公众健康利益的排序就可想而知了，这是公共管理学的基本常识。

目前由于国家财政投入不足，卫生事业开支只占 GDP 的 5％，低

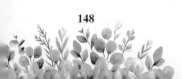

于很多国家。在我国医疗卫生事业领域中占主要地位的公立医院其实还不是严格意义上的公立医院，而是政府统一管理、自主经营的企业与事业结合的病人医院，其资金来源于政府财政投入和病人的缴费收益，还无法完全体现公益性。因此，公立医院或其科室以及医生也会表现出逐利行为，也可能出现过度检查、过度治疗、大处方等现象，不过相较私立医院还不算太严重，因此，人们在寻医时也要注意和甄别公立医院这些现象，保护自身利益。

以上分析说明了为什么人们在选择医疗机构时，一般还是首选公立医院，尤其是有社会基本医疗保险的个人，更是会选择公立医院。

（3）医疗机构服务质量

在我国，医疗管理部门对医疗机构的级别评定实际上很大程度反映了医疗机构的医疗服务质量水平，这是一种客观医疗服务质量评价。医疗服务质量因素包括医疗机构的设施规模、医治疾病的范围、医疗技术水平、卫生人力素质、医疗设备质量、药品配置和就诊或住院环境等。

在其他条件相同的情况下，个人选择医疗服务质量较高的医疗机构就医的可能性会更大（如图3-6所示）。这是因为对疾病风险、健康损失和经济损失的心理期望效应，使得个人在选择医疗服务质量时往往持"就高不就低"的风险和损失规避原则，所以我们会发现很多人对三级甲等医院这类高级别医疗机构有明显的选择倾向性偏好，这种效应也导致了高级别医疗机构医疗资源紧张，基层医疗机构医疗资源利用率较低的现象。

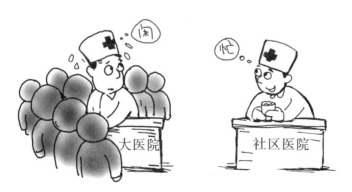

图3-6 医疗机构服务质量的现状

健康状况差或较差的城市个人一般会选择高级别医疗机构就医；农

村居民在条件允许的情况下选择到县及县以上医院、城市大医院就诊的比例也很高。

（4）医疗机构的社会声誉

所谓医疗机构的社会声誉是指人们在没有到某个医疗机构实地了解的情况下，通过社会网络、锚定效应和框架效应等对该医疗机构进行主观认知和结果评价的社会印象，这种社会声誉即所谓的口碑或名气。

据调查，在我国，人们主要是通过社会网络这种信息桥来获取医疗机构的相关信息，即所谓"熟人"（亲人、同学、朋友、同事、邻居……）介绍仍是人们在选择医疗机构时最主要的参考，这种选择的比例高于其他信息来源的选择。在医疗机构的信息不对称和人们不了解自己病情的情况下，为减少这些不确定性风险，最佳的方案似乎是模仿所谓"熟人"的"成功"选择行为，这就是所谓模仿机制。

同时，人们更多的是想要获得一些"特权"或照顾，例如，想通过认识所谓"熟人"来节省就医、住院成本，也就是降低委托—代理的就医成本，这时这种社会网络就变成了一张人情网。

人情关系的强弱与是否获得照顾是正相关的：人情关系强，得到照顾的可能性就大；人情关系弱，结果往往不得而知；而没有人情关系，除偶然的例外，不会得到照顾。也就是说通过强关系获得的信息比通过弱关系获得的信息影响力更大。

所谓在选择医疗机构时的锚定效应和框架效应是指由于信息不对称，"熟人""他人"介绍，媒体（报纸、网络、电视、户外广告、社区宣传栏等）宣传对人们选择医疗机构具有重要导向性作用。

首先，"熟人"这种强关系因素对医疗机构各种特性的印象和描述信息对人们选择医疗机构的决策影响最大，这在很大程度上锚定和构建了人们对医疗机构第一印象的声誉评价，这往往就是一种医疗机构的主观医疗服务质量评价，也是个人未来在该医疗机构就医服务质量的参照点。其次有影响的是遇到的"他人"，例如，社区医生、病友，这种弱关系因素影响对医疗机构第一印象的声誉评价。第三，广告、媒体宣传等因素对医疗机构第一印象的影响最弱。主要是因为在我国社会信用机制还不完善的环境下，人们对广告、媒体这种"弱关系"的可靠性还不十分认可，人们往往不愿轻易相信其所带来的信息。

但是，当没有"熟人"强关系和"他人"弱关系提供信息时，广告、媒体宣传这种"弱关系"就会在很大程度上锚定和构建人们对医疗机构第一印象的评价。这种典型的现象就是从偏远地区来大城市医院就医的人经常轻信医托、广告、媒体虚假医疗宣传而上当受骗。这时他们应该找亲戚、朋友等"熟人"，或找医院里的医务人员、病人等"他人"来核对相关医疗信息。

调查显示，人们对我国高等级医疗机构（如大型三甲综合医院等）的社会印象要大大好于基层医疗机构（如基层卫生院/站、私人诊所等），因此当出现病感和症状时，人们首先会选择高等级医疗机构就医治疗，即使是对高等级医疗机构和基层医疗机构了解的程度相同，大部分人还是愿意选择高等级医疗机构；即在信息不对称的情况下，人们感知高等级医疗机构医疗服务质量的主观社会印象评价参照点要普遍高于基层医疗机构，人们往往就会不自觉地淘汰心中不可靠的所谓"小医院"，倾向于选择社会印象好的高等级医疗机构，即人们具有大医院情结，如图3-7所示。

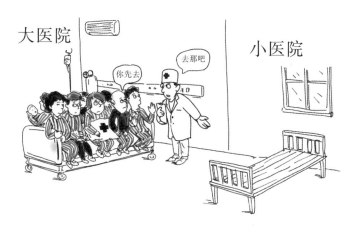

图3-7 人们的大医院情结

3.3.3 医疗机构的可及性

医疗机构与寻医者之间的距离会明显影响人们对医疗机构的选择和就医需求的决策行为。医疗机构的地域分布以及医疗服务可及性的不同一般会涉及人们医疗享有权不公平的问题。

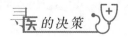

（1）医疗机构的可及性

所谓医疗机构的可及性（Access）是一个复杂的概念，包含多种含义，彼得斯·大卫（Peters David）等建立了一个包括实际使用情况的概念框架，从四个主要因素来描述可及性。

①地理可及性（Geographic access）

医疗机构和寻医者之间的自然距离或寻医者到医疗机构路程的时间和成本。

②可得性（Availability）

医疗机构提供正确服务的数量和类型与寻医者医疗需求的数量和需求类型之间的匹配关系。

③经济可及性（Financial access）

医疗机构的服务价格与寻医者的收入、购买意愿、支付能力及现有医疗保险之间的关系。

④可接受性（Acceptability）

寻医者的就医态度和医疗机构行医行为特征，寻医者的适应能力，以及寻医者的看法之间关系。

这四个主要可及性因素显著影响着人们对医疗机构的选择。

从寻医者首诊选择医疗机构的统计数据看，寻医者在患轻微疾病时首选的医疗机构是社区医疗机构，其次是市省级医院，区县级医院则位于第三位。从选择就诊机构的原因来看，寻医者选择社区医疗机构的首要原因是离居住地近，第二个原因是治疗费用低，第三个原因是排队时间短；寻医者选择区县级医院的主要原因分别是离居住地近、治疗费用低和医疗水平高；寻医者选择省市级医院的前三位原因分别是离居住地近、医疗水平高和检查设备齐全。

（2）医疗机构的地域分布特点

医疗资源的地域分布涉及医疗机构的地理可及性和可得性因素。

①三级医疗机构

三级医疗机构分为三级特等医院、三级甲等医院、三级乙等医院和三级丙等医院，是跨越所在省、市、地区以及辐射全国范围的，提供高水平医疗卫生服务和执行高等教育、科研任务的区域性以上医院。所以

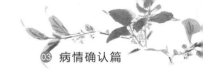

三级医疗机构的位置一般设置在省会城市、市级城市、县城。其功能是治疗全省或全国范围内的疑难杂症。

②二级医疗机构

二级医疗机构分为二级甲等医院、二级乙等医院和二级丙等医院，是面向多个社区（其半径内人口一般大于或等于 10 万）提供医疗、预防、保健、康复服务和承担一定教学、科研任务的综合地区性医院，它是处于三级医疗卫生体系的中间层次。一般来说，通常县、区、市都设有二级医院，其功能是提供一般性的专科医疗服务。

③一级医疗机构

一级医疗机构分为一级甲等医院、一级乙等医院和一级丙等医院，是直接向具有一定人口（小于或等于 10 万）的社区提供医疗、预防保健和康复服务的基层社区医院、卫生院等。其功能是治疗常见病、多发病和预防保健。

除此之外，还有未定级医院和私立医院，这些医疗机构的分布非常广泛，从省会城市到偏远乡村都有。

（3）医疗机构的医疗功能特性

医疗资源的医疗功能涉及医疗机构的经济可及性和可接受性因素。

①城市三级医疗机构的功能特性

城市三级医疗机构主要提供急危重症、复杂疑难疾病的诊断和治疗服务，并结合临床开展教育、科研工作；城市三级中医医院可利用中医药（含民族医药）技术方法和现代科学技术，提供复杂疑难疾病的中医诊疗服务和中医优势病种的中医门诊诊疗服务。

②城市二级医疗机构的功能特性

城市二级医疗机构主要接收三级医院转诊的急性病恢复期患者、术后恢复期患者及危重症稳定期患者。县级医院主要提供县域内常见病、多发病诊疗，以及急危重症寻医者抢救和疑难复杂疾病向上转诊服务。

③基层医疗机构的功能特性

基层医疗机构以全科医师为骨干，以社区疾病预防、健康教育、满足基本卫生服务需求为目的，治疗常见病、多发病，为诊断明确、病情稳定的慢性病提供治疗、保健、康复、护理服务，是社区个人和家庭的经济、方便、综合连续的基层卫生服务机构。

分布最多、最广的基层医疗机构是社区医院。社区医院的医疗卫生服务方式的特点是进门入户、贴近个人、就近就医、预防保健、积极主动的服务方式。这种服务方式可大大增加医患双方的感情，有利于在防治疾病和增进健康的过程中发挥医患双方的积极性，有利于卫生知识的宣传和指导，有利于逐步建立"家庭医生"制度。社区医院的医疗服务包括以下七种：

对一般常见病、多发病进行治疗，向社区提供电话预约服务，进行方便、快捷、主动的上门巡诊、送药。

开展健康教育、宣传卫生常识，帮助社区个人了解卫生保健知识，为其提供健康处方，促进其养成良好卫生习惯和健康生活方式。

开展卫生防疫、预防接种、关注食品卫生和劳动卫生、防治慢性病。

为社区和个人建立健康档案及卫生保健服务合同。

提供妇女、儿童、老年人、慢性寻医者、残疾人等重点人群的保健服务，为健康和亚健康人群提供健康服务。

开设家庭病床，开展检查、诊断、治疗、护理及会诊。

实施双向转诊"一条龙"服务，及时把患重症、疑难病症的寻医者转到综合性医院或专科医院诊治；综合医院及专科医院也将诊断明确的慢性疾病、康复期患者转回社区医院进行治疗和康复。

（3）寻医的距离、时间和成本

一般来说，如果个人距离医疗机构越近，花在到达相应医疗机构的时间和成本就越小，反之则越大，对医疗机构的选择也会有显著影响：

距离上的可及性，指到达医疗卫生机构的方便程度，通常用医疗机构的距离或到达医疗机构所需要的时间表示。

经济上的可及性，指有无支付能力，通常考察寻医者是否享有医疗保障制度和其经济收入水平。

①到达最近医疗机构的距离

个人和最近医疗机构的距离以及到达最近医疗机构的时间是医疗可及性的重要指标，距离越短，到医疗机构路途花费的时间就越少。

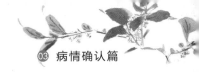

由表 3－2 可知，2013 年调查有 96.6％（城市 98.2％，农村 94.9％）的家庭住户距离最近的医疗机构在 5 公里以内，仅有 3.4％（城市 1.8％，农村 5.0％）的家庭距离最近的医疗机构超过 5 公里。

表 3－2　2013 年调查家庭住户距最近医疗机构距离构成

距离（公里）	城市（％）	农村（％）	平均（％）
<1	71.0	56.7	63.85
1～	15.1	18.3	16.7
2～	7.7	11.6	9.65
3～	3.1	5.3	4.2
4～	1.3	3.0	2.15
5～	1.8	5.0	3.4

距离医疗机构 1 公里内的城市家庭住户普遍高于农村家庭住户。在城市，中部城市家庭住户距离医疗机构距离不足 1 公里的比例大于东部城市大于西部城市。在农村，东部农村家庭住户距离医疗机构不到 1 公里的比例大于中部农村家庭住户的比例大于西部农村家庭住户的比例。西部城市、中部农村、西部农村的家庭住户到达最近医疗机构距离在 5 公里以上的比例排前三位。城市不同地区家庭住户距离医疗机构的差别小于农村，西部地区城乡差异大于东部地区和中部地区。

②到达最近医疗机构的时间

由表 3－3 可知，84.0％（城市 87.8％，农村 80.2％）的家庭住户能在 15 分钟以内到达最近的医疗机构，仅有 8.1％（城市 5.3％，农村 10.9％）的家庭住户到达最近的医疗机构超过 20 分钟。

表 3－3　2013 年调查住户距最近医疗机构时间构成

时间（分钟）	城市（％）	农村（％）	平均（％）
≤15	87.8	80.2	84.0
16	6.9	8.9	7.9
20	5.3	10.9	8.1

东部城市家庭住户和东部农村家庭住户在 15 分钟内到达医疗机构的比例大于中部地区大于西部地区。而西部农村、中部农村及西部城市

超过 20 分钟到达最近医疗机构的比例较大，尤其是西部农村地区比例最高，远远高于其他地区。城市不同地区的差别小于农村，西部地区城乡差异大于东部地区和中部地区，如图 3-8 所示。

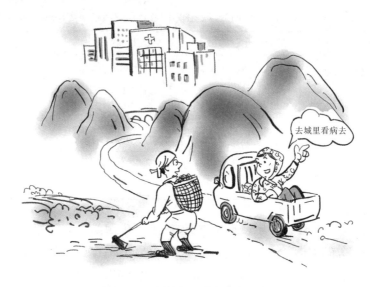

去城里看病去

图 3-8　农村居民看病难的问题

由上面分析可得出结论：城市家庭住户的医疗机构可及性要好于农村家庭住户，东部地区家庭住户的医疗机构可及性要好于西部地区。这说明经济发达地区的医疗机构不论数量还是质量都远远优于经济欠发达地区。

只是我们要注意这里统计数据的含义，前文表 3-2 和表 3-3 提到的最近的医疗机构不一定是最合适、最匹配个人病情的医疗机构。要以实际选择的最合适、最匹配个人病情的医疗机构距离和时间加以考虑。

所以城市个人选择高等级医疗机构的可能性较高，而农村居民选择基层医疗机构的可能性较高，这跟大多数高等级医疗机构集中在城市有直接关系。

这里讨论一下我国医疗体系的分级诊疗制度对个人选择医疗机构的影响。目前我国医疗分级制度存在一些不足之处。西方一些国家医疗服务体系是正三角形，而我国是倒三角形。看病难、看病贵现象主要集中在三级医院，所以我国医疗体系强调基层首诊、双向转诊、急慢分治、上下联动的分级诊疗制度，这样可以提高个人就医的可及性和基层医疗

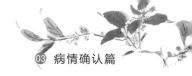

机构资源的利用率。但问题是：一方面，三级医院也要治疗基层医疗机构能够看的常见病、多发病；另一方面，个人基于健康风险、健康损失和经济损失的规避心态，在首诊时还是会选择高等级医疗机构，尤其是在个人对病感和病症不确定情况下，所以，我国的医疗分级制度还需要进一步完善。

3.3.4 疾病属性及医保

医疗机构的选择还涉及寻医者自身的疾病严重程度、医疗保险状况、医疗服务价格、收入及工作情况、受教育程度、年龄特征等相关指标信息。

（1）疾病严重程度

在疾病严重程度不同的情况下，人们的医疗机构选择行为差异很大，这既有合理性的一面，又有不合理的一面。

一般来说随着感知症状严重程度的增加，个人选择高等级医疗机构（如大型三甲综合医院）的可能性（主观概率）会增加，选择基层医疗机构（基层卫生院/站）的可能性会下降，反之亦然。这显然是在病情不确定的情况下，个人对高等级医疗机构医疗服务质量的认同感和信赖感的锚定效应，同时也体现了健康风险预防和健康损失规避的心理效应，即所谓求个"心安理得"。

急诊、病情不明或对病情了解很少的个人明显倾向于选择高等级医疗机构，而慢性病个人明显倾向于选择基层医疗机构。

（2）医疗保险状况

医疗保险保额、种类以及报销比例显著影响了人们对医疗机构的选择行为，医疗保险使人们一般倾向于选择医保定点医疗机构，这样医疗费用可以在医保"心理账户"中报销。

总的来说，对于一般病情较轻的寻医者，城镇职工医疗保险、城镇居民医疗保险以及新型农村合作医疗均会显著增加个人选择基层医疗机构的可能性，降低选择高等级医疗机构的可能性，这既与基层医疗机构的医疗费用报销比例高有关，又与基层医疗机构药品加价零差率政策，以及首诊进社区、大病去医院等政策有关。

具体来说，拥有城镇职工医疗保险的女性更愿意选择高等级医疗机构，拥有公费医疗的个人更倾向于选择高等级医疗机构。拥有商业医疗保险的男性更倾向于选择高等级医疗机构，而同样的女性更倾向于选择基层医疗机构。

在病情一般的情况下，医疗保险能够显著提高个人就医的主动性。但当症状严重时，医疗保险状况对个人选择高等级医疗机构的可能性影响不大，所以人们一般还是选择高等级医疗机构。

在病情一般时，没有医疗保险的自费个人一般选择基层医疗机构的可能性相对较高。

（3）医疗服务价格

医疗服务价格（包括路程和候诊的时间成本）对人们的医疗机构选择行为影响显著。虽然医疗需要缺乏价格弹性，但是在医疗机构的选择问题上，医疗服务价格的作用非常明显。

医疗服务价格降低会增加个人选择基层医疗机构的可能性，降低选择高等级医疗机构的可能性。

由此可见，医疗服务价格可以作为一种规范和引导人们选择医疗机构的重要工具。

（4）收入及工作情况

经济收入及工作情况显著影响人们医疗机构的选择行为，其影响复杂并且差异明显。

家庭人均收入的增加会增加个人选择高等级医疗机构的可能性，降低选择基层医疗机构的可能性。而高等级医疗机构较长的排队等候时间，则可能导致高收入者更倾向于选择候诊时间短的医疗机构。

中等收入与高收入的个人更愿意选择高等级医疗机构；低收入、病情较轻的个人，明显偏向选择基层医疗机构。

相比没有工作的人群，有工作的个人往往更倾向于选择基层医疗机构，这与人们通常认为的情况有所区别。这可能是由于大部分有工作的个人要承担家庭的责任（上有老，下有小），因此，他们会慎重考虑如何分配个人的资源，当家庭资源不充裕时，他们可能首先选择购买其他家庭必需品而非购买医疗保健服务。

（5）受教育程度

个人受教育程度对选择医疗机构级别有显著的影响。受教育程度更

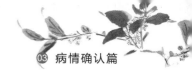

高且收入较高时，人们偏好选择高等级医疗机构，这可能与他们考虑到高等级医疗机构的医疗诊治水平较高有关；文化程度普遍偏低且收入较低的个人一般趋向于选择基层医疗机构。

小学、大学或大专学历的女性明显倾向于选择高等级医疗机构，受教育程序在男性身上则没有明显体现。

（6）年龄特征

个人的不同年龄对医疗机构级别的选择也有影响。青壮年一般收入较高，在家庭中是主要劳动力人群，一般愿意并有能力去大医院就医。但随着年龄的增加，选择基层医疗机构的可能性也增加了；但儿童及老年人更愿意选择高等级医疗机构。

3.4 选择医生

人们在选择了具体的医疗机构以后，就要决定如何选择医生，而在医疗机构内部，不同医生是在各个专业科室坐诊的。因此，首先要针对个人的"假设疾病"决定具体选择哪个科室，然后才是选择相应的医生。

但是据调查发现，由于信息不对称，大多数寻医者就医时（尤其是首诊）对医院的特色专长、科室设置、医生的医术医德、收费标准、医疗设备、最新技术等方面普遍不了解，这体现了一种普遍的信息不对称状况。那么在具体的医疗机构里，人们要采用怎样的认知图示（模式）才能选择到"最匹配"其"假设病情"的医生呢？

3.4.1 医疗机构的科室设置

（1）医院内部的主要系统

我国医院内部大致分为三大系统：诊疗部门、辅助诊疗部门和行政后勤部门。

①诊疗部门

以三级医院为例，其诊疗部门又分为一级专业科室和二级专业分科，如表3－4所示。

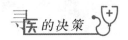

表 3-4　三级医院的诊疗部门构成

一级 专业科室		急诊科、内科、外科、妇产科、儿科、中医科、眼科、耳鼻喉科、口腔科、皮肤科、麻醉科、理疗科、康复科或老年病科、肿瘤科、家庭病床科、介入性放射科、其他
二级 专业分科 （部分）	内科	消化、循环、呼吸、神经、血液泌尿、内分泌等专业科室
	外科	普外、心胸外科、神经外科、泌尿外科、骨科、烧伤整形外科等专业科室
	妇产科	妇科、产科、计划生育等专业科室
	儿科	新生儿、儿内、儿外等专业科室
	其他	必设 ICU（重症监护）病房、CCU（心脏监护）病房

②辅助诊疗部门

如表 3-5 所示。

表 3-5　三级医院的辅助诊疗部门构成

辅助 诊疗部门	药剂科、影像诊断科、检验科、核医学科、营养科、病理科、物理诊断科、内窥镜室、手术室、消毒供应室、病案室、统计室、图书室、预防保健科等

③行政后勤部门

三级医院的行政后勤部门主要负责人员管理、信息管理、计量管理、财务管理、设备管理、总务管理及安全管理等医院管理工作。

（2）医院的业务科室设置

我国医院的业务科室主要分为门诊部、急诊科和住院病区。

①医院的门诊部

门诊部的工作按照寻医者的健康状态、病情缓急以及需要处理的迫切程度、难易程度分为一般门诊、急诊处置、保健门诊三类。

一般门诊通常是在常规工作时间内对一般常见病、多发病进行检诊、治疗以及疑难病例的会诊、转诊等。

综合医院门诊部一般设有：挂号室、候诊室、分科检诊室、治疗室、急救室等，并配有药剂检验等医技科室以及住院处。

保健门诊定期开展预防接种、健康检查，以及卫生防病、优生优育等的宣传工作。

大型医院设有急诊部、观察室。

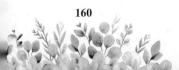

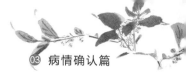

②医院的急诊科

医院急诊科（室）24小时开放，负责危重患者的急诊抢救，其设置与其任务、功能、规模相适应。一级医院设急诊室，二、三级医院独立设置急诊科，包括急诊诊断室、抢救室、观察室。

医院急诊科一般设在独立或相对独立区域，位于医院的一侧或前部。作为区域急救中心的三级医院一般有独立的急诊工作区或急诊楼，有单独出入口，运送患者的车辆可直接到达急诊科（室）或抢救室门前。急诊科（室）一般有醒目的标志和路标，二者昼夜可见。

急诊科（室）的医护人员分别掌握主要危急重症和生命支持治疗的基本医疗技能，包括心血管危重症、张力性气胸、脑血管意外，各种急性大出血、各种急性中毒、高热惊厥、烧伤、颅脑外伤、脊髓损伤、昏迷、休克溺水、触电、急腹症等的诊治抢救。所有医护人员均掌握徒手心肺复苏、人工呼吸、气管插管或必要时切开心脏、除颤、起搏、洗胃等急救技术操作。

③医院的住院病区

医院的住院病区是向患者提供全面医学服务，开展医疗教学科研工作的基层单位，也是患者接受治疗、护理，进行康复休养的场所。

住院病区作为一个工作单元，一般设有护士站（护士办公室）、治疗室、换药室、急救室（重症病室）等，配有与其收治任务相匹配的医生、护士、卫生员。医护人员的配备根据收治病种的数量和床位的多少而定。一般一个病区设40～50张病床，配有1名以上主治医师，1～2位护士长。护士与床位之比一般为1∶3.5～1∶4.0。

3.4.2　医生的服务资质

医生，一般称临床医生（古代称大夫或郎中，在欧美国家普遍被称为"Physician"），是能够用科学或技术的手段来处理人类疾病，治病救人，并学习研究医学应用于临床的职业。

医生必须通过定期的临床理论考试和技能考核培训，能够熟练掌握必要的临床医学技能和必要的医学理论，如解剖学、病理学、医学遗传学、药物化学、康复医学、影像学、生育保健学、临床法医学等。

医生要执行《医疗机构管理条例》等法律法规，按照行业规范为寻医者申请必要的医学检查，采取合理必要的治疗措施，救死扶伤，取得执业资格。

（1）医生的体系和职称

医生的等级有两个体系：临床体系和教学科研体系。在不同体系条件下，职务或职称也不同。

①临床体系

医生职称级别从高到低分别是：主任医师、副主任医师、主治医师、住院医师。

所谓专家是指在某个领域有比较突出专长的医生。专家不是级别，并没有评定标准，但最起码是副主任医师以上才能被评为专家。注意，很多小医院的专家可能比不上一个大医院的主治医师，但主治医师很少能出专家门诊。

②教学科研体系

教授、副教授是一种教学上的称谓，只有在教学医院，即医科大学的附属医院才有这样的称谓，医生到了一定级别就可以参评这种教学上的称谓。若不是在教学医院，医生一般就没有这种教学上的职称称谓。

在职称上：教授＝主任医师，副教授＝副主任医师，讲师＝主治医师。

（2）医生的层次等级

①主任医师

职称相当于大学教授。要成为主任医师，必须参加全国统考（考试通过率有限制），另外，主任医师职称对学术论文、工作成绩的要求也相当高。

②副主任医师

职称相当于大学副教授、工厂高级工程师。在很多医院里，尤其是中等规模的市级医院里，多数医生的职称都是副主任医师。

③主治医师

职称相当于大学讲师、工厂工程师，这个职称说明医生已经具备了一定的理论实践经验、水平，尤其是在常见病、多发病诊治或者常规手术的操作上。

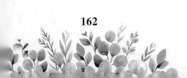

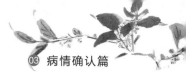

④医士、医师/住院医师

职称理论上相当于大学助教、工厂助理工程师。在我国，医士、医院/住院医师应该是医院正式职工，至少是合同工，这也是医生工作的初级职称。

⑤实习医生

确切地说，实习医生还不是一个医院正式工作人员，一般医院人事科没有他们的正式档案，他们也没有正式工资。实习医生一般是就读医学院的最后一年（也有两年或以上）的学生。

（3）医生的业务分类

在我国，执业医生一般分为专科医生（Specialist）和全科医生（General practitioner），他们在教育背景上并无较大区别，只是服务模式、诊断模式、能力要求和社会分工存在差异。

在我国，专科医生主要分布在二级及以上医院。有些医院既有全科医生又有专科医生。三级医院的医生基本上是专科医生，全科医生主要分布在基层医疗机构。

①专科医生

专科医生是经过专科医学专业培训，具有临床技能专长的高素质医疗人才，擅长处理专门疑难病症的医生。

我国医院的专科有：内科、外科、妇产科、儿科、神经内科、急诊科、麻醉科、眼科、耳鼻喉科、皮肤科、病理科、影像科、康复科、全科、职业病科。

我国特色专科有：中西医结合科、计划生育科、妇幼保健科、医疗美容科、医学检验科、输血科。

②全科医生

全科医生是经全科医学专业培训，临床技能全面，医德高尚的高素质基层医疗保健人才，是富有独立工作能力的医生。

③全科医生和专科医生的区别

专科医生以疾病为中心，为大量就诊寻医者提供系统的、有针对性的医疗服务，注重疾病的病理、诊断、治疗，诊疗范围窄，能充分利用医疗设备设施，对某些疑难、复杂、危重疾病进行系统的分析研究和诊断治疗。专科医生是医疗服务的研究者、专家。

全科医生是基层医疗服务的多面手，他们掌握基础医疗知识、临床医学知识和基本医疗技术，服务对象主要是社区个人和家庭。除了要对社区的常见病、多发病以及诊断明确的疾病进行诊断治疗外，还要提供预防、保健、计划免疫、健康教育、健康咨询、康复一体化的公共卫生服务，协调管理社区内外各种可用医疗资源，是整个医疗保健系统最基层的工作者。

统计显示，专科医生对疾病的诊断和治疗准确率一般要高于全科医生。

现在基层医疗机构的大部分医生是全科医生，我国医疗管理部门希望寻医者的首诊在基层医疗机构进行。如果条件成熟，全科医生可直接和社区居民签约，成为家庭医生。若患症状轻微的疾病，社区寻医者可先由全科医生进行初步诊断、治疗；患有疑难疾病的寻医者，再转到专科医生那里进行专业的诊治。重症寻医者得到专科医生的诊治后，全科医生可配合进行寻医者的后期康复。

从专科医生和全科医生的区别可知，理论上两者应该是分工合理、配合默契的角色，但事实上，两者还存在一定的竞争关系。一些常见病、多发病的首诊，也由二级以上医疗机构的专科医生进行，这造成了基层医疗机构的全科医生利用率不高的情况。

3.4.3 选择医生的过程

为规避疾病造成健康损失和经济损失的风险，一般寻医者选择医生的首要目的是认为医生能够治愈其"假设疾病"，其次是在心理上、肉体上得到满意的效果，最后是综合费用尽量降低等。所以，医术精湛和服务优质是寻医者选择医生的基本条件。

但由于医患之间明显的信息不对称，寻医者很可能没有选择到最适合医治自己所患疾病的医生，甚至可能延误治疗时机，带来健康和经济损失。合理的选择与决策是建立在掌握充分信息的基础之上的。

那么寻医者到某个医疗机构就医时是怎样了解相关医生信息的呢？他们又依靠哪些信息和利用什么手段来选择医生的呢？他们怎样评价选择医生的效果？这体现在寻医者就诊时对相关科室及挂号方式的选择上。

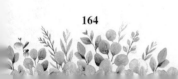

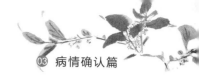

（1）了解医生的信息渠道

在寻医者到医疗机构就诊之前，一般不会与医生有任何的交往和沟通，其对医生信息的了解几乎为零。寻医者要避免盲目选择，只有充分了解医生的真实情况，才能做出合理的医生选择行为。但研究显示，大多数寻医者在首诊时，在选择医生的环节上是具有很大盲目性，往往是应激式选择，结果未能选择到最适合治疗自己的医生。因此，充分利用各种可靠的信息媒介、平台和渠道是关键。通过搜索信息媒介、平台和渠道，寻医者可在第一时间得到关于医生的详细而客观的信息。

①门诊医生选择的信息来源

一般来说，门诊大厅是各级医疗机构的窗口，往往是寻医者接触其就诊过程的起点，通过门诊大厅，寻医者被分流到各个科室和病房。门诊大厅的传统功能有挂号、收费、取药、交通等；其特点是每天人流密集，人员复杂交叉，流动量大，停留时间短，接触各科医务人员多。

目前大型综合医疗机构的门诊大厅空间模式有合厅式、联厅式和街厅式，其空间利用和空间导向的可识别性各有千秋。

A.导医服务台。医疗机构门诊大厅一般设有导医服务台（处），导医人员会负责提供导诊、导医和指引路线服务，解答寻医者就诊的疑问，介绍相关科室的业务范围、职能特点，介绍当天可供选择的医生，寻医者根据介绍和了解医生的情况，自主选择适合的医生。

B.信息看板（告示牌）。医疗机构门诊大厅一般会在醒目的地方设置各楼层科室分布指南、选择医生流程图、各科医生介绍一览表及一周坐诊时间看板，各科医生一览表有每个医生的资料（照片、小档案、专业特长、服务宗旨等）情况介绍，为寻医者选择医生提供信息。

C.电子导医系统。现在很多大型医疗机构设有计算机导医系统，其门诊大厅有电子显示屏显示各科室介绍，当日门诊出诊医生的个人信息、数量、楼层分布及诊室布局等信息。寻医者可利用与医院信息系统联网的电子触摸屏一目了然地选择医生。

D.挂号窗口。挂号窗口一般公布各个级别医生的诊疗费标准。寻医者到医疗机构就诊，第一步往往是要到挂号窗口挂某个科室医生的号，挂号窗口的工作人员也会提供当日门诊出诊医生的信息和建议，寻医者根据自己的病种、病情和需要在挂号窗口挂所选医生的号。

E. 他人介绍。亲戚、熟人、朋友、病友等所谓强关系、弱关系推荐介绍相关医生的信息。据调查数据显示，通过这种渠道来了解相关医生信息的寻医者还占较大的门诊比例。

F. 传统媒体。报纸杂志等广告宣传也是寻医者了解相关医生信息的渠道来源。

G. 网络平台。现在各级医疗机构都在网上开设有本机构的官方网站，也会开发一些相关 App，介绍本医疗机构的概况，各科室设置、各科医生的信息及坐诊时间等。

H. 其他载体。医院向寻医者发放的医生介绍卡，医院按科室印制医生的宣传材料等。

据调查数据显示，在大型综合医疗机构，有一半的寻医者需要通过咨询或帮助才能正确选择相应的门诊科室或医生就医。所以为了防止寻医者选错科室和挂错号，医疗机构的导医服务台（处）、挂号窗口及各分诊咨询台的工作人员的素质、经验、能力和态度就很重要了。

②住院医生选择的信息来源

医疗机构住院部的各个病区一般由住院医疗小组负责，包括专家或高年资医生、护士、卫生员等成员。寻医者如果在住院期间对所选医疗小组不满意，可更换医疗小组。

A. 导医服务台。寻医者在医疗机构住院部办理好入院手续后，理论上各科接待护士会介绍各科住院医疗小组的情况供寻医者选择。

B. 信息看板（告示牌）。住院病区各科病房护士办公室有被选择的住院医疗小组及该小组成员的个人资料介绍栏。

C. 他人介绍。亲戚、熟人、朋友、病友等所谓强关系、弱关系推荐介绍相关住院医疗小组的情况。

注意，寻医者宜在病房实地仔细观察和比较医疗小组的服务态度，了解其诊疗技术水平，这样才能比较准确地选择住院医疗小组，而不宜在门诊尤其是急诊部门选择。但在很多大型综合医院，由于病床紧张，寻医者很难有机会选择，能住院就已经不错了。

（2）选择医生的心理认知和主观偏好

疾病的诊断确认是一种复杂的医疗服务过程，寻医者要正确地选择医生必须有两个前提条件：寻医者对自己病情认知准确，对医生医德修

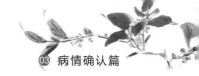

养、诊疗技术水平有足够的了解。这两个前提条件实际上也导致了选择医生时的两个问题：寻医者主观感知的是什么"假设疾病"？应该找哪一科？由什么诊疗技术水平的医生来诊断治疗？

大多数寻医者对医学知识知之甚少，缺乏对自己所患疾病症状的基本感知和认识。

严格说来，医生的诊疗技术水平对寻医者选择医生的意愿影响最大，因为寻医者到医疗机构诊断治疗的主要目的是治愈疾病。但问题是在诊断治疗前，寻医者很难直接评估医生的诊疗技术水平，就必须寻找其他的评价指标来代替对医生的实际诊疗技术水平的事先评估，即间接评价。事实上这种间接评价对寻医者是非常重要的，间接评价越准确，就越能选择到合适的医生，寻医者的健康损失和经济损失一般会越小，反之则越大，甚至达到无穷大（死亡）。

现在的医疗机构，尤其是大型综合医疗机构的各科室专业分得很细，在各科室坐诊的专科医生的专业也很多。一般来说，医疗机构为了介绍和宣传医生的医德修养、诊疗技术水平，会通过各种信息媒介、平台和渠道向寻医者提供医生的所谓"硬件"和"软件"等基本信息：

普通门诊医生，包括照片、姓名、性别、专业特长、职称。

专家门诊医生，包括专科名称、照片、姓名、性别、专业特长、职称、职务及其他相关材料（如论文数量或科研成果等）。

门诊医生的评价，医疗机构或亲戚、熟人、朋友、病友等对医生的医术与医德的评价信息，如被选择率、治愈率、满意率等。

但是上述信息能否让寻医者（尤其首诊的寻医者）获得对各科室医生各方面情况"认知"足够、客观和有效率的了解，回答是否定的。寻医者不可能据此就对医生的医疗技术水平、专业优势、服务态度等有全面了解。例如，医生的职称高低和论文数量多少或科研成果大小与医疗技术水平很难完全画等号，特别是现在的技术职称评审标准，一般是论资排辈，职称高的有时并不是该专业中业务水平最高的。如果寻医者完全根据这些资料选择医生，可能会被"误导"，很难做出正确的选择。

调查表明，在缺乏充分信息的情况下，寻医者在选择具体科室的医生时，是按照其口碑或名气、年龄、职称、学历、行政职务等评价指标的综合心理认知和主观偏好进行的，即按主观感知医生的价值、诊疗技术水平和服务态度来选择的。

所谓口碑或名气是指寻医者在没有实际接触和充分了解医生背景的情况下，通过社会网络、锚定效应和框架效应来对该类医生进行主观感知和结果评价的社会印象。

①口碑或名气

晚熟性是医学人才成长的最显著特点。一个医生的临床经验是在长期的医疗实践中逐渐积累的，医生诊疗技术水平的提高也对应这一漫长过程。因此，根据锚定效应和框架效应，通过社会网络，人们一般会主观感知年龄较大、资历较老、经验较丰富、态度和气的"老医生"一般诊疗技术水平相对较高。

若寻医者自我感知的不适感或症状越是原来没有出现过、无法描述和不确定的，为寻求较好的诊疗效果，规避更大的健康损失和经济损失，寻医者越会主观偏向于选择年龄较大的老医生或老专家，而不信任年轻医生。

反之，若寻医者自我感知的病感和症状轻微，是原来出现过的一般常见症状，如感冒发烧等，由于确定效应，他可能会选择年轻医生诊疗。当然年轻医生好说话、没"架子"也可能是产生这种选择的心理原因之一。

如果医生的年龄差不多，这时职称、学历、行政职务等评价指标就会对锚定和构建医生的口碑或名气发挥作用，寻医者就会对职称、学历、行政职务高的医生的诊疗技术水平有较高的主观评价，往往会主观偏向选择该医生。

首先，"熟人"这种强关系对某个医生的印象和描述信息对寻医者的决策影响也很大，这在很大程度上锚定和框架构建了寻医者对某个医生诊疗技术水平的口碑或名气的主观评价；其次是"他人"，例如病友、医院导医人员或"医托"，这种弱关系对某个医生的口碑或名气的主观评价对寻医者选择医生的决策也有较大影响。

②从众心理

这实际上是一种参照依赖效应。在缺少充分信息的情况下，寻医者为了尽

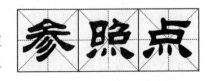

参照点

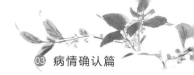

量减少不确定性和风险，往往会寻找所谓参照点（物）来判断和决策。

一些寻医者（尤其首诊）如果听很多人说某医生的诊疗技术水平高，他就会主观偏向选择该医生，即使他完全不了解该医生的情况。还有些寻医者，挂号后在各诊室外"观察"，看哪个诊室的人多，就找哪个诊室的医生看病。这里的很多"人"就是参照点（物），寻医者就参照很多"人"的决策来选择医生。

③无所谓心理

这实际上是一种反射效应。在缺少充分信息，还有就诊时间、费用等有限的情况下，仅凭照片和介绍，寻医者分不出医生诊疗技术水平的高低，短时间内不知道怎样选择医生，这时就会出现"赌一把"或"押宝"的心态。

寻医者可能会凭感觉、看相貌来获得某医生的主观框架心理描述，通过"相面"看谁顺眼或认为谁"面善"来选择医生。

这种"跟着感觉走"的医生选择方法风险当然较大，延误诊疗的风险也大，但却是有些寻医者在信息不充分条件下的心理应激反应和决策行为。

当然，如果寻医者认为病情较轻，根据确定效应，往往会觉得选择谁都无所谓或认为没有必要选择。

所有的寻医者在选择医生的同时，基本上都会考虑诊疗价格的高低，如挂号费的多少等因素。

基于以上分析，本书有以下三点建议：

A. 非急症的首诊寻医者、慢性病或疑难病的寻医者应该仔细慎重地选择医生；

B. 病情危急的寻医者不宜自己选择医生，因为选择过程可能会耽误病情，增加痛苦甚至导致死亡；

C. 所谓"老病号"的寻医者应主动选择医生，因为"老病号"对科室的医生情况都很熟悉，选择也最准确。

（3）医生资源的扭曲和短缺

在第1章，笔者已经分析了我国医疗卫生资源的配置不合理问题，优质医疗卫生资源都集中在城市的大型医疗机构中，基层医疗机构的医疗卫生资源就肯定存在短缺和不足，其层次也不高。

而由于信息不对称以及寻医者规避健康损失和经济损失的心理偏好，又加剧了这种医疗卫生资源扭曲、短缺和浪费现象，且在一定程度上加剧了医疗卫生资源利用的不公平性，尤其是在优质的医生资源层面。

寻医者这种健康损失和经济损失规避的心理偏好主要有两种表现。

①大医院偏好

寻医者无论大病小病都偏好信任大型三甲综合医疗机构的诊疗技术水平，造成了大医院尤其是三甲综合医院的寻医者过度集中和拥挤，基层医疗机构寻医者相对稀少，如图3-9所示。

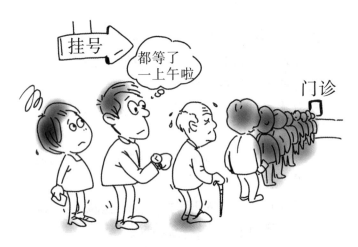

图3-9　寻医者偏好大医院和专家

②专家偏好

寻医者无论大病小病都偏好信任甚至迷信有口碑或名气大，职称、学历高的医生或专家的诊疗技术水平，而这些高级别医生或专家即使在大医疗机构里也是有限的，这就会造成寻医者"看病难，挂号累"，甚至常常挂不上号的现象，同时会导致高级别医生或专家疲于应付简单病和常见病，没有有足够的精力来研究和解决疑难重症；而年轻医生则坐"冷板凳"，得不到充分的实践机会，医生之间忙闲不均，造成医生资源扭曲、短缺和浪费的局面。

这种医疗卫生资源扭曲、短缺和浪费的现象又会促使医疗机构的管

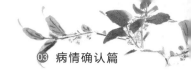

理部门和物价部门对诊疗价格进行所谓"管理"，运用经济杠杆提高寻医者"偏好率"高的高级别医生或专家的诊疗收费价格。这种所谓优质优价、拉开拉大不同档次医生的服务收费政策，是否能真正合理疏导病源是有待商榷的。本书认为这种政策只能疏导和分流经济条件不同的寻医者，不能疏导疑难疾病和轻微常见疾病的寻医者，因为寻医者在就诊前往往很难准确感知自己的疾病。

经济条件好的寻医者可以选择大型的医疗机构，可以选择高层次、经验丰富的专家或教授，而经济条件差的寻医者则迫于经济压力只能选择基层医疗机构和普通的医生。由马太效应可知，优质的医疗卫生资源会被富裕人群所利用。医疗卫生资源扭曲、短缺和浪费也是托熟人或靠关系的"后门号""号贩子""医贩子"一直没有绝迹的根源，如图3-10所示。

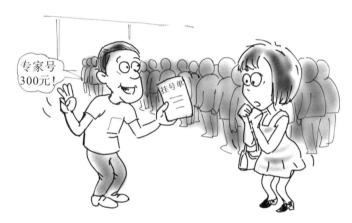

图3-10 医疗卫生资源扭曲导致的"号贩子"现象

与此同时，一些"偏好率"低的医生可能会同医院附近的小旅社、小饭店老板联合起来，老板"介绍"寻医者，医生"推荐"旅社、饭店，由此形成一种畸形"供应链"。这些现象都会加剧寻医者看病难的社会问题。

3.5　医生的诊断方法选择

从寻医者到医疗机构挂号开始，寻医者实际上就与医疗机构建立了所谓的缔约契约关系，也与对其进行诊疗的医生建立了委托代理关系，表明寻医者同意授权医生为其进行诊疗，医生利用自己的专业医疗知识和技能开始为寻医者的"假设疾病"检查、诊断和确认。

在大多数情况下，同一种疾病可能会有不同的诊断、检查和确认的方法和手段，不同的方法和手段会有检查效果、身心体验和价格等方面的差异。医患双方在医学专业知识上的高度不对等造成了病情确认阶段的信息不对称。当寻医者选择了自己的主治医生后，自身的被动地位就已确立，选择哪种专业医疗检查、诊断和确认方法几乎完全由主治医生主导。

本节不是要讨论医生怎样选择具体的专业医疗检查、诊断和确认方法，而是通过分析医生的诊断行为、诊断风险、防御性诊疗行为及医保对诊断方法选择的影响等方面来理解医生诊断方法的选择过程、心理认知和风险规避行为图示，从而为寻医者在病情确认阶段提供决策信息支持。

3.5.1　诊断行为

所谓诊断是一种基本的医疗思维活动，包括诊察就诊对象，根据其症状来识别所患何病，形成拟诊意见，通过临床实验与修正，形成确诊判断等环节。所谓诊断行为（Diagnosis and treatment behavior）是指医生在对疾病认识、判断、决策和验证等过程中所采取的活动，涉及"诊"和"断"两个方面。

诊断方法大致有三种分类方法：

根据临床资料获得的方法分类，有症状诊断、体检诊断、实验诊断、超声波诊断、X射线诊断、心电图诊断、内窥镜诊断、放射性核素诊断、手术探查诊断和治疗诊断等。

根据诊断的确切程度分类，有初步诊断和临床诊断，初步诊断又分为疑似诊断（又称意向诊断或印象诊断）、临时诊断、暂定诊断，临床诊断即确定诊断。

按诊断内容分类，有病因诊断、病理形态诊断、病理生理诊断，此外，还有入院诊断、出院诊断、门诊诊断、死亡诊断、剖检诊断等。

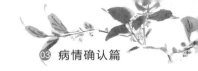

（1）诊断过程

医生的诊断主要包括三个过程。

①疾病调查

问诊和体格检查是医生疾病调查的必要环节。寻医者就医后，医生首先向寻医者询问主观感受症状，以此采集病史资料，包括现病史、既往史、个人史、家族史。病史与疾病有着内在的联系，它能提供诊断的线索。医生会利用感官检查获得寻医者的体征信息。体格检查可验证症状是否存在，辨别症状的性质和查明症状的由来，有助于发现未曾觉察到的异常，排除或保留作为症状诊断时考虑到的一些疾病，或补充症状诊断中未考虑到的疾病，有时还可直接做出临床诊断。寻医者应充分理解，配合病史调查及体格检查。

②确定检查方法

例如，医生借助简单的检查工具（如听诊器、叩诊锤、血压计、体温计等）对寻医者进行细致的观察；运用借助各种诊断仪器、设备的西医体格检查法（Phsical examination）对寻医者进行系统检查；医生还可以通过自己感官，如运用中医的"望、闻、问、切"诊断方法等。

③疾病诊断

在经过必要的调查、检查之后，医生运用临床思维方法自主诊断、判断，做出有关疾病的诊断，并承担与诊断结果相应的责任。任一过程实施得不好，都可能发生诊断上的错误，如误诊或漏诊。

有经验的医生普遍认为：询问病史可以得到50％以上的诊疗信息，检查体征可以获得30％的诊疗信息，临床辅助检查则可获得20％的临床诊疗信息。

（2）诊断模式

全科医生的诊断一般是无固定疾病模式的，他们运用发散思维和开放式问诊，收集寻医者有关疾病的各种线索，了解、判断疾病的分类、性质及范围。例如，以躯体为主、以心理为主、身心兼有、是否急症等。全科医生的诊断结果不仅是对疾病的诊断，还是多因多果关系链的判断。

专科医生头脑中一般已有各种疾病的概念、模式，按症状、体征、化验结果判断疾病，同时确认病因、发病机制、诊疗方案。专科医生问诊、体检、化验的内容指标都是围绕已有的模式进行。若有不符合，鉴别诊断的指标、内容等也是围绕固有模式的框架进行对比、修正。

专科医生对不符合疾病模式的寻医者的诊断，通常有两种：待查和待诊。专科医生也许有明确诊断结果，也许没有诊断结果，最后寻医者只好带着"问号"出院。

（3）诱导检查

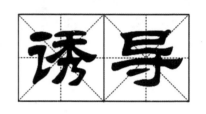

由于医患双方在"假设疾病"的诊断过程中信息不对称，选择什么样的诊断、检查、确认方法和手段几乎由主治医生主导，这样，扮演双重角色的医生受利益驱动自然会利用寻医者的就医心理诱导其接受更多不必要的诊疗，从而产生诱导需求（PID）和道德伦理风险。

医生会像医药公司、零售药店和医疗器械制造商那样较多考虑自己的利益，因此，在诊断过程中常常会出现以下现象。

①诱导过度检查

所谓过度检查又俗称为"撒大网捕小鱼"或称"高射炮打蚊子"，例如，一个人头碰了一下，医生就让其做 CT、核磁共振检查。医生可能有诱因过度夸张病情的不确定性，推荐或提供寻医者在其完全知情的情况下就不会选择过多的、无临床意义的诊断、检查项目，尤其是"假设疾病"的临床风险小，寻医者又有医疗保险的话。

过度检查现象多表现为：医生本可以通过临床检查就得出明确诊断，却使用实验室检查；本可以通过一项检查得出明确诊断，却采用了多种检查手段；本可以采用简易、收费较低的检查手段，却采用了高级、昂贵的检查手段；同时，对转诊或者复诊寻医者采用重复的检查等。

②防御性检查

这是指医生为了减少自己误诊、漏诊带来的法律诉讼风险而让寻医者做不必要、不合理的诊断、检查项目。同时，有些寻医者及家属的医疗消费观念和要求也存在误区，认为做的检查越多越好。不该做的检查做了，如果是无创的，仅仅是多花了一些钱；但如果是有创的，还要再

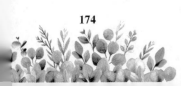

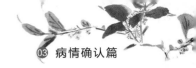

承担肉体上的痛苦。

③不同检查

如果有两种不同价格的诊断、检查方法或手段对"假设疾病"的检查是同效的，医生可能会选择较贵的那种，但这对寻医者来说不一定是效用最佳的检查方法。

④难验证检查

由于信息不对称和监督成本非常高，无论是寻医者、医疗机构管理者或保险公司等利益相关者都很难观察和验证医生的诊断质量和效用，因此，"假设疾病"的诊断过程可能会缺乏有效监督。

当医生对"假设疾病"的检查发生误诊、漏诊时，寻医者可能无法清楚判断发生的真正原因。究竟是医生的医疗专业能力太差，努力不够，责任心不强，还是运气不好？

3.5.2 诊断风险

医疗卫生行业的特殊性、疾病的复杂性和不可预见性、人类认识能力的有限性以及医疗技术的局限性必然导致医生这个职业具有风险水平高、风险复杂、风险不确定及风险后果严重等特点，而且世界各国都是如此。

疾病的诊断过程包含了广泛的不确定性。所谓医生的诊断风险（Diagnosis risk）是指医生在诊断、检查和确认过程中因不确定等因素而导致疾病误诊、漏诊的可能性，医生是诊断风险责任的直接承受者之一。

因此，只有了解医生在诊断过程中诊断风险的不确定性，才能更好地了解医生怎样选择诊断方法。

（1）疾病的不确定性

人类对疾病的认知是有限的，对于很多疾病的机理，人们至今还没有完全搞清楚。临床信息与疾病表现之间关系的不确定性会增加医生的误诊、漏诊风险。无论多好的医院、医术多精湛的医生也无法确保所有的寻医者都不被误诊、漏诊。

（2）感知的不确定性

由于个人的健康意识、医疗知识、身体特征和性格个性的不同，寻医者很难准确感知病感和症状，因此就很难向医生准确描述他们"假设疾病"的病感和症状特征以及诊疗需求，医生在诊断过程中就会遇到不确定性风险。

（3）失真的不确定性

有些寻医者为了引起医生的注意或博取同情而故意夸大病情，或出于保护隐私心理而刻意隐瞒病史，导致提供的临床信息不准确或扭曲，在诊断过程中会影响医生的判断。

（4）沟通的不确定性

一些医生缺乏与寻医者沟通的技巧，在说话过程中言辞不当，如过分肯定、含糊不清、语言冷淡，或回答不耐心、不详细询问病情就直接开诊疗单等，不重视寻医者的知情同意权，以致造成寻医者对医方不信任和不理解。这些沟通不畅的情况会加大不确定性风险。

（5）方法的不确定性

在诊断过程中，由于病种不同、个体差异等因素，诊断方式或手段可能会不同；即使是同一种疾病，不同的医生也可能会采用不同诊断方式或手段。有些医生可能会大胆尝试新技术、新器械、新药品。但凡新技术、新产品都会存在风险，如果事先没有告知和协调好寻医者及家属，可能会引发医患间认知上的不理解。这些不同的诊断方式或手段也可能带来不确定性风险。

（6）专注的不确定性

由于寻医者对大型医疗机构的信任偏好，造成了大型医疗机构门诊量居高不下而出现看病难的现象。面对每个工作日数以百计的就诊排队者，在诊断过程中，医生尤其是高级别医生或专家花在每个寻医者身上的平均时间肯定是极其有限的。医生在有限的诊断时间压力下会精神紧张，过于劳累，导致出现差错的可能性增加，从而带来专注的不确定性风险。寻医者常常会抱怨"等了3小时、5小时，最后医生只看了3分钟、5分钟就结束"，就是这种现象的体现。

（7）期望的不确定性

到医疗机构求医，尤其是到大型医疗机构花高额挂号费找权威专家诊断的寻医者，由于缺乏医学基本常识，认为医生可以手到病除，对医生的期望过高，如果诊疗效果稍有不如意，就会怀疑医生是否尽心尽

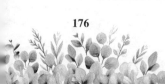

力，怀疑医生是否存在过错。更有甚者，引发医疗纠纷。

（8）费用的不确定性

一些寻医者把诊断过程看作是一种"消费"，认为花了钱就必须得到理想的医疗服务结果。现实情况可能是高额诊疗收费与最后的诊断结果形成强烈反差，例如疾病的疑诊、误诊、漏诊。面对这种高成本的投入与健康收益的低回报（或零回报）反差，寻医者无法接受而向医生发泄情绪，可能会引发医患纠纷。

（9）态度的不确定性

有的医生欠缺医德，对待寻医者态度冷淡，不认真细致问诊，没有进行必要的检查，或过分依赖仪器检查而忽略了常规方法和病史采集等，而造成了误诊、漏诊。

（10）道德的不确定性

医生双重身份的地位与较低收入的现状，造成医疗领域司空见惯的受贿行为，使医生产生了难以抗拒的趋同效应〔所谓趋同效应（Convergent）是指主体间相互影响、相互学习，进行相同或相近适应活动的机制〕。例如，本科室的医生看见某医药公司的药品销售代表频繁进出隔壁科室会有什么联想？因此，一些医生成了收受贿赂的高危人群。在利益驱使下医生可能会多开药、开高价药，进行过多检查、不合理检查等，这些过度医疗现象，导致道德风险随之产生。

（11）结果的不确定性

由于一些疾病的复杂性和个人的差异性，对诊断效果的评判，例如疑诊、误诊、漏诊，可能很难有统一的、标准的医学评价标准。这致使寻医者、家属与医生、医疗机构对诊疗服务质量产生不同的判断，从而发生医疗纠纷。

3.5.3　防御性诊断行为

人们对风险总是本能地厌恶，医生也不例外。由于医生感知到疾病诊断过程中的不确定性、医患纠纷、社会舆论的放大效应及巨额医疗事故诉讼的风险，因此，医生在诊断过程中会采取一些风险规避行为来保护自己。

随着寻医者及家属维权意识的增强，面对诊疗的各个环节，对于不满意的诊疗结果，不排除寻医者及家属会采取维权行为，从而给医生带来巨大的法律诉讼和社会舆论风险，极端情况下医生甚至会有生命危险。

由于疾病诊断过失法律诉讼的医学专业性、复杂性与技术性，绝大多数法院在判定医生疾病诊断过失的过程中存在较高的不确定性。法院在医疗事故的鉴定和处理上，往往以化验或仪器检查的结果为依据，忽视了医生的临床经验判断，因此，医生会把各种化验或仪器检查做得一应俱全。同时，新的关于医疗诉讼"举证责任倒置"的立法加大了诊疗事故的风险，使医生和医疗机构在原本被动的诊断过失法律诉讼中承担了最困难的举证责任。信息的不对称性及医疗服务供给与需求的非市场性诱使医生采取风险规避行为，即防御性医疗行为的市场基础是医疗决策被扭曲的副产品。

现在由医疗过失引起的医疗诉讼日益增多，医院的管理部门为避免医疗纠纷风险，通常也会采取行政手段要求医生实行部分防御性医疗策略。

所谓防御性医疗（Defensive medicine，DM）是指医生在诊疗过程中为规避诊断过程的风险或诊断事故法律诉讼而采取的防范性诊疗行为，这种诊疗行为不是出于疾病本身和寻医者健康利益的需要，而是为了构造一个完整的防御体系，以应付可能的诊断事故法律诉讼，避免医生吃官司。具体包括过度的化验检查，增加会诊、转诊，选择性收治寻医者，通过要求寻医者签诊疗知情同意书以推卸责任等特殊医疗行为。

医生的防御性医疗行为不仅会造成稀缺医疗资源的大量浪费，还会给国家及个人带来巨大的经济负担。防御性医疗行为受到公众的普遍谴责，但又难以避免地发生在医生日常诊疗行为过程中。

防御性医疗主要包括积极防御性医疗和消极防御性医疗，同时又有正负两面效应。有学者认为医生的积极防御性医疗和正面效应与消极防御性医疗和负面效应的认知在医疗决策过程中可能起着平衡杠杆的调控作用。

积极防御性医疗和正面效应是指医生更加认真、仔细地对病情进行问诊和记录；采用多做检查、多开药物等措施，为寻医者做更为详细的病情诊疗和解释；各种普查和筛选检查更为细致；诊断过程中做更多的

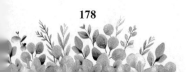

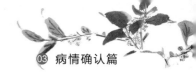

审核工作；开展更多的寻医者满意活动等。这些医疗行为有助于提高寻医者的服务满意度和诊疗质量，但也会增加其医疗费用和诊疗风险。据估计，1.5%～2.0%的癌症有可能归因于频繁CT检查的辐射。

消极防御性医疗和负面效应就是医生主动回避某些诊疗行为，如增加各种转诊、会诊；进行各种化验、检查；回避收治高危寻医者或回避寒进行高危手术；回避采用有风险的诊断检查；多开具各种药品等。其本质是基于对诊疗过失法律诉讼风险的回避而采取的自我防御措施。消极防御性医在对医疗服务领域有着很大的负面影响，严重影响医疗服务的可及性，寻医者可能会因为得不到积极救治而病情加重甚至死亡，这样会加剧医患矛盾，然后医生又进一步增加防御性医疗行为，形成恶性循环。

为防患于未然，降低诊断过程的风险，医生通常可能会采取以下典型防御性医疗措施。

（1）改善服务态度

例如，医生会仔细地记录病例，与寻医者及家属反复地沟通，把病情及可能出现的各种并发症向他们耐心解释。

（2）过度检查及会诊

如果诊断风险越大，则会增加越多的检查项目和会诊；对其他医院的检查结果不予承认并要求重复检查；用简便的方法和设备能明确诊断的却使用复杂、昂贵的检查手段。

（3）选择性收治

例如，医生收治寻医者时会考虑费用报销及寻医者的支付能力。不收治严重病情的寻医者，是因为怕容易发生医疗纠纷。

（4）加强沟通技巧

例如，医生谈话时会把病情往严重程度描述，对看上去不友好的寻医者会主动示弱，向其推荐更高级别的医院。医生谈话时会注意选择用词，不讲绝对的话，选择诊疗方案时会把各种情况都说明，通过医疗知情同意书来推卸责任，把选择权交给寻医者。

（5）提高专业技能

例如，医生加强自身职业素养，努力提高自己的专业医疗技能水平，减少诊断过程中的失误。

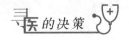

（6）提高责任心

医生工作时应尽量小心谨慎，多看看寻医者，多检查医嘱，尽量避免出现差错。

目前，医生的防御性医疗行为难以定量描述和鉴别，从医疗专业的角度来说，我们很难准确地去检测防御医疗行为到底有多少是有利于寻医者的，也无法去衡量医生由于担心医疗诉讼而在多大程度上改变了医疗行为的标准。当然在很多情况下，医生也可能是为了排除某一种疾病而不是要确定某一个诊断的结果。

注意，防御性医疗与过度医疗的表现形式尽管相同，但二者的驱动因素不同。过度医疗是由医生或医疗机构的经济利益驱使所致的医疗腐败行为，而防御性医疗是医生或医疗机构为了规避医疗风险而偏离规范化的医疗行为，其效果表现为：防御性医疗是过度医疗的有力推手，这些行为也称为医生的冗余行为，但对寻医者来说就是冗余的医疗负担了，如图3-11所示。

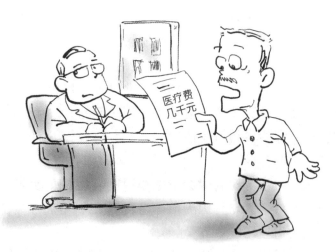

图3-11　防御性医疗与过度医疗共同造成医疗费高昂的局面

3.5.4　医保对诊断方式的影响

医生在选择诊断方法时还会考虑寻医者的医疗保险状况与医疗费用的支付

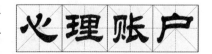

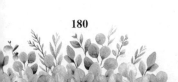

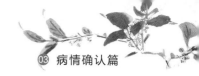

方式。

研究显示，随着我国医疗保险事业的覆盖面进一步扩大，一定程度上诱导了个人过度医疗服务需求在质量上的提高和数量上的急剧增长。医疗保险的存在，大大减少了个人支付医疗费用的压力。拥有医疗保险的个人的医疗支出水平要明显高于没有医疗保险的个人。这就是所谓的"心理账户"效应。

医疗保险的费用分担机制影响了寻医者对价格变化的敏感度。有了医疗保险这个"心理账户"，寻医者对收费价格不再那么特别关心，更趋向于选择比未投保条件下更贵的药物和更优质的诊疗服务，这就让医生有机会依据寻医者的保险范围对同一诊断方法或手段按不同价格收费，即对没有医疗保险且自费的寻医者，医生可能按较低的价格收费，对有医疗保险的寻医者可能按较高的价格收费。同时，有医疗保险的寻医者还可能自行要求医生实施过度诊疗行为，例如，选择费用更贵的诊断方法、做更多检查和多开药物等。这些对医疗保险资源来说都是所谓的道德风险问题。

虽然一些省市地区的社保机构尝试过各种支付机制，例如按病种付费、按人头付费、按服务人次付费、按住院床位付费和总额预算制等，甚至尝试后付制、预付制的组合运用，还运用了谈判机制、智能监管等。医疗保险方也通过设立个人账户、起付线、自付比例、封顶线等方式，使参保寻医者提高费用意识，从而参与医疗行为与费用方面的监督；但由于医疗信息的不对称性和专业性，寻医者或保险方往往无法直接评估医生诊疗建议的有效性，所以还是难以避免医生的过度医疗行为，以上各种支付机制的总体效果并不很理想。

3.6 医生的诊断结果判断

医生对某种疾病的诊断结果通常有确诊、疑诊、误诊和漏诊状态。医生出于维护声誉、防范事故风险以及预防性诊疗行为等原因，一般不会轻易断定或承认自己的诊断结果是误诊及漏诊。

3.6.1　诊断结果的医生评判

（1）检查结果评价

医生通过问诊和体格检查等手段得到个人"假设疾病"的检查结果后，就要首先估计其真实性和准确性，然后判断它反映的是正常还是异常状态。若是异常状态，还要根据公认的该异常状态在某疾病中可能出现的概率和对诊断某疾病的特异性及敏感性来评价它的诊断价值。一般用阴性（Negative）代表正常状态，用阳性（Positive）代表异常状态，即有病或有病毒。

反映异常状态（阳性）的检查结果，常常是诊断某疾病的线索和依据，而正常状态（阴性）常用作鉴别诊断中排除某疾病的依据。通常采用正常人群的调查统计学方法，即用正常值来判定正常与否。

评价某项目检查结果的临床意义，是根据该检查项目对一些疾病诊断的特异性和灵敏度来确定的。

特异性是用来评价某项检查对某疾病的诊断能力和排除非某疾病能力的。灵敏度则用某项检查在某疾病中出现的阳性率来表示。特异性和灵敏度都是根据大量资料用统计学方法计算出来的。

医生在评价某项检查结果时，可能会出现所谓假阳性和假阴性现象。

对某疾病诊断有一定特异性的检查结果，出现于非某疾病时，对非某疾病来讲，就是假阳性。易出现假阳性的检查项目，如果对某疾病诊断的特异性差、评价不当便会引起误诊。

对某疾病检出有一定灵敏度的检查结果，未出现于某疾病时，对某疾病来讲，就是假阴性。易出现假阴性的检查项目，如果对某疾病检出的灵敏度差，评价失当也极易导致漏诊。

（2）分析推理判断

医生运用既有的医学知识，经验，对检查结果进行综合、分析、联想、推理，才能引申出对疾病的诊断结果。临床上进行诊断的思维方式一般有三种，即病象对比、鉴别推断和否证拟诊。随着医疗科学的发展，还出现了计算机诊断方式。

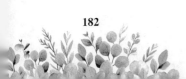

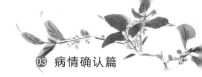

①病象对比

这种诊断方式常用于已获得的临床资料能比较明显地反映典型疾病的临床表现形象。如果这一形象与医生记忆中所描述的或在实践中所经历的某疾病形象一致时，医生即可通过对比，首先考虑是否是某疾病。

②鉴别推断

这是临床上最常用的诊断方式。多用于全貌未充分表露出来，或病情复杂，或本质比较隐匿但阳性表现却较多的疾病。实际采用的诊断方式有二种：逐步逼近诊断法和综合鉴别诊断法

所谓逐步逼近诊断法是指医生在问诊完成后，将获得的症状按时序系统化，根据症状学知识，先考虑一些疾病；接着参考体检中所获得的体征，根据其中不可能出现的某种体征，或应出现的某种体征，把未出现的疾病排除，保留其余疾病，或添加一些根据体征应考虑进去的疾病。再根据检查结果，继续排除和保留 些疾病。最后保留卜来的疾病，就是最接近诊断的疾病。这一诊断方式虽比较繁复，但很少漏诊。

所谓综合鉴别诊断法是指医生首先对所获得的问诊和体格检查结果进行仔细的分析和评价，从中选择几项综合起来能概括病情的主要阳性表现，并据此列出有待鉴别的一些疾病。通过比较每一种主要阳性表现在这些有待鉴别的疾病中出现的概率和对诊断这些疾病的灵敏度和特异性，联系未列为主要表现的那些临床资料的临床意义，再经综合、推理，最后得出可能性最大的少数几个诊断。其中与病情和病理最符合，且能全面合理地解释全部检查结果的诊断，就是临床诊断。临床医生最常使用此诊断方法，但由于主要阳性表现是由医生选择，选择失当会导致误诊。

③否证拟诊

医生利用排除法来诊断，常用于主要征象少而又缺乏伴随表现的疾病。医生运用诊断学知识，先将能出现此征象的所有疾病分类列出，然后根据正常所见或阴性表现，将这些疾病逐类或逐一否定，最后剩下不能否定的疾病，也就是可能性最大的疾病，以此作为初步诊断或临床诊断。

④计算机诊断

目前在一些大型医疗机构，疾病的分析、推理、判断也运用了计算

机逻辑判断和信息加工手段。临床上常用的计算机诊断模型中，具有代表性的有概率模型、序贯决策模型和专家系统模型等三种，这里不再赘述。

3.6.2 诊断结果的影响因素

由于疾病的不确定性特征，若问诊和体格检查结果不充分、不准确，或者对问诊和体格检查结果的理解错误，那么即使医生的分析完全正确，也会导致错误诊断。同时，即使收集的问诊和体格检查结果完全准确，但如果医生分析错误，也会得出错误诊断。

在诊断过程中，医生对疾病诊断结果发生误诊和漏诊错误的主要影响因素有客观因素和主观因素。

（1）客观因素

①疾病因素

A. 罕见病：人们对于罕见病的认知度较低，医生缺乏警惕，也没有经验，容易延误诊断和误诊。因此，从常见病角度出发难以诊断解释时或按照常见病处理无效时必须想到可能是罕见病。

例如，有些疾病在国外是地方病、常见病，国人通过旅游或商业交往等方式将这些病带回国内，就会给诊断带来困难。因此，需要详细询问旅行史、饮食史、居住史来诊断和鉴别。

B. 多系统受损的病：有些疾病可以同时或先后有多个系统受损的表现，会干扰医生诊断的思路和突破口。分开考虑就会形成多元论诊断。

有些疾病本身会涉及全身多个系统、多个器官，而专科医生可能仅仅注意到本专科范围的问题，而忽视了全身其他部位的病变，因此，非常容易误诊。

C. 诊断标准不明确或诊断指标不理想的病：有些疾病的诊断标准本身就不太明确，或没有客观指标，或客观指标的敏感性和特异性太低。例如感冒是一种常见疾病，也是非常容易误诊的一种疾病。感冒的诊断标准还不明确且缺乏特异性的客观指标，最棘手的是感冒的临床表现多种多样，与许多疾病（尤其在疾病的早期）的表现相似，很容易造成误诊。

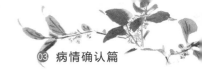

②病情因素

A. 表现不典型：疾病表现不典型时诊断就很困难。疾病可能发生在并不常见的部位、并不常见的人群、并不常见的地区，尤其是出现并不常见的临床表现。

B. 时间因素：疾病从开始到恶化或缓解是一个动态的过程，每一个阶段都会有不同的表现。而医生可能在疾病的某个阶段接触寻医者，因此没有机会了解疾病的全过程。在某个时间节点，有些重要的有诊断意义的证据可能尚未出现或已经消失。

C. 空间因素：病变可能在空间上被掩盖或干扰。在相邻的空间也许存在不同性质的病变。例如，感冒在高海拔地区和低海拔地区的症状表现就很不一样，如果不加辨别，也容易误诊。

D. 起病急、进展快、病情重：随着科技水平的提高，很多医疗器械检查已经可以在病床旁进行，但对于危重患者，有些检查方法和手段还是无法在病床旁实施且影响及时诊断，如 CT、MRI、PET 等。

病情还可能限制某些检查。有些检查需要耗费一定时间，如果病情进展太快，也许在拿到检查结果时寻医者已经不幸去世了。

③寻医者因素

A. 寻医者表达交流有困难：病史和症状都是医生通过问诊来获得的，治疗的疗效和不良反应也经常通过问诊来发现和确定，而病史、症状、疗效和不良反应都是诊断和鉴别诊断的重要依据。

在临床工作中，医生经常会遇到一些表达或交流有困难的寻医者，如昏迷的、痴呆的、失语的，或讲方言、少数民族语言甚至讲外语的寻医者。此时医生就可能遗漏或误解许多重要信息，造成误诊或漏诊。

B. 寻医者不合作：由于寻医者健忘，或对医学知识缺乏和不理解，没有客观真实地汇报病史和症状，使医生无法获得真相和事实。更有甚者，由于各种原因，寻医者及其家属刻意隐瞒、回避、虚报、夸大或缩小某些事实，因此误导了医生的思路。

体格检查、实验室检查和器械检查也是诊断和鉴别的重要线索和重要依据，而这些检查都是需要寻医者配合的。

C. 寻医者不能耐受检查：有些检查对于确定诊断是必须的，甚至是决定性的；但寻医者不能耐受该项检查，医生不得不放弃该项检查。

D. 寻医者的心理、社会人文因素：寻医者的心理状态、人文背景、经济收入、医疗保险、社会支持、文化水平、职业、家庭都可能各有不同，这些因素也是影响诊断和鉴别的客观因素。例如寻医者讳疾忌医或对医生不信任，因此可能拒绝必要的检查。即使愿意接受检查，也由于经济困难，或医疗保障的限制，无力承担相关的费用而导致检查无法施行。

④诊疗因素

A. 检查因素：为了明确病变的部位、病因、病理解剖和病理生理等诊断要素，除了问诊和体格检查，寻医者还需要做一系列的检查，但各种检查都存在敏感性和特异性问题，也就是说这些检查在客观上不是百分之百正确无误的。

至于正常值则是一个参考范围，有一部分病人必然会被纳入正常，也会有一部分正常人被归为异常。此外，检查结果有测定前误差、测定误差和测定后误差。

上述因素都会从客观上干扰医生的诊断思维，影响疾病的诊断结果。病理检查的结果应当是特异性最高的实验检查，也是临床医师最为重视的报告。但病理检查的各个环节都会影响诊断结果，如标本的采集、固定和保存，切片染色以及阅片等。

B. 治疗因素：治疗有效是支持诊断的重要依据。而诊断性治疗（试验性治疗）更是鉴别诊断的常用方法。但即使治疗方案是合理的，疗效也不可能达到百分之百，而治疗引起的不良反应以及药物对症状体征和辅助检查结果的影响都会干扰诊断。

⑤其他因素

A. 科学技术水平的限制：医学是不断完善的科学，还有许多未知的领域需要人们探索和研究。为了尽快地、尽可能正确地、尽量全面地做出诊断，医学界需要不断地产生新的理念、新的学说，发明新的设备、新的仪器，创造新的方法和新的措施。

B. 设备条件的限制：医生所处的地域、城市、医院所拥有的医疗器械设备是不同的，操作、分析和报告这些检查结果的医生的理论水平和实践能力也是不同的。这些都会影响医生的诊断结果。

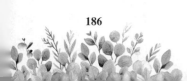

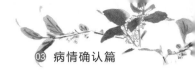

（2）主观因素

①临床知识

如果诊断疾病的行为主体（主要是医生）缺乏足够的临床知识，就很容易发生误诊、漏诊。

目前医疗机构的临床科室分科过细，医生往往只看一个系统范围内的疾病，甚至只看一种病。长此以往，视野逐渐萎缩，知识面日益狭窄，会影响诊断结果。

②临床技能

A. 临床资料的收集和分析：临床资料是指病史、症状体征和辅助检查结果（包括实验检查和器械检查），是诊断和鉴别的重要依据。

临床资料所反映的事实是客观存在的，但收集的内容和技巧是由医生把控的。针对一个特定寻医者，问什么，体格检查做什么，实验检查和器械检查做什么，都是由医生主观决定的。

而医生收集到的临床资料可能是零碎的、片面的、混乱的、矛盾的甚至是错误的，必须经过分析、处理和判断才能使之完整化、真实化、系统化，也才能用于临床。

B. 病症的分析：诊断必须全面，因为在一个寻医者身上往往存在不止一种疾病。医生在诊断时必须理清原发病和并发症的关系、原发病和并发症的关系、原发病和后遗症的关系。

C. 治疗反应的分析和评估：临床上最初的诊断是拟诊，通常是通过病情的演变和观察治疗反应来明确诊断的；也就是说，如果治疗有效，那么拟诊就可以确立诊断。

药物的不良反应也会引起误诊，因此医生还需要鉴别药源性疾病。

③临床思维

疾病的诊断和鉴别是从症状、体征或实验检查的异常临床资料出发的。医生如何对待这些临床资料与疾病诊断关系甚大。

A. 临床资料的取舍：临床资料必须经过医生的取舍才能用于诊断，主要是去粗存精和去伪存真。"去伪"就是要发现错误的、虚假的临床资料。

B. 临床资料的联系：医生获得的临床资料可能很多，它们之间也许存在内在的联系，这就需要医生进行一番由此及彼和由表及里的临床思索。病史之间、症状之间、体征之间、实验检查之间都需要由此及彼的思考。

C. 临床资料的延伸：对已经获得的临床资料，医生通过临床思维有时需要空间和时间上的延伸。

D. 临床资料的判断：包括以下六种。

a. 是否可靠：医生必须判断所收集的临床资料是否可靠。从寻医者本人处获得的病史和症状一般来说比家属可靠，但如果寻医者存在意识障碍、失忆或医生需要了解寻医者童年时的发病情况，家属的陈述就比本人可靠。寻医者口头叙述的情况就不如当时医生写的检查记录报告、出院小结等医疗文书可信。

b. 是否重要：医生收集的临床资料很多，必须辨别重要性。特征性的临床表现或辅助检查结果是重要的资料，而特异性的资料更是非常重要。有些资料可能有"一锤定音"或"一票否决"的价值。只要把握住一个或几个重要临床资料，医生完全可以避免误诊。

c. 是否紧急：医生根据已经获得的临床资料决定下一步先做什么，检查后再做什么检查，要不要加急检查，要不要床旁检查，必须判断获得的资料是否紧急，要不要紧急报告。目前医院已广泛执行"危急值"报告制度，即一旦发现检查结果有明显异常或可能有严重后果，必须立即报告相关科室部门，并作相关记录，防止不良后果发生。

d. 是否全面：全面是相对的，地毯式的全面排查并非最佳选择，必须有的放矢。要有目的、有选择、有针对性地采集资料。

e. 是否变化：疾病是连续变化的，疾病的不同阶段表现不同，病情还会随着治疗的效果或不良反应而发生变化。因此，采集到的资料仅仅是一个片段或一个时间点的情况。医生必须重视、必须警惕、必须观察病情的变化。有些征象尚未出现，需要等待和复查；有些征象虽然已经出现，但目前已经消失，需要寻找留存的蛛丝马迹。

f. 是否出乎意料：临床资料出乎意料是出乎医生的主观意料，也就是临床资料与医生原来的估计不符合，这往往是转变诊断思路的突破口。

④临床经验

医生的临床经验可以从"知"和"行"两方面对疾病的诊断发挥积

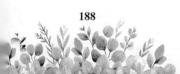

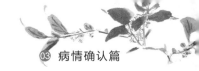

极作用，即提高逻辑思维能力和临床处置能力。

A. 逻辑思维能力：疾病的诊断是一个分析、推理和判断的过程，而临床经验就优化了这个过程。有经验的医生警惕性较高、分析透彻、推理得当、判断准确。

B. 临床处置能力：有经验的医生会简化诊断的过程，也就是问尽可能少的问题，做尽可能少的检查，开尽可能少的化验，诊断干脆利落，直逼要害。

所以，在临床工作中存在着各种各样主观因素或客观因素使医生对疾病的诊断发生偏差，从而带来不同医生在诊断上的差别。临床上经常会出现这样一种现象，即一位寻医者到处寻医，长期得不到明确诊断，结果到了某位医生那里，一次诊断就解决了问题，这就说明了寻医的重要性。

医生只有充分认识影响疾病诊断的客观因素，并不断改善或积累临床知识、临床技能、临床思维和临床经验，才能提高对疾病的诊断能力，在病情复杂或者病性发生变化时，才能够准确分析病情，明确诊断，形成正确的治疗方案，取得满意的疗效。

本节简要介绍了医生怎样判断疾病诊断结果的基本思维图示和诊断结果的影响因素，但由于医疗信息的专业性、收集疾病诊断信息成本的昂贵性、诊断信息缺乏的弱势性及医疗服务市场的非替代性，寻医者不可能像医生这样对疾病诊断结果进行判断，必须寻找其他的方法来判断诊断结果，这将在后面章节介绍。

3.6.2 诊断结果的发布

一般情况下，寻医者到医疗机构寻医诊断需要得到医生对病情确认的诊断结果。对寻医者和家属来说，诊断结果可能是好消息，也可能是坏消息或不好不坏的消息。诊断结果的好坏一般会对寻医者和家属的情绪产生正面或负面的影响，会影响寻医者后续的治疗和预后过程，甚至影响寻医者今后的生活和工作。有些诊断结果会立即严重影响寻医者和家属的情绪。例如，如果得知诊断结果是罹患癌症晚期，寻医者和家属的心理一般都会产生严重的创伤。

最常见的诊断结果发布形式是医生直接向寻医者发布，其他情况则是先由医生向家属发布，然后家属再向寻医者本人转达。心理学上的框架效应告诉我们：人际沟通的关键不在于说什么，而在于怎么说。因此，不管是由医生直接发布还是由家属转达，不一样的发布表达方式会导致寻医者产生不一样的心理效果，所以说诊断结果的发布方式非常重要。

如果要发布一项好的诊断结果，那么以什么样的方式发布才能使它对寻医者及家属产生最积极的效果呢？如果要发布的是一项坏的诊断结果，又该如何做才能最大限度地减少这个诊断结果的不利影响呢？

对此，塞勒提出了四个原则。

（1）好消息分开发布

如果医生有几个好的诊断结果要发布，应该把它们分开发布。例如，如果医生怀疑肺部结节可能是肿瘤，则需要做胸部 CT 平扫检查和穿刺检查。如果胸部 CT 平扫检查和穿刺检查结果都显示是良性结节，那么医生应该把这两个好消息分两次告诉寻医者，这样寻医者会开心两次。反正拿到穿刺检查结果报告的时间一般要长于拿到 CT 平扫检查结果报告的时间，所以分两次告知也是合理的。

根据前景理论，分两次获得好消息所带来的高兴程度要大于把两个好消息合在一起一次性获得所带来的高兴程度。比如，大型综合医院的住院床位一般是很紧张的，而一个来自偏远地区的寻医者因病情危急又需要马上住院治疗。这时刚好有一个住院病人要出院空出一个床位，并且根据异地就医的医保新政策，异地就医的寻医者不用再自己垫付可以报销的那部分医疗费用。那么医生也应该把这两个好消息分两次告诉寻医者，首先告诉他可以立刻住院治疗了，等他住院后再告诉他可报销的医疗费用不用垫付了。

（2）坏消息一起发布

如果医生有几个坏的诊断结果要发布，应该把它们一起发布。例如前例中，如果胸部 CT 平扫检查结果和穿刺检查结果都显示是恶性结节，那么医生应该在 CT 平扫检查结果报告和穿刺检查结果报告都出来后一次把这两个坏消息告诉寻医者及家属。

根据前景理论，两项损失合起来所带来的痛苦程度要小于分别经历这两次损失所带来的痛苦程度之和。比如，医院住院收费最好一次性收

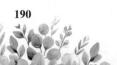

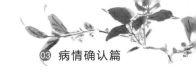

齐。寻医者住院时就一次性缴纳全部费用并还要多缴纳一部分，多退少补；或者寻医者出院时一次结清所有费用。但实际情况不完全是这样，有些大病可能会支出很多费用，医院如果估计后续治疗费用还差得多的话，会让寻医者或家属多次交纳费用，这样会增加他们的痛苦和烦恼，使其牢骚满腹。

（3）大的好消息和小的坏消息一起发布

如果医生有一个大的好诊断结果和一个小的坏诊断结果，应该把这两个诊断结果一起告诉寻医者及家属。这样的话，坏诊断结果带来的痛苦会被好诊断结果带来的快乐所冲淡，负面影响也就小得多。

（4）大的坏消息和小的好消息分开发布

如果你有一个大的坏诊断结果和一个小的好诊断结果，应该分别发布这两个诊断结果。这样的话，好诊断结果带来的快乐不至于被坏诊断结果带来的痛苦所淹没，寻医者及家属还是可以享受好诊断结果带来的快乐。当然还是得具体情况具体分析，如果结果悬殊应分开说，差别不大应该一起说。

医生应该在与寻医者及家属沟通时特别注意上述疾病诊断结果的发布技巧，不恰当的诊断结果描述会增加他们的困惑和痛苦，反之则会减轻其困惑和痛苦。家属在转达诊断结果时也可以借鉴上述发布技巧。

3.7　寻医者的诊断结果判断

疾病诊断结果的判断严格说应该由专业医生来做。正确的疾病诊断结果才会有正确的治疗方案；反之，错误的诊断结果轻则延误治疗，重则使寻医者丧失器官或成为残疾人，更严重时甚至危及生命。

理论上医生对某疾病的诊断结果有四种可能：确诊、误诊、疑诊及漏诊。显然，医患双方一般对疾病的"确诊"最为看重。

理论上，假设某疾病的四种诊断结果的概率分布是均匀的，则每种结果出现的概率是 1/4 即 25%，这是概率的对称性和最大熵原则，如表 3-6 所示。但针对相同的患者和相同的疾病，不同级别的医生判断每种结果出现的概率是不一样的。从统计学角度看，级别高的"老医生""确诊"的概率要高于级别低的"年轻医生"。

表3-6 疾病四种诊断结果的概率分布

确诊	误诊	疑诊	漏诊
25％	25％	25％	25％

如果寻医者及家属要求，医生可能会给出某疾病诊断结果"确诊"的概率，例如100％或90％，甚至50％。一般医生出于对自己声誉的考虑及预防性心理，

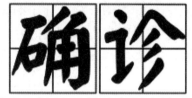

不会给出误诊及漏诊的概率，以免引起误会。但寻医者及家属应该明白："误诊、疑诊及漏诊"的概率＝100％－"确诊"的概率，如果"确诊"的概率是90％，则"误诊、疑诊及漏诊"的概率＝100％－90％＝10％。

值得注意的是，医生给出某疾病诊断结果"确诊"的概率，不管是100％，90％，还是50％，都既可能是医生个人针对寻医者病情诊断结果的主观概率，也可能是基于与寻医者病情类似的众多寻医者的数据得出的客观概率（统计基础概率）。寻医者及家属如果对诊断结果有疑问，应该多问一句。

如果医生说明"确诊"的概率是针对寻医者病情诊断结果的主观概率，那么寻医者及家属应该充分重视医生的"确诊"结论；如果医生说明"确诊"的概率是基于与寻医者病情类似的众多寻医者的统计数据得出的客观概率，那么寻医者及家属应该意识到医生的"确诊"结论不一定准确。这两种情况下，寻医者及家属都应该自己进一步判断、验证及确认，当然在实际寻医过程中很多寻医者及家属一般会本能地这样做。是否质疑医生的确诊结论取决于寻医者及家属的健康意识以及过往通过社会网络关系对医疗机构和对医生的参照依赖和框架描述的诊断能力的主观锚定认知效应。

如果医生的疾病诊断结果是"确诊"，对医患双方来说都是最好的结果，这有利于下一步开展对疾病的准确治疗过程。但是医生也是人，由于上述在诊断过程中的客观和主观因素影响，医生也会发生误诊、疑诊及漏诊的情况，这会对医患双方，尤其是寻医者带来健康风险和经济

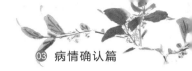

损失，轻则延误疾病的治疗，花了钱没有治好病，重则危及生命。即使是医生"确诊"的诊断结果，寻医者及家属是否认可呢？若不认可又该如何进行判断验证呢？

本节将介绍一些决策方法，寻医者及家属应该可以据此对病情的结果做出自己的判断。注意，准确地说寻医者及家属只能对病情的结果进行主观判断、验证及确认，不能对医生的疾病诊断结果本身进行客观判断、验证，因为太专业了。当然，有些"久病成良医"的所谓"老病号"，可能对诊断结果会有直觉的判断，但一般还是知其然，不知其所以然。本书不鼓励寻医者及家属对疾病的专业诊断结果本身进行客观判断。

一般临床上将寻医者的病情严重程度按"危、急、一般"分类。而急诊患者的病情严重程度分级更细一点，共分为四级，如表3-7所示急诊患者病情严重程度分级。

表3-7　急诊患者病情严重程度分级

级别	标准	
	病情严重程度	采取的措施
1级	A 濒危寻医者	病情随时危及生命，需立即采取干预措施
2级	B 危重寻医者	病情可能短时间内进展至1级，或严重致残，应尽快安排接诊及治疗
3级	C 急症寻医者	不会在短时间内危及生命或严重致残，应在一定时间段内安排寻医者就诊
4级	D 非急症寻医者	目前没有急性发病症状，没有或很少不适主诉

这里要强调的是如果寻医者患的是急症，特别是强迫就医的严重急症，那么寻医者及家属几乎没有机会和时间来对疾病诊断结果进行判断，只能由医生来决定其诊断结果和治疗方法，疾病治疗预后结果基本上是听天由命了。所以本书对这种情况下的寻医决策问题只讨论一些决策原则。

考虑到疾病诊断结果的类型：确诊、误诊、疑诊及漏诊，寻医者及家属一般是怎样进行主观判断、验证及确认的呢？这就要分以下几种情况来讨论。

3.7.1　病情一般的结果判断

病情一般疾病（急诊分级的4级：D非急症寻医者）的特点是个人病情发展较缓慢或者不太严重，不是很紧急，一般不会出现暴发性死亡，如感冒发烧、腹泻等疾病。这种情况下寻医者及家属可以对与医生的疾病诊断结果对应的病情进行充分的判断、验证及确认。

（1）找一位医生诊断

寻医者只找了一家医疗机构且只找了一位医生诊断疾病，这是绝大多数寻医者寻医诊疗的情况。若医生是三甲综合医院的主任医师或专家之类的"老医生"，在病情一般情况下对某疾病进行诊断得出的"确诊"可能性应该是多少呢？根据寻医者及家属对医生晚熟性特征的锚定效应心理认知和主观偏好，他们一般会判断认为三甲综合医院的"老医生"诊断得出的"确诊"主观概率是高的，可能在60%～100%之间，即认为某疾病应该是确诊的，如图3-12所示。

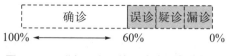

图3-12　"老医生"的"确诊"主观概率

若医生是一位社区医院的年轻医师，那么根据寻医者及家属的心理认知和主观偏好，他们一般会判断认为"年轻医生"诊断得出的"确诊"主观概率是低的，可能小于50%，即可能怀疑某疾病是否确诊，换句话说误诊、疑诊及漏诊的可能性大，如图3-13所示。

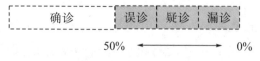

图3-13　"年轻医生"的"误诊、疑诊及漏诊"主观概率

无论从研究数据统计结果还是实际寻医过程观察来看，寻医者及家属对医生的"确诊"结果的心理核算一般会反映上述现象，即他们对三甲综合医院高级别"老医生"的"确诊"结果信任度（信度）要高于对社区医院低级别的"年轻医生"。

所以在现实寻医过程中，在病情是一般疾病的情况下，如果可能到

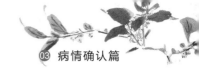

高级别的医疗机构诊疗，为规避健康和经济损失风险，寻医者一般会尽量找主任医师或专家这种高级别"老医生"进行诊疗，因为寻医者心理核算认为"老医生"的"确诊"可能性高；如果寻医者先到社区医院找"年轻医生"诊疗，病情一般的疾病若诊疗痊愈了当然好，要是病情没有好转就会转到高级别的医疗机构诊疗。

总之，如果寻医者只找了一位医生来诊断其病情一般的某疾病，那么，主观上要么依赖高级别"老医生"的晚熟性特征来"确诊"，要么认为病情一般的疾病低级别的"年轻医生"也能"确诊"，都有"赌一把"或"押宝"的运气成分在里面。因为医生也是人，"老医生"和"年轻医生"都可能犯错误导致误诊及漏诊，只是通常人们主观锚定效应的心理认知和主观偏好认为"老医生"的"确诊"概率要高于"年轻医生"而已，当然数据统计也支持这一判定。

（2）找两位以上医生诊断

既然寻医者只找一位医生诊断疾病有"赌一把"或"押宝"的风险，那么怎样做可以减少这种"确诊"的不确定性风险呢？我们讨论一下找两位以上医生来诊断病情一般的同一疾病的情形。

找两位以上医生诊断的决策思想首先是借助了医生会诊的诊断模式，只是这种诊断决策方法由寻医者及家属自己策划和实施。

所谓会诊通常是指由几个医生共同诊断疾病。会诊又分传统会诊模式和多学科诊疗模式（MDT）。

所谓传统会诊模式通常是临床科室医生在诊疗过程中遇到病情复杂的疑难病症，邀请相关专业有一定临床经验的医生参与诊治，提出意见。从邀请的专家类型进行分类，会诊分为院内专家会诊和外邀专家会诊。

所谓多学科诊疗模式（MDT）是指由多个学科专家组成讨论组，针对某一疾病，通过会议形式，提出适合患者的最佳治疗方案，继而由相关学科单独或多学科联合执行该治疗方案。

找两位以上医生诊断的决策思想借鉴了克鲁斯卡尔－沃利斯（Kruskal-Wallis，KW）关于二组或更多样本的非参数性测试方法。这个方法用来检测至少两个诊断结果样本之间存在差异的假设，并且用信度评介方法的思想去分析评价各个医生诊断结果样本之间联系的内部一致信度，即医生诊断结果的信度可靠性检验。参照克朗巴哈（Cronbach）信度系数 α 的值（0～1），如果信度系数 α 小于 0.6，一般认为诊断结果样本内部一致信度不足；达到 0.7～0.8 时，则表示诊断结果样本具有相当的信度；达到 0.8～0.9 时，说明诊断结果样本的信度非常高。信度系数越高，表示各个医生诊断结果样本之间越一致、诊断结果越可靠。

医生若给出某疾病"确诊"的结果，就意味着该医生认为寻医者患某疾病的主观概率一般至少大于 60%，可就按 60% 来讨论。

如果寻医者找了两位医生（无论是"老医生"还是"年轻医生"）诊断病情一般的同一疾病，若两位医生的诊断结果都是"确诊"，即两位医生认为"确诊"的主观概率至少大于 60%，根据贝叶斯定理可得：

$$Prob(H \mid E) = \frac{(0.6) \cdot (0.6)}{(0.6) \cdot (0.6) + (0.4) \cdot (0.4)} \approx 0.69$$

即两位医生"确诊"的主观概率 69%（信度系数 α）大于一位医生"确诊"的主观概率 60%，可见内部一致信度好，"确诊"的不确定性风险减小了。

若两位医生认为"确诊"的主观概率都是 80% 以上，根据贝叶斯定理可得：

$$Prob(H \mid E) = 0.94 = 94\%$$

即两位医生"确诊"的主观概率为 94%（信度系数 α），则其内部一致信度非常好。"确诊"与"确诊"的并集，即"确诊" $\cup$ "确诊"集合是合集，应该是"确诊"无疑，如图 3—14 所示。

确诊∪确诊=确诊

图 3—14　两位医生诊断结果的并集

所以说，如果两位医生的诊断结果都是"确诊"，对寻医者及家属来说应该判断疾病是"确诊"的，这是最好的一种决策判断情况。

若两位医生中，一位的诊断结果是"确诊"，另一位的诊断结果是"不确诊"，即两位医生的诊断结果相反。医生出于保护自己声誉以及预防性诊疗行为，一般不会轻易断定或承认自己的诊断结果是误诊及漏诊，故这里的"不确诊"更多可能是另外一种疾病，此时寻医者及家属

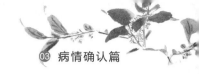

要进行判断确认就有点复杂了，到底应该相信哪位医生的诊断结果呢？

对病情一般的同一疾病，若第一位医生的诊断结果是"确诊"的主观概率大于 60%，按 60% 来讨论；第二位医生的诊断结果是"不确诊"的主观概率也大于 60%，按 60% 来讨论，即第二位医生与第一位医生诊断为同一疾病的主观概率小于 40%，根据贝叶斯定理可得：

$$Prob(H \mid E) = \frac{(0.6) \cdot (0.4)}{(0.6) \cdot (0.4) + (0.4) \cdot (0.6)} = 0.5(信度系数\ \alpha)$$

也就是说，对病情一般的同一疾病，两位医生的诊断结果由于相反，信度系数 α 小于 0.6，诊断结果内部一致信度不足，"确诊"与"不确诊"的并集，即"确诊"∪"不确诊"的集合没有交集，如图 3-15 所示，寻医者及家属判断某疾病应该是"疑诊"。当然这里"确诊"和"不确诊"的主观概率是按 60% 这种有点极端的情况来讨论的，但不管怎样，一位医生的诊断结果是某疾病，另一位医生的诊断结果不是某疾病，寻医者及家属将面临复杂痛苦的判断确过程。

確诊∪不確诊=疑诊

图 3-15　两位医生诊断结果相反时的并集

在这种情况下，寻医者及家属大概有两种判断方法来决策相信哪位医生的诊断结果。

①相信"老医生"

根据反射效应及医生的"晚熟"效应，寻医者及家属会采取"两害相权取其轻"的主观判断"赌一把"，也就是说在两位医生中，看谁（医疗机构和医生自身）的级别高，其诊断结果的权重就大，寻医者就相信谁的诊断结果。这种决策判断方法在两位医生的级别差别大时，貌似在心理上有效，但在级别差别很小时，"赌一把"的运气成分更多一些。

②再找第三位医生诊断

寻医者及家属找第三位医生进行诊断，如果这位医生的诊断结果还是"确诊"，即患某疾病的主观概率大于 60%，还按 60% 来讨论，根据贝叶斯定理可得：

$$Prob(H \mid E) = \frac{(0.6) \cdot (0.4)}{(0.6) \cdot (0.4) + (0.4) \cdot (0.4)} = 0.6(信度系数\ \alpha)$$

即对于病情一般的同一疾病，三位医生的诊断结果"确诊"的主观概率 60%（信度系数 α），可见内部一致信度又变好了，"确诊"与"不确诊"与"确诊"的并集，即"确诊"∪"不确诊"∪"确诊"的集合有交集，如图3-16所示，应该是"确诊"，尽管有一位医生的诊断结果是"不确诊"；反之如果第三位医生的诊断结果也是"不确诊"，诊断结果应该就是"不确诊"了，这可能是另外一种疾病。

$$确诊 \cup 不确诊 \cup 确诊 = 确诊$$

图3-16　三位医生诊断结果的并集

因此注意，寻医者及家属在找两位医生或找三位医生来诊断的时候，最好找不同医疗机构的不同级别医生进行诊断，这样各个医生诊断结果的样本是独立的，有点像外邀专家独立会诊。一是遇到两位医生的诊断结果相反时可以采取相信"老医生"的方法来判断诊断结果；二是很多医疗机构内部诊疗系统是联网的，同一医疗机构的不同医生可以看到同一寻医者的诊断病历，会影响其诊断结果的独立性。

当然，找不同医疗机构的不同医生一般会意味着挂号费、诊断费、检查费等诊疗费用增加，总诊疗时间也会增加，寻医者及家属必须根据个人及家庭的具 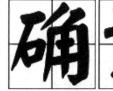 体情况，包括经济收入，医疗保险，医疗资源可及性等，在健康和经济损失、诊疗费用、诊疗时间、诊断准确性等变量的不同组合中寻求一种次优的选择组合。

经济条件好的寻医者及家属可以选择两位以上的医生进行诊断，这样可以交叉判断验证诊断结果，有效减小诊断风险；经济条件差的寻医者及家属可以选择一位"老医生"进行诊断，这样可以尽量减小诊断风险，但还是有"赌一把"或"押宝"的运气成分。

3.7.2　病情危重的结果判断

病情危重的特点是个人生命体征不稳定，病情很严重可能会危及生命，如癌症等疾病。这种情况下寻医者及家属要非常严肃认真地对医生

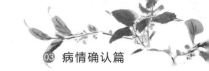

的疾病诊断结果对应的病情进行判断、验证及确认。

在我国医疗机构体制的功能设置里，三级医院，尤其是三级甲等综合医院的主要功能是诊疗疑难杂症，因此，对于病情危重的疾病，为规避健康和经济损失的巨大风险，寻医者及家属只要有可能，都应该尽量到三级医院尤其是三级甲等综合医院诊疗。从医院的统计数据和主要功能上看，二级以下医疗机构的医生对于危重疾病的诊疗结果的误诊、疑诊及漏诊概率较高，耽误疾病诊疗的风险较大。

（1）找一位医生诊断

根据对医生晚熟性特征的锚定效应心理认知和主观偏好，寻医者及家属应首先找一位三级甲等综合医院的主任医师或专家这种高级别"老医生"诊断疾病，如果"老医生"对病情危重的某疾病进行诊断得出"确诊"的结果，且认为"确诊"的主观概率至少大于60％，那么寻医者及家属应该高度重视这一"确诊"结果；如果"老医生"诊断得出"疑诊"的结果，即"确诊"的主观概率在50％左右，寻医者及家属也应该高度重视这一"疑诊"结果，并进一步采取证实这一"疑诊"结果的寻医行为。注意，"老医生"不管是出于对声誉的维护还是预防性诊疗行为，都很少轻易承认自己的诊断结果是误诊及漏诊。

对于病情危重的某疾病，不管"老医生"诊断结果是"确诊"还是"疑诊"，轻信这些诊断结果对寻医者及家属来说都可能会存在健康和经济损失的巨大风险。因为高级别"老医生"每天面对数以百计的寻医者，花在每个寻医者身上的平均诊断时间肯定是极其有限的，在有限的诊断时间里得出的诊断结果出现误诊及漏诊的可能性也不小。因此，寻医者及家属应该进一步判断和确认"老医生"的诊断结果。

（2）找两位医生诊断

对于病情危重的某疾病，为规避健康和经济损失的巨大风险，寻医者及家属应该再找两家以上不同的高级别医疗机构的两位以上高级别医生分别进行诊疗，这样，各个医生诊断结果的样本是独立的，保证了诊断结果的可信度。

如果两位以上的高级别医生得出的诊断结果一致是"确诊"，寻医者及家属应该判断该危重疾病是"确诊"的，这是最好的一种判断确认情况；如果他们得出的诊断结果不一致，寻医者及家属参照上一节介绍的方法进行决策判断，使诊断结果不确定性风险尽量小。这里不再赘述。

值得注意的是，对于病情危重的疾病，只要可能，寻医者及家属应该尽量找两家以上不同的高级别医疗机构的两位以上高级别医生分别进行诊疗，这样可以有效减少"确诊"不确定性风险。当然，寻医者及家属同样要在健康和经济损失、诊疗费用、诊疗时间、诊断准确性等变量的不同组合中寻求一种次优的选择组合。

3.7.3　病情急重的结果判断

病情急重的疾病特点是疾病会突然发作、来势凶猛、病情危重，例如脑出血、急性脑梗、急性阑尾炎等暴病、暴疾。现实生活当中，一些人不可避免患上急重疾病，若抢救及时，可以转危为安；若抢救不及时，可能会很快危及生命。

这种情况下，由于病情危急，寻医者自己几乎没有能力、机会和时间来判断医生的诊断结果，只能被迫接受医生的诊断结果和抢救方案，其健康和经济损失大小完全依靠"赌一把"或"押宝"能遇到"好医生"。其家属可能会有时间来判断医生的诊断结果和抢救方案，但此时根据对高级别医疗机构和高级别医生的参照依赖和框架描述的锚定认知效应及主观偏好来判断（赌一把）医生的诊断结果和抢救方案可能更有效率，即对病情急重的疾病，只要可能，寻医者及家属应该尽量找高级别医疗机构的高级别医生抢救治疗，因为相对于低级别医疗机构，高级别医疗机构的高级别医生对病情急重的疾病诊断结果和抢救方案的不确定性风险相对较小。

3.7.4　诊断结果判断的决策流程

即使是大型综合医疗机构的著名专家得出的疾病诊断结果也不是绝对可信的。一方面这是由于疾病的复杂性和不确定性造成的，另一方面因为专家也是人，在有限的诊断时间里也会出差错，因此寻医者和家属应该自己对诊断结果做出心理核算和判断。

寻医者首先应该判断疾病的属性属于危、急或一般，因为一般情况

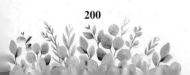

下医生会初步判断和告知寻医者所患疾病的属性。在此基础上，可运用前述方法对病情危重和病情一般的诊断结果进行自己的判断和验证。病情急重的情况下，诊断结果自己进行判断和验证的机会很少，听天由命"赌一把"的成分更多。

寻医者及家属对医生诊断结果的判断决策流程如图 3-17 所示。

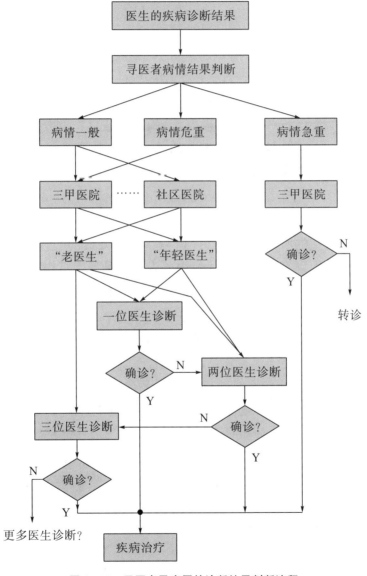

图 3-17　寻医者及家属的诊断结果判断流程

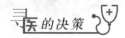

附录 3A　应用认知心理学研究综合医院标识导引系统

1. 引言 （Introduction and objectives）

　　三级甲等综合医院（以下简称综合医院）一般是病床数在 500 张以上，设有各种医技诊疗部门及门诊部门，提供高水平专科医疗卫生服务和能够进行高等教育、科研任务的大型区域性医院。综合医院建筑指适合医院医疗活动的有关房屋设施，包括医疗、教学、科研和医疗辅助等部门。综合医院的这些特点决定了综合医院建筑结构的复杂性。

　　本书把初次到达综合医院环境的患者、家属及探视者称为外部人员，已经熟悉综合医院环境的医生、护士及工作人员称为内部人员。

　　医院标识导引系统（Hospital Identity-oriented System）是以解决医院内外环境中的寻路迷失问题，综合考虑医院建筑内外的设施和空间特性、医疗科室的服务功能和诊疗流程、外部人员的心理与生理特性，利用综合视觉识别策略，在其建筑内外设置各种导引标识，构建空间同外部人员之间信息沟通的桥梁，在最短时间内有效地把外部人员引导到目的地的系统工程。

　　本书重点研究外部人员在综合医院标识导向系统里的寻路认知过程，所谓的外部人员当然也包括新来综合医院的内部人员。

　　一些学者已经研究了医院标识导引系统的一些问题，Carpman 和 Grant 研究了医院不同区域各种协调要素的可视性问题。Ulrich 等人研究了医院就诊的引导标识和信息线索。Haq、Zimring 和 Peponis 等分析了影响人们路线选取的房间和走廊系统整体结构的具体特点。Baskaya 等发现人们不会在医院入口处的主要走廊迷路。Werner、Schindler、Ruddle 和 Peruch 的研究表明医院建筑布局的好坏可能会促进或妨碍人们在医院行走。Arthur 和 Passini，Carpman 和 Rooke 研究了医院外观设置提供建筑导引线索。Ruddle 和 Peruch 研究了医院建筑环境外观特性一致的文字和图形信息。Rooke 认为在复杂的医院环境下设计有效的导引系统标识必须确保正确的信息以正确的形式，在合适的

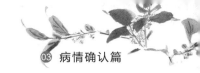

时间传递给正确的人。Mollerup 研究了医院如何做才能有尽可能少的标识导引，分析了标识的可见和可读双重功能。Barbara 认为医院的导引系统设计必须要明白患者和探视者的需求。Rooke 和 Tzortzopoulos 认为医院的导引系统应该嵌入带有地标、颜色、建筑和环境特点的图形信息以弥补标识信息的不足。

以上研究分析主要是基于对医院标识导引系统的定性描述性研究，缺乏系统性、一般性对标识导引信息的理论定义、描述和模型分析。

2. 材料和方法（Materials and methods）

本书运用认知心理学原理，拟从理论上研究综合医院标识导引系统的导引信息特征，定义其空间信息节点和通道路线的信息结构模型，构建其导引信息载体——标识及看板的信息结构及模型，从理论上研究综合医院标识导引系统的认知过程，探讨综合医院标识导引系统的设计和设置的基本原理。

认知心理学认为一个问题的解决是在由算子（Operator）决定的问题空间（Problem space）进行搜索［搜索图或搜索树（Search tree）］的过程，算子是指将某一问题状态转化为另一问题状态的动作。其步骤是：第一，确定面临的搜索空间是否有算子；第二，了解同时有多少算子；第三，清楚如何选择算子；第四，找出到达目标的路径。

通过研究综合医院的外部人员初次从出发地顺利到达综合医院各科室目的地的过程，笔者发现他们一般本能地会在目前所处空间尽可能搜索获得目的地的导引信息线索（算子）。这些导引信息线索的搜索获得一般是通过发现、被他人告知或观察其他人来获得的。在导引信息线索的选择上，外部人员会使用回溯规避、差异降低及手段—目的分析来指导自己选择导引信息线索。外部人员寻找目的地的行为是目标导向行为，通常包括设置子目标（Sub goal）以便应用导引信息线索。整个寻找目的地的寻路行为就是寻找这些导引信息线索行为的一个序列。外部人员寻路问题解决成功与否由可供使用的导引信息线索和指导搜索导引信息线索的方法决定。

因此本书首先定义和构建综合医院物理空间认知地图（Cognitive maps）的信息结构，然后分析其导引信息线索的认知过程及特点，在此基础上讨论导引信息设置原则，最后定义和构建导引信息标识和看板模型。

（1）信息节点（Information node）及分类

将综合医院的各科室和区域抽象地看作各个信息节点，找到其门口、窗口和出入口一般就可以找到这些科室和区域，如附图3－1和附图3－2所示。需要注意的是所有信息节点的导引信息描述都是相对的。

信息节点的分类（以下定义以附图3－1某综合医院局部平面图和附图3－2抽象的平面信息节点－链线图为例来说明）。

起始节点（Starting node）：外部人员出发的地点，如从Node10到Node9，Node10就是起始节点。

目的节点（Destination node）：外部人员要到达的目的地点，很明显上例Node9就是目的节点。

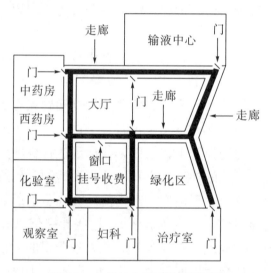

附图3－1　某综合医院局部平面图

中间（分支）节点（Intermediate or Branch node）：外部人员从出发地点到目的地点通道路线中间经过的一些地点，如从Node10到Node9，中间经过的Node11和Node8就是中间（分支）节点。

可视节点（Visual node）：外部人员在正常视距（Line of sight）范围内可看到的科室和区域导引信息线索的节点，如外部人员从Node10可以看到Node11的导引信息，则Node11相对Node10为可视节点。

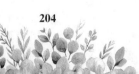

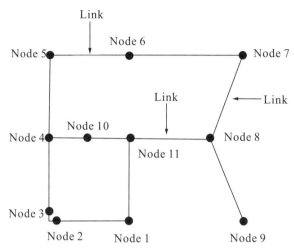

附图 3－2　抽象的平面信息节点－链线图

非可视节点（Invisible node）：外部人员在正常视距范围内看不到的科室和区域的导引信息线索的节点，如外部人员从 Node10 不可能看到 Node9 的信息，则 Node9 相对 Node10 为非可视节点。

干扰节点（Interfering node）：因 Node3 和 Node2 的门相距很近，如外部人员的目的地是 Node3，则走近后必须根据一定的导引信息线索判断决策选择哪个是目标科室的门，故 Node2 相对 Node3 是干扰节点。

决策节点（Decision node）：外部人员在通道路线中需要判断寻路方向的节点，如外部人员从 Node10 到 Node9 借以中间要经过的 Node8，外部人员必须根据一定的导引信息线索判断走哪条通道路线，Node8 就是一个决策节点。

导引链节点（Oriented chain node）：在两节点间的通道路线（导引链）上某处设置了导引信息线索，以利于连续传递导引信息线索，该处称为导引信息链节点（Oriented information link node）或导引链节点（Oriented link node）。

（2）导引信息链（Oriented information chain）分类及导引信息线索认知过程分析

我们可以将综合医院内外的各种通道路线（流线）抽象看作是各条导引信息链，如附图 3－1 和附图 3－2 所示，外部人员要借助通道路线里的一些导引信息线索走向目的地。导引信息链也是将医院各科室和区域导引信息连接起来的主要形式。注意所有导引信息链的导引信息描述都是相对的。

尽管综合医院内外的各种通道路线类型各异，但主要分为直线通道路线和弯曲通道路线两大类，因此导引信息链的分类主要有直链和弯链两大类，这两大类导引信息链可以组合成其他不同形式的导引信息链。

①直链（Straight-chain）

两个节点间的通道路线是直线，则称为直链，如外部人员从 Node5 到 Node6，或外部人员从 Node5 经 Node6 到 Node7。

直链又分可视直链（短链）和非可视直链（长链）。

外部人员要从直链的起始节点出发顺利到达目的节点，其导引信息线索认知过程特点是他们一般本能地会在起始节点处的物理空间中搜索正常视距范围内指向目的节点的导引信息线索。

直链 {
可视直链（短链），外部人员在起始节点处，在正常视距范围内可看到目的节点（或下一节点）导引信息线索的直线通道路线。

非可视直链（长链），外部人员在起始节点处，在正常视距范围内不能看到目的节点（或下一节点）导引信息线索的直线通道路线。

可视直链（Visual straight-chain）或短链（Short-chain）如附图 3—3 所示，从 Node5 到 Node6，外部人员在直链起始节点处正常视距范围内的物理空间范围能搜索获得到达目的节点的导引信息线索，外部人员就会在起始节点处形成目的节点导引信息线索的表征图式，直链的情景特点一般会导致回溯规避（Backup avoidance）效应，因此直链可以使外部人员一直保持这一导引信息线索表征图式的默认值，直至顺利到达目的节点。寻路的速度快、效率高。

正常视距范围

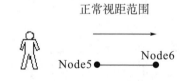

附图 3—3　可视直链（**Visual Straight-chain**）或短链（**Short-chain**）

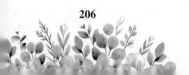

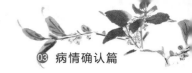

非可视直链（Invisible Straight-chain）或长链（Long-chain）如附图 3－4 所示，从 Node5 到 Node7，由于 Node7 较远（如距离超过 50 米），外部人员在直链起始节点处正常视距范围内的物理空间范围不能搜索获得到达目的节点的导引信息线索。外部人员就会按照在起始节点处采取差异降低（Difference reduction）的原则，试着向前行进，在正常视距范围内不断尝试搜索获得目的节点导引信息线索。首先，这一差异降低过程［爬山算子（Hill climbing）］不能保证可以搜索获得目的节点导引信息线索，也不能保证顺利到达目的节点。其次，这一寻路过程中外部人员会不断运用手段－目的分析（Means-ends analysis）试图创造一个新途径来获得目的节点的导引信息线索，如试图发现并询问在直链通道路线内的任何人（其他内、外部人员），直至到达目的节点。此寻路过程会造成外部人员寻路迟疑，即寻路迷失，从而大大减低寻路的速度和效率。

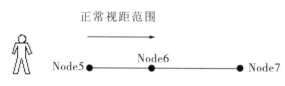

附图 3－4　非可视直链（Invisible Straight-chain）

②弯链（Curved chain）

如附图 3－5、附图 3－6 所示，两节点间的通道路线是弯曲的（转弯），称为弯链，弯链可以看成由直链组合而成的。如外部人员从起始节点 Node4，经 Node5 到 Node6；或从起始节点 Node3，经 Node4，Node5，Node6 到 Node7。弯链的情景特点一般意味着两个节点不可视。

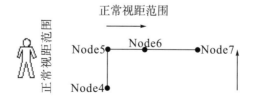

附图 3－5　起始节点可视的弯链（Curved chain）

外部人员要从弯链的起始节点出发顺利到达目的节点，其导引信息线索认知过程特点同样是他们一般会本能在起始节点处的物理空间搜索正常视距范围内的目的节点的导引信息线索。弯链的直链部分导引信息线索认知过程特点和直链一样。

如附图 3—5 所示，若在弯链起始节点处的物理空间范围能搜索获得到达目的节点的导引信息线索，外部人员就会在起始节点处形成目的节点导引信息线索的表征图式，此表征图式的默认值一般会保持到弯曲处（如 Node5）为决策节点，由于弯曲处的情景特点一般会导致回溯规避（Backup avoidance）效应失效，此时外部人员会在此搜索并比较、核对与原有目的节点导引信息线索表征图式的默认值是否一致。

若一致，如 Node6 是目的节点且在正常视距范围内，则会继续根据表征图式的默认值寻路，直至顺利到达目的节点。寻路的速度快、效率高。

若不一致，如 Node7 是目的节点且在正常视距范围外，则同样会采用差异降低过程和运用手段—目的分析来试图获得目的节点的导引信息线索，直至到达目的节点。此过程会造成外部人员寻路的迟疑，即寻路迷失，从而减低寻路的速度和效率。

如附图 3—6 所示，若在弯链起始节点，如 Node3 处的物理空间范围不能搜索获得到达目的节点的导引信息线索，和非可视直链或长链认知过程一样，外部人员就会在起始节点处采取差异降低（Difference reduction）的原则，试着向前行进，直至弯曲处（如 Node5）为决策节点，此寻路过程就已经造成了外部人员寻路的迟疑和寻路迷失。而外部人员会在弯曲处（Node5）继续搜索到达目的节点的导引信息线索。

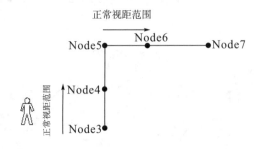

附图 3—6　起始节点非可视的弯链（Curved chain）

若在弯曲处（Node5）能搜索获得到达目的节点的导引信息线索，

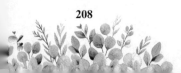

如 Node6 是目的节点且在正常视距范围内，就会在此处形成目的节点导引信息线索的表征图式并一直保持这一表征图式的默认值，直至顺利到达目的节点。

若在弯曲处（Node5）不能搜索获得到达目的节点的导引信息线索，如 Node7 是目的节点且在正常视距范围外，则会造成外部人员寻路的严重迟疑，且寻路迷失，从而大大降低寻路的速度和效率，这是最糟糕的情况。

所以，弯链导引信息线索认知过程的关键是在弯曲处这个决策节点外部人员是否能搜索获得到达目的节点的导引信息线索。

③分支链（Branch chain）

如附图 3-7 所示，出现分支的通道路线，又分两分支链和多分支链，是弯链的一种组合形式，如外部人员从 Node11 到 Node9 或 Node7，中间要经过 Node8，而 Node11、Node8、Node9 和 Node7 就构成了一个两分支链，Node8 就是分支节点，也是一个重要的决策节点，在此外部人员必须根据一定的导引信息线索判断走哪条通道路线是正确的。

分支链的导引信息线索认知过程特点如直链和弯链那样。只是对于分支链、分支节点，如 Node8 就是最关键的决策信息节点，对多分支链来说更是如此。

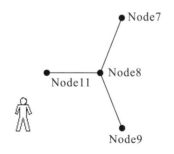

附图 3-7　分支链（Branch chain）

若外部人员在分支节点处能搜索获得、比较和核对到达目的节点的导引信息线索，他们会一直保持这一导引信息线索表征图式的默认值，直至顺利到达目的节点。寻路的速度快，效率高。

若外部人员在分支节点不能搜索获得、比较和核对到达目的节点的导引信息线索，会尝试向任一分支通道路线前行，采用差异降低过程和运用手段—目的分析来试图获得目的节点的导引信息线索，这一寻路过程会面临退回的可能，因此，此寻路过程也许会造成外部人员寻路的严重迟疑，或寻路迷失，从而大大减低寻路的速度和效率。

④汇合链（Confluent chain）

如附图3-8所示，从一个起始节点出发，有两条或以上的分支通道路线汇集到一个目的节点，这也是弯链的一种组合形式，如外部人员从 Node4 到 Node7，可以选择经过 Node5、Node6 到达 Node7，也可以选择经过 Node10、Node11、Node8 到达 Node7。Node4 为起始汇集节点，Node7 是目的汇集节点。汇合链的导引信息线索认知过程特点如直链和弯链那样。

对于汇合链，起始汇集节点如 Node4 是一个重要的决策节点，因此外部人员必须根据一定的导引信息线索决定选择走哪条通道路线。这种情况同样分为能和不能搜索获得到达目的节点的导引信息线索两种情况。

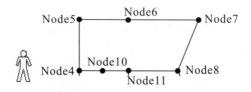

附图 3-8 汇合链（Confluent chain）

汇合链的寻路过程关键在起始汇集节点处，外部人员在起始节点处如何搜索获得到达目的节点的导引信息线索，同时有多少对应通道路线的导引信息线索以及如何判断选择走哪条通道路线会极大影响其顺利到达目的节点的寻路速度和效率，否则会出现寻路迷失的情况。

（3）导引信息链的导引信息设置原则

认知心理学认为，一个寻路问题的解决过程是在由导引信息线索这个算子决定的问题空间里进行搜索的过程。首先，搜索起始节点处的物理空间是否有目的节点的导引信息线索。其次，搜索同时有多少目的节点的导引信息线索，然后决定如何选择目的节点的导引信息线索，如何找出到达目的节点的路径。

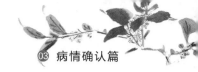

①非全链（Non-whole chain）

在正常视距范围内，外部人员不能连续搜索获得导引信息线索的通道路线，称为非完全信息链或非全链。由于搜索不到目的节点的导引信息线索（算子），就不能找出到达目的地的路径。如附图3－4，外部人员从Node5经通道到Node7，由于两者距离较远眼睛看不到Node7的导引信息线索，就会造成外部人员寻路的迟疑，即寻路迷失，从而降低寻路的速度和效率。

②全链（Whole chain）

在正常视距范围内外部人员可连续看到下一导引信息线索的通道路线，或在空间内设置有连续的导引信息线索的通道路线，形成完整导引链节点，称为完全信息链或全链。

这样，外部人员会首先在起始节点处形成目的节点导引信息线索的表征图式，由于在正常视距范围途经的各个节点处都可以搜索到目的节点导引信息线索，因此只需在各个节点处比较和核对与原有表征图式的默认值是否一致，避免回溯规避效应失效，就可使外部人员一直保持这一导引信息线索表征图式的默认值，直至顺利到达目的节点。这样寻路速度快、效率高。如附图3－5，外部人员从Node4经通道到Node5，由于两者距离较近，肉眼可以看到Node5的导引信息，故不需要其他导引信息就可以行走到Node4；或从Node5经通道到Node7，如果在Node5和Node6节点都设置有Node7导引信息线索，情况也是如此。

故理论上导引信息链的导引信息设置原则就是设法将非全链转化成全链。具体讲就是在通道路线上，从任何起始节点处开始，在正常视距范围内应该连续设置目的节点的导引信息线索，让外部人员形成的目的节点导引信息线索表征图式一直持续到目的节点。在通道路线上遇到转弯、分支和汇合这些决策节点，为避免回溯规避效应失效，应该在这些节点处设置目的节点对应的导引信息线索便于外部人员搜索、比较、核对和选择，否则外部人员会出现寻路迷失。

（4）导引标识和看板（Oriented Signage and Kanban）

目前外部人员在综合医院寻路主要还是借助标识导引系统。因为心理学理论认为，人类接受刺激所获得的70％以上信息由视觉器官收集，且由视觉器官收集的信息在人类记忆库中具有较高的回忆值。因此，标识导引系统是一种最简单、最直接的导引信息工具，而询问通道路线内的其他内、外部人员获得导引信息线索是次要的手段。

综合医院标识导引系统中最主要的信息载体就是导引标识和看板。系列化的标识和看板群（集合）构成了医院的标识导引系统，即综合医院的各个科室及区域的信息节点和通道路线的导引信息链的导引信息可以用导引标识和看板来描述。

根据表征结构图式（Schema）依照插槽（Slot）结构来表征类别信息，插槽明确列出了类别信息的各种属性值，因此每个插槽和值的配对确定了一个典型信息特征。

①标识或看板信息元素的定义

设 f，v 是一对被规定了次序的某类标识或看板信息元素，称 {feature：value} 为标识或看板信息对，简记为 {f：v}，简称信息对。其中 f 表示信息元素内容的属性，v 表示信息元素内容的值，即可用信息对 {f：v} 来高效描述某类标识或看板信息元素的内容属性。信息对实际上是序偶的概念，序偶模式的看板信息在视觉显示上非常有信息效率。

信息对的属性 f 一般是文字、符号及数字，信息对的值 v 既可以是文字、数字、符号、变量、函数及图形等，也可以嵌套数字、符号、变量、函数及图形，但嵌套层次不宜太多。

②标识或看板信息元素集的定义

给定某类标识或看板信息元素的论域 R，R 中描述其信息对象的属性是一组信息对的二元组 {F：V}，该二元组的全体就是论域 R 上的信息对的组态集合，即标识或看板组态信息对集，记作 C，简称标识或看板信息集（Information set）。

本文分析和归纳了标识或看板信息自身具有的一般信息特性：可视性、有限性、唯一性、使用对象性、层次结构性、等量信息性、静态动态性、清晰性、模糊性、一致性、扩展性、组合性及可追溯性。

③标识或看板信息集合结构模型（Set structure model）

由集合论原理，令 $C = \{f：v\}$ 的集合，则某类标识或看板信息的一般信息集合结构模型如下：

标识或看板信息集 $C =$

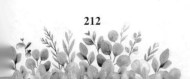

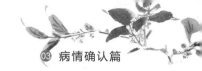
$$\begin{cases} C_0 & \leftarrow 最上层 \\ C_1, C_2, \cdots\cdots, C_n & \leftarrow 中间层 \\ C_{11}, C_{12}, \cdots\cdots, C_{1n}, C_{21}, C_{22}, \cdots\cdots, C_{2n}, \cdots\cdots, C_{n1}, C_{n2}, \cdots\cdots, C_{nn} & \leftarrow 最下层 \end{cases}$$

各层信息元素的集合共同描述了某一类标识或看板信息对象的属性。（n 为正整数，一般情况下 $n \leqslant 9$，各层 n 可以不同）

由图论原理，本文带有创新性地构建了标识或看板信息结构有向树拼图（Structure jigsaw puzzle tree）模型 G_C，如附图 3-9 所示。

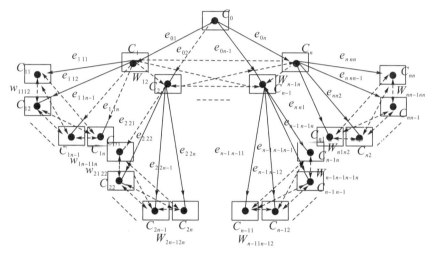

附图 3-9　标识或看板信息的结构有向树拼图模型 G_C

标识或看板信息的一般集合结构模型或结构有向树拼图模型 G_C 中的各层信息元素结点数 n 一般情况下 $\leqslant 9$，全部（最大）信息元素结点数 N 一般为：

$$N = \sum (C_0 + C_1, C_2, \cdots, C_n + C_{11}, C_{12}, \cdots, C_{nn})$$
$$= 1 + 9 + 9 \times 9 = 91$$

④标识或看板信息的特性及原则

本文分析和归纳出了标识或看板信息自身具有的 12 个一般信息特性（Information characteristics）来识别和确定看板信息元素的范围和层次结构。

A. 有限性（Finiteness）：根据使用对象的不同（使用对象性），设 C 为描述某一类型标识或看板信息属性的一个信息集，用 $|C|$ 表示 C 中的信息元素个数，当 C 中的信息元素个数为有限时，则称信息集 C

为有限集或有穷集，信息集 C 一般包含且只包含所需显示的标识或看板有限信息元素，即标识或看板信息的有限性原则（Finiteness principle）。

B. 唯一性（Uniqueness）：定义和显示的某一类型标识或看板的某一类信息内容属性的信息元素应是唯一的，否则会产生混乱，有时甚至会产生歧义。当两个或两个以上描述同一类型标识或看板信息属性的信息元素都相同时，应减少或添加一个信息元素对来区分它们（如分别给它们编号），使其最大的信息集全集是唯一的，即标识或看板信息的唯一性原则（Uuniqueness principle）。即对于描述某一类型标识或看板信息属性的信息全集 R，其最大的标识或看板信息全集应是唯一的。

C. 使用对象性（Use objectivity）：在定义和显示某一类型标识或看板的信息元素时应根据其使用对象的不同来进行选取。对于描述某一类型标识或看板信息属性的信息全集 R，根据信息使用对象的不同，视具体情况可定义描述该类标识或看板信息属性的信息集 C（$C \in R$）是 R 的任意子集（一般只取其主要信息元素），即标识或看板信息的使用对象原则（Use objectivity principle）。同时根据信息的使用对象不同的具体情况既可定义它是清晰集，又可定义它是模糊集。

D. 层次结构性（Structure hierarchical）：定义和显示的某一类型标识或看板的信息元素应是有层次结构的，这符合人对信息由粗到细，由上到下的认知规律，这样标识或看板传递信息的效率高。对于描述某一类型标识或看板信息属性的信息集 C，其信息元素按视觉设计原理的视线从上到下，从左到右的视觉特征和重要性原则，一般大致可分为三个层次：最上层、中间层和最下层，即标识或看板信息的结构层次原则（Structure hierarchical principle）。

注意，标识或看板最上层、中间层和最下层信息都是相对的概念，在一些特定情况下会有变化。除最上层通常只用一个标识或看板关键信息元素来描述外，应有多少中间层和最下层信息元素可根据信息的使用对象性和等量信息性等来确定；但根据人因工程学视觉设计原理，一般情况下 $n \leqslant 9$，并且越少越好，否则标识或看板信息辨别的效率和准确率将下降。

E. 等量信息性（Isometric informedness）：定义和显示某一类型标

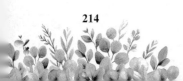

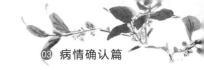

识或看板信息的信息量应刚好等于其特定使用对象所需要的信息量，信息量既不能多，也不能少，此时标识或看板传递信息的效率最高。设描述某一类型标识或看板信息属性的信息集为 C，某一特定使用对象所需要描述该标识或看板信息属性的信息集为 S，若 CS 且 SC，则称 C 与 S 相等，记作 $C=S$，也就是说对于某一类型标识或看板信息集提供的信息量应刚好等于特定使用对象所需要的信息量，此时标识或看板信息传递的效率最高，即标识或看板信息的等量信息原则（Isometric informedness principle）。

F. 静态动态性（Static dynamic）：一般情况下，定义和显示某一类型标识或看板信息应是静态信息元素，但当标识或看板信息的某些属性是随时间（或空间）变化的，则要用动态信息元素来定义和显示。对于描述某一类型标识或看板信息对象的信息集 C，若 C 的任意信息子集 C' 的属性 f 或值 v 是时间（或空间）的函数，即 $f = f(t)$，或 $v = v(t)$，则称该标识或看板信息子集 C' 是动态信息集。特别地，当 C' 的属性 f 以及值 v 不是时间（或空间）的函数，则称该标识或看板信息子集 C' 是静态信息集，它是动态信息集的特例，即标识或看板信息的静态动态原则（Static dynamic principle）。

G. 清晰性（Clarity）：在定义和显示某一类型标识或看板信息属性时，尽量用清晰的信息元素来定义和显示，这样可清晰确切地显示出该类型标识或看板的信息属性。但是当标识或看板的某些信息属性模糊的时候，则要用模糊的信息元素来显示。对于描述某一类型标识或看板信息属性的信息集 C，给定其有限论域 R，一般应尽量定义 R 有明确的外延，即尽量定义标识或看板信息集 C 为普通集合，特别是关键（主要）层标识或看板信息元素应尽量定义为普通集合，这样可清晰确切地显示该类型标识或看板信息，即标识或看板信息的清晰性原则（Clarity principle）。

H. 模糊性（Fuzziness）：任意类型的标识或看板信息一般可分为两类：一类是信息属性为确定的信息对象，例如，{到达时间：19：30}；另一类是信息属性为不确定的信息对象，例如，{到达时间：等待通知}。"等待通知"的概念具有一种不确定性和模糊性。具有不确定性和模糊性现象的标识或看板信息，被称为模糊信息。

对于描述某一类型标识或看板信息属性的信息集 C，给定其有限论域 R：

若在其论域 R 内，标识或看板信息集 C 要描述的某一类型标识或看板信息属性是模糊的概念，则应尽量分层次定义该模糊概念，使描述它的模糊子集 C' 最少。

在给定论域 R 上的标识或看板信息模糊子集 C'，对于任意信息元素 $r \in R$，可指定一个数 $\mu_{c'}(r)$ $[0, 1]$，叫作 r 对 C' 的隶属程度。映射

$\mu_{c'}: R \rightarrow [0, 1]$，

$r\mu_{c'}(r)$，

叫作 C' 的隶属函数。标识或看板信息模糊子集 C' 可以由其隶属函数来刻画，即标识或看板信息的模糊性原则（Fuzziness principle）。

实际上，当 $\mu c'(r)$ 的值域 $= \{0, 1\}$ 时，$\mu c'$ 就变成了一个普通信息元素的特征函数，C' 则变成一个普通信息集 C'。

I. 一致性（Uniformity）：在定义和显示两个或两个以上同一类型标识或看板信息属性的信息集 C 时，当使用对象基本相同或一致时，应尽可能定义其绝大部分标识或看板信息元素相同或一致，只用最少的信息元素子集 C' 来区分它们，CC'，即标识或看板信息的一致性原则（Uniformity principle），这样可增加信息的范围和灵活性及信息的使用效率，尤其是在多标识或看板定义和显示时，最上层的标识或看板关键（主要）信息元素和中间层的信息元素应尽量相同或一致，此时标识或看板传递信息的效率最高。

J. 扩展性（Extension）：当某一类型标识或看板信息的属性范围或使用对象扩展时，该类型标识或看板的信息元素集也应该扩展。对于描述某一类型标识或看板的信息集 C，当其给定的有限论域 R 扩展时，即 $R \rightarrow R'$，且 $R \subseteq R'$，则应使信息集 $C \subseteq R'$，即标识或看板信息的扩展性原则（Extension principle）。

K. 组合性（Compositionality）：当两种以上类型的标识或看板信息组合在一起时，定义和显示这些标识或看板的信息元素集也应组合在

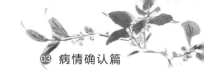

一起，但注意检验其信息元素的唯一性和合理性。即对于描述某一类型标识或看板信息属性的信息集 CA 和描述另一类型标识或看板信息属性的信息集 CB，在给定的有限论域 R（CAR，CBR）上，根据标识或看板信息使用对象的具体情况可定义成新的标识或看板信息集 $CN = CA \cup CB$，且 CNR 或 $CA \cup CBR$，即标识或看板信息的组合性原则（Compositionality principle）。

L. 可追溯性（Traceability）：定义和显示的某一类型标识或看板信息元素应该相对于另一类信息是有关联的、有链接的，可根据标识或看板信息元素查找（追溯）到相关的（详细）信息。对于描述某一类型标识或看板信息属性的信息集 C 及另一类描述该类型标识或看板信息的信息集 D，若 C 的所有子集等价或者属于 D，即 $C \rightarrow D$ 或 $C \in D$，则可称该类型标识或看板信息集 C 相对于另一类描述该标识或看板信息的信息集 D 是具有可追溯性的，即标识或看板信息的可追溯性原则（Traceability principle）。

3. 结果（Results）

本文在已有研究基础上，运用认知心理学原理，从外部人员角度，从理论上定义和分析了三甲综合医院标识导引系统的信息特征和信息载体结构，构建了其标识导引系统的空间信息节点和通道路线的信息结构模型。通过对寻路迷失的认知过程和失效机理的分析探讨了综合医院标识导引系统的有效性及信息传递效率，得出了适合综合医院标识导引系统科学的设计原则和设置方法，因此，在理论和应用方面都具有重要意义。

4. 局限与讨论（Limitations and Discussion）

本文重点讨论了外部人员以及新来综合医院的内部人员在综合医院标识导引系统里的寻路认知问题，没有研究已经熟悉综合医院环境的内部人员和外部人员的寻路认知问题。同时注意到所有导引信息链的导引信息描述都是相对的，本文对这种相对性及复杂性研究尚且不足。

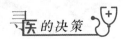

附录 3A 参考文献 （**References**）

［1］ Arthur & Passini. Wayfinding：People，Signs，and Architecture ［J］. Information Design Journal，1998，9（2）：220－222（3）.

［2］ Carpman，J. and Grant，M. Design that cares：Planning health facilities for patients and visitors（2nd ed.）［J］. Chicago：American Hospital Publishing，（1993）.

［3］ Ulrich. R. S，Zimring，C.，Zhu，X，et al. A Review of the Research Literature on Evidence-Based Healthcare Design ［J］. Herd，2008，1（3）：61－125.

［4］ Peponis，J.，Zimring，C.，Choi，Y. K. Finding the Building in Wayfinding： ［J］. Environment & Behavior，2016，22（5）：555－590.

［5］ Werner，S.，Schindler，L. E. The Role of Spatial Reference Frames in Architecture：Misalignment Impairs Way-Finding Performance ［J］. Environment & Behavior，2004，36（4）：461－482.

［6］ Ruddle，R. A.，Péruch，P. Effects of proprioceptive feedback and environmental characteristics on spatial learning in virtual environments ［J］. International Journal of Human-Computer Studies，2004，60（3）：299－326.

［7］ Carpman，J.，and Grant，M. Design that cares ［J］. San Francisco：Jossey-Bass Inc. （2001）.

［8］ Rooke，C. N.，Rooke，J. A.，Koskela，L.，et al. Using the physical properties of artefacts to manage through-life knowledge flows in the built environment：An initial exploration ［J］. Construction Management & Economics，2010，28（6）：601－613.

［9］ Per，Mollerup. Wayshowing in Hospital ［J］. Australasian Medical Journal，2009，1 （10）：112－114.

［10］ BHuelat，B. J. Wayfinding：Design for understanding ［J］. The Center for Health Design.（2007），10.

［11］ Rooke，C. N.，Tzortzopoulos，P.，Koskela，L. J.，et al. Wayfinding：Embedding Knowledge in Hospital Environments ［EB/OL］.（2009）. http：//www. kimproject. org.

本章参考文献

［1］ 董明强. 求医：中医西医的选择 ［M］. 北京：人民军医出版社，2013：142.

［2］ 毛富强. 医学行为学 ［M］. 北京：清华大学出版社，2012：230.

［3］ 陈力. 医学行为学 ［M］. 北京：人民卫生出版社，2007：231.

［4］ 方新文. 如何寻医问药/公共卫生与医疗保障系列丛书 ［M］. 北京：中国社会出版社，2006：203.

［5］ 王明圣，靳杭红，陈宇英. 寻医问药 ［M］. 昆明：云南科技出版社，2012：193.

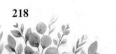

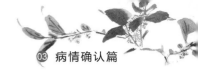

[6] 安德森.认知心理学及其启示:第7版 [M].姜裕林,程瑶,周海燕,等译.北京:人民邮电出版社,2012.

[7] 魏聪.医生行为的经济学——一个引致需求视角的文献综述 [J].浙江社会科学,2005 (2):198-201.

[8] 何首杰,杨银梅,王伟忠,等.湖北省居民两周患病首诊机构选择影响因素多水平模型分析 [J].重庆医学,2018 (13):1773-1776.

[9] 陈小嫦.就医选择权研究 [J].中国卫生事业管理,2014,31 (3):202-205.

[10] 陈燕凌,穆云庆,陈黎明.大型综合医院患者就医选择影响因素的调查研究 [J].中国社会医学杂志,2012 (2):110-111.

[11] 李琴琴,康绥生,张丹,等.分级诊疗 基层首诊是关键——以陕西省为例 [J].产业与科技论坛,2017 (12):220-222.

[12] 段磊,牛亚冬,徐源,等.湖北省麻城市农村患者就医机构选择偏好分析 [J].中国卫生资源,2017 (3):255-258,262.

[13] 郭云涛.城乡居民的就医选择差异研究 [J].医学与哲学,2014 (8A):40-42.

[14] 江金启.新农合政策与农村居民就医地点选择的关系 [J].中国人口·资源与环境,2014 (3):199-202.

[15] 经姗姗,李勇.医保种类对患者就医选择行为影响研究——基于CHNS 2011调查数据的实证分析 [J].现代商贸工业,2015 (6):182-185.

[16] 刘政欣.分级诊疗、基层首诊与基层医疗卫生机构建设研究 [J].中国卫生产业,2017 (11):189-190.

[17] 石亚丽,李宁燕,赵建功.北京市西城区居民社区首诊意愿及影响因素研究 [J].中国全科医学,2016 (16):1939-1942.

[18] 王禾,杨兴怡,方鹏骞.分级诊疗中基层首诊的利益相关者分析 [J].中国医院管理,2017 (8):6-9.

[19] 王薇,李力桢,任毅.广州市基层首诊政策执行困境及对策 [J].现代医院管理,2018 (2):17-19.

[20] 王晓蕊,王红漫.北京地区2013—2016年医保参保者首诊基层情况分析 [J].中国初级卫生保健,2017 (6):4-5.

[21] 徐娟,高红霞,陈晶等.湖北省城乡基层医疗机构患者寻医行为现状比较 [J].医学与社会,2012 (6):41-44.

[22] 钟颖,吴春玲,陈冠桦等.广州市居民社区首诊意愿及影响因素研究 [J].中国全科医学,2016,19 (16):1924-1927.

[23] 李静,游毅,何静,等.我国老年人患病就诊趋势及就诊机构选择影响因素分析 [J].中国医院,2015 (12):23-25.

[24] 李梦龙,杨佳.分级诊疗实践探索——推进分级诊疗制度背景下北京市不同级别医院患者就医选择行为研究 [J].中国医院,2018 (3):1-3.

[25] 刘贵浩，杨云滨，耿庆山，等.不同级别医疗机构孕产妇就医行为的决策树分析研究 [J].中国全科医学，2018（17）：2101－2105.

[26] 卢杨，欧崇阳，石秀兵.基于声誉机制的就医主体决策博弈模型构建与分析 [J].医学信息，2013（3）：1－2.

[27] 裴晔，王子雯，车宇航，等.医疗机构信用评价等级对患者就医选择的影响分析 [J].中国医院管理，2018（12）：50－52.

[28] 王敏，张开金，姜丽，等.中国城乡患者就医行为影响因素模型研究 [J].中国全科医学，2010（19）：2127－2129.

[29] 魏敏，肖锦铖.患者就医选择的影响因素及对策分析 [J].中国卫生事业管理，2014（4）：259－261.

[30] 魏毅，姚迎春，何晓俐.大型综合医院门诊患者就医行为的影响因素分析 [J].实用医院临床杂志，2018（4）：240－243.

[31] 熊俊浩，夏曦，李永建，等.乘车时间影响门诊患者就医医院选择的研究 [J].实用医院临床杂志，2012（3）：188－190.

[32] 张文燕.社交媒体影响患者就医选择 [J].中国医院院长，2012（10）：26－27.

[33] 李玲，王健，袁嘉.医院距离对农村地区居民住院需求的影响：一个离散选择模型的应用 [J].中国卫生经济，2014（1）：11－13.

[34] 马婕，常峰.就医选择行为决策过程研究：基于计划行为理论模型的构建 [J].社区医学杂志，2011（22）：60－61.

[35] 裴晔.医疗机构信用评价等级对患者就医选择影响研究 [D].北京中医药大学，2017：10－12.

[36] 魏毅，姚迎春，何晓俐.大型综合医院门诊患者就医行为的影响因素分析 [J].实用医院临床杂志，2018（4）：240－243.

[37] 吴文琪，林琳，张亮，等.中部地区居民就诊机构选择决策因素变化研究 [J].中国医院管理，2018（3）：23－25.

[38] 姚迎春，张会君，何晓俐.大型综合医院门诊患者就医习惯及影响因素 [J].中国临床研究，2018（6）：863－865.

04

疾病治疗篇

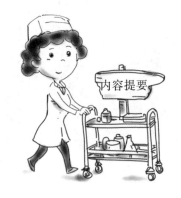

内容提要

对于同一疾病，医生往往有不同的治疗方案。医生选择什么样的治疗方案对寻医者及家属的影响很大，通常包括治疗效果、治疗费用、治疗时间、预后恢复等方面。由于医学的专业性及信息不对称，寻医者及家属很难直接对医生选择的治疗方案进行客观的评估和判断，从而会带来健康和经济损失巨大的不确定风险。虽然在疾病治疗方案选择上寻医者及家属可做的事情不多，但还是有一些决策方法和原则可以减小治疗过程中的不确定性风险。

4.1 疾病的治疗方法

一般来说，同一疾病会有不同的治疗方法。例如，感冒发烧既可以吃中药治愈，又可以吃西药治愈。那么治疗方法的选择就涉及治疗体系的选择，治疗基本手段的选择以及药物治疗和手术治疗等的选择。按疾病治疗的体系分为西医治疗和中医治疗，按疾病治疗基本手段分为内科治疗和外科治疗，内科治疗以药物治疗为主，外科治疗以手术治疗为主。

4.1.1 西医和中医

西医是对抗医学，中医是中庸医学。西医属于形，中医属于神。西医与中医是相互补充但又不能相互取代的两大医疗保健体系。在寻医治疗时，寻医者及家属首先要决策是选择西医治疗还是选择中医治疗，如图 4-1 所示。

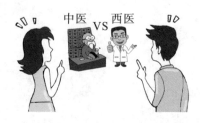

图 4-1　选择西医治疗还是选择中医治疗

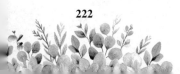

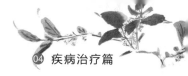

（1）西医体系

对中国人来说，所谓"西医"通常是指"现代西方国家的医学体系"。现代西医体系以解剖生理学、组织胚胎学、生物化学与分子生物学作为基础学科。

现代西医的诊断技术更多是借助先进的医疗仪器设备和实验室对疾病做出准确的诊断。医生利用自己的感觉器官通过视诊、触诊、叩诊、听诊、嗅诊等方法或借助听诊器、叩诊锤、血压计、体温表等简单的工具对患者进行全面、系统的检查来诊断患者的疾病。

现代西医的治疗方法主要有药物疗法、手术疗法、物理疗法、心理疗法及其他疗法等。

（2）中医体系

所谓中医（Traditional Chinese medicine）一般是指中国汉族创造的以传统医学为主的医学体系，又称汉医。中医是以中国古人同疾病做斗争的经验和中医药理论为主体，以古代朴素的唯物论和自发的辩证法思想为指导，通过长期医疗实践逐步形成并发展为疾病预防、诊断、治疗、康复和保健的综合性医学理论体系。2018 年 10 月 1 日，世界卫生组织首次将中医纳入其医学纲要。

中医学以阴阳五行作为理论基础，将人体看作气、形、神的统一体，通过"望、闻、问、切"四诊合参的方法，探求病因、病性、病位，分析病机及人体内五脏六腑、经络关节、气血津液的变化，判断邪正消长，进而得出病名，归纳出证型，以辨证论治为原则，制定"汗、吐、下、和、温、清、补、消"等治法，使用中药、针灸、推拿、按摩、拔罐、气功、食疗等多种治疗手段，使人体达到阴阳调和并康复的目的。

（3）中医与西医的区别

中医和西医最大的区别在思维方式和理念上。西医找病，中医找健康。

中医从宏观看问题，把人体看作一个循环的整体，崇尚天人合一的观念，但缺少微观精确性。中医更多依靠增强人体自身的能力来对付疾病，在"治"和"养"上更偏重于"养"，"治"是外力，"养"是内力。中医强调人体的自我康复能力，虽然也用药直接对抗一些疾病，但用药主要是借以调动人的自我康复能力。中医的理论是阴阳平衡、顺应自然之道，讲究所谓的"气"，病症治疗在中医里不叫治疗，叫作调理。中医调理病症是从本质下手，称为治本。中医的药物是纯天然的，被称作中药材。这些中药材中有的有毒性，有的没有毒性，阴阳、寒热、归经、性味等元素，可因人而异、搭配施为。

西医从微观看问题，推崇人定胜天的技术疗法，具有微观精确性，却缺少宏观准确性。西医建立在科学和实验基础上，单纯依靠医药和技术来对抗疾病，把人体的自我防御、自我修复能力放到次要地位。西医的理论否定人体有气，更没有什么阴阳概念。西医是微观的，把人体分解开，哪里有疼痛病症就治疗哪里。病症治疗在西医里是片面的，称为治表。西医的药物称为西药，由化学成分组成，可能伤肝肾。

由于西医重微观，强调针对性，就决定了其治疗必须是在明确诊断之后。若诊断结果不准确，有时会贻误病情，所以患者及家属时常会遇到患者病情已很重，跑了几家大医院，做了许多检查，就因为诊断结果不明，而迟迟得不到治疗的情况。

中医治病是一站式医疗，患者只需要看一个中医，中医一般能解答患者所有问题；西医治病是分站式治疗，患者要有时需要跑很多个科室，中医与西医的区别见表 4-1。中医医生把患者当一个整体看待，西医医生把患者视为各零件的组合，有时候西医医生更像个汽车修理工。

表 4-1　中医与西医的区别

	中医	西医
1	是文化	是科学
2	是整体观念与辨证施治	是靶向定位与切割化验
3	诊断是望、闻、问、切	诊断是视、触、叩、听
4	治疗疾病是釜底抽薪	治疗疾病是沸鼎添水
5	治疗疾病是追根求源	治疗疾病是局部表现
6	治病注重精气神	治病注重肿疡创
7	看病分阴阳表里寒热虚实	看病依据红肿热痛、血尿粪便
8	用药分温热寒凉、升降浮沉	用药分成人量、儿童量，加减同药

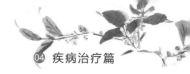

续表4-1

	中医	西医
9	中药多靶点，重调整，弱对抗，配搭得当的话毒副作用小	西药纯正单体，单一靶点，毒副作用很大，除旧添新
10	让人稀里糊涂地活	让人明明白白地死

值得注意的是几千年来，没有哪种中药因毒副作用被淘汰。

（4）选择中医还是西医

疾病治疗的主要方法体系分为中医和西医，它们都各有一套认知方法和理论体系，各自有其特色和优势，同时也各自有其局限性。因此，患者及家属在选择中医还是西医治疗时，既不要迷信中医，也不要迷信西医。中医和西医各有其优缺点。

从时间来看，中医治病周期长，治疗效果一般较慢，但整体效果好；西医治疗周期短，效果一般较快，局部效果好。

从费用来看，中医便宜，西医昂贵。

从病症类型来看，中医在治疗疑难杂症、跌打损伤、接骨疗疮、不孕不育等方面有绝招；西医在手术、器官移植、整容等方面有优势；在急症、器官损伤方面中医难于应对；在大面积病痛、全身性疾病、慢性病、久病、疑难病方面西医也有局限性。

因此，人们遇到急性病、意外伤害、器质性病变一般选择西医，遇到慢性病、退行性疾病及处于亚健康状态时应选择中医调理加营养补充。选择中医和西医的具体原则如表4-2所示。

表4-2　选择中医和西医的具体原则

1	初诊时选择西医，复诊时可选择中医
2	外伤首选西医，恢复期选择中医
3	传染病的诊断和预防选择西医，治疗选中西医结合
4	急重症选择西医为主
5	患有慢性病兼体质虚弱者可以选择中医
6	病因明确时选择西医，遇到疑难杂症选择中医
7	"三高"（高血压、高血糖、高血脂）选择西医为主
8	功能性妇科病选择中医，器质性妇科病选择西医

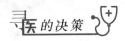
9	功能性男科病选择中医，器质性男科病选择西医
10	精神病选择西医，神经衰弱选择中医

在实际就医治疗过程中，一般患者会首选西医，一些有就诊经验的患者可能会根据自己疾病的情况首选中医或中医、西医都看，即进行中西医结合治疗。有些被西医宣判为不治之症的绝症，不妨找中医试试，可能会有不一样的结果。

4.1.2 内科和外科

内科和外科都是西医的说法。西医内科（Internal medicine）就是主要依靠药物来治疗疾病的科别，西方称内科医生为"Physician"，"Physic"一词有"药品"的含义；西医外科（Surgery）是指通过手术来治疗疾病的科别，西方称外科医生为"Surgeon"。

（1）内科和外科的划分

按疾病治疗的基本手段来划分内科和外科。

所谓内科一般是指以药物为主要治疗手段的科室。内科，一般主内，治疗范围包括心血管、呼吸系统、内分泌系统、泌尿及消化系统。内科科室一般包括呼吸内科、消化内科、心内科、神经内科、肾内科、内分泌科、风湿病科、传染病科、小儿科、血液内科、神经内科等。

所谓外科一般是指以手术为主要治疗手段的科室。外科，一般主外，治疗范围包括运动系统、神经系统、外伤及骨系统。外科科室一般包括普通外科、泌尿外科、神经外科、矫形外科、心胸外科、骨科、烧伤和整形外科、小儿外科等。

目前需要外科手术治疗的疾病大多划归外科，不需要外科手术治疗的疾病归到内科。当然，西医还有其他更细的分科：例如，妇产科、儿科、眼科、耳鼻喉科、口腔科及皮肤科等。

需要注意的是，这里的内科和外科不是指人体的内部和外部。

（2）服药治疗方法

服药是（西医和中医）内科治疗疾病的首选方法。"服"即一服（帖）药之意，其含义是"服而有效者"或"食而有效者"。

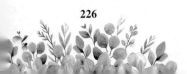

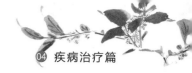

目前，内科治疗疾病也不局限于药物治疗，也会借助腹腔镜，智能机械手等先进的医疗仪器，对内科疾病进行特殊治疗。

（3）输液治疗方法

所谓输液又称打点滴或挂水，是由静脉滴注输入人体内的大剂量（一次给药在 100 毫升以上）注射液，以补充体液、电解质、营养物质和输入药物等。

输液治疗方法是随着现代医学的发展而兴起的一种治疗给药方法，具有进药快、无损耗、治疗迅速等特点，对于不能进食、不能吃药以及急症、危重症的患者有着无可替代的良好疗效，已广泛应用于临床治疗当中。但同时，输液治疗方法也存在很多弊端。由于输液治疗方法是把药液直接输入人体血液循环当中，因此特别容易出现输液反应、过敏反应和其他各种不良反应。

（4）手术治疗方法

所谓手术一般是指医生用外科手术器械，如刀、剪、针等，对患者身体局部进行切除、缝合等操作，俗称"开刀"。也可以认为手术是一种破坏组织完整性，或使完整性受到破坏的组织复原（缝合）的操作。

所谓手术治疗是指应用外科手术的方法对病变组织、病损器官或对某些具有形态缺陷的器官进行切除、修补、移植或替换，可以有效地减轻或改善机体的功能和形态，对某些遗传病所造成的畸形进行矫正、修补或切除，减轻患者的病痛。

目前，手术治疗是外科疾病治疗的首选方法，是最先进、最有效、最便捷的外科治疗手段之一。

随着外科学的发展，外科手术治疗的范围已扩展到人体的任何部位。外科手术器械也在不断更新，例如手术刀就有电刀、微波刀、超声波刀及激光刀等多种。

当然，现代医学发展已经使内科与外科之间的界限越来越模糊了，其中出现了许多的交叉。例如介入治疗，就是介于内科、外科和放射科之间的一个交叉学科，而有些外伤需要内科、外科联合治疗。

此外，现在还出现了物理治疗、放射治疗、核医学治疗、心理治疗、体育治疗、生物反馈，器官移植、医学工程治疗等新的治疗手段。

患者到医疗机构就医时，多数情况下都是挂内科号，需要手术时再转到外科；但外伤除外，外伤直接到普外科就诊，需要手术时再转入对应的其他外科。

4.1.3　西药和中药

现在社会上对药品的传统看法是"西药好，西药来得快""中药好，中药能去根儿"，这些说法抓住了中西药疗效的特点，都有一定的道理。其实中药和西药因其药理不同，药效利弊各异。

（1）西药

西药是建立在西医微观理论基础上提纯的药，具有明确的药物成分，经过严格的药理学、毒理学、药代动力学等实验后才能生产并应用于临床，治疗疾病的范围较严格，对应限定的适用疾病，更注重对症治疗。

西药药理在人体内过程很清楚，加上西医有相应的客观诊疗疾病指征，药效容易再现或重复，因此治疗急症效果相对较好。但是，西医在疾病的治疗过程中往往忽视人体的自主能动作用而带来种种副作用，这是西药应用的弊端。

因此，西药一般用来治标，由此得出：疾病急性发作时最好看西医。

（2）中药

相比之下，中药是建立在中医整体重视内因观念基础上的未经提纯的原药材，治疗的是症状（如脾虚、肾阴虚、肾阳虚等），灵活用药，注意调整机体动态平衡。中药更注重治本，即疾病的根源，且中药注重调理，所以疗效慢。

中医用药的特点就是用药灵活，主要表现在两个方面。

①辨证用药

中医是依症给药，认为只要人体不舒服就有症，有了症，就要辨出疾病的表或里、寒或热、虚或实，因而能够按症投药。

②具有实用性

家庭日常饮食中的水果、蔬菜等有许多都是常用的中药，如长期饮用大枣水可补血，芹菜根熬水喝能降血脂、血压等。要得到这些用药，不用去医院购买，既省力又省钱。

然而，正是因为中药的这种应用过于灵活，由此形成的弊病是中药

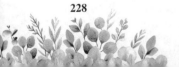

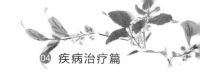

疗效难以再现或重复，更由于剂型上的限制，致使中药始终难于对急症进行治疗。

因此，中药一般用来治本，故慢性疾病最好看中医。

总的来说，西药和中药迥然有别，虽然都能治病，但各有所长。注意，所有的药物都是有副作用的，但相对而言，西药的副作用更大、更多。

4.2 医生的治疗行为

所谓医生的治疗行为是指为了治疗疾病，使患者尽快康复或减轻疾病的症状、延长生命而进行的医疗实践活动。诊断行为和治疗行为统称为诊疗行为，是一个非常复杂的行为过程。

4.2.1 拟定治疗方案

医生通过问诊、体检和化验检查，在得出疾病诊断结果的情况下，一般会向患者及家属讲解病因病情、发病机理、诊断依据，然后拟定治疗方案，开具处方，下医嘱及填写门诊日志等。

医生根据患者病情、就医动机和经济情况拟定疾病治疗方案，可能会拟定两到三套治疗方案（包括各治疗方案的费用）以供选择。

医生一般会向患者及家属阐述各方案的特点、优缺点和给患者带来的利弊。同时根据诊断阶段获得的患者情况及心理特点推荐一种患者易于接受的治疗方案，促其接受治疗。

有些医生会详细地介绍治疗方案，鼓励患者及家属说出自己的疑惑。但如果患者及家属不主动询问治疗方案相关问题，有些医生可能会由于候诊人数多，没有时间主动详细介绍。

一般来说，患者及家属对治疗方案的疑惑越少，就说明他们越信任医生，对治疗方法的选择就越有的放矢。

开具医疗处方——医生拟定好对某疾病的治疗方案后，要把该治疗方案按一定的标准和格式转换成治疗指令发布

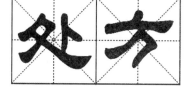

出来，包括医生对患者疾病进行诊疗的一切医学方法和手段，例如如何进行药物治疗、物理治疗、手术治疗，有何行为限制等，这些就是医生开具医疗处方的行为。

医疗处方是由注册的执业医生在诊疗活动中为患者开具的、由取得药学专业资格的药师审核、调配、核对，并作为患者用药凭证的医疗文书。医疗处方既是医生对患者用药的书面文件，也是药师调配药品的依据，具有法律、技术、经济方面的责任和意义。所以，医疗处方一般需要医生本人亲自书写。

对患者来说，在技术上，医疗处方要写明药物名称、数量、剂型及用法、用量等，保证药剂的规格正确和安全有效。在经济上，按照医疗处方检查和统计包括门诊、急诊、住院全过程的所用药品，尤其是贵重药品的消耗及价值，可作为患者成本核算和报销的重要原始凭证。

医疗处方的类型：法定处方和医师处方。所谓法定处方主要是指药典、部颁标准和地方标准收载的处方；所谓医师处方是医生对个别患者用药的书面文件。

医疗处方的标准由卫健委统一规定，处方格式由省级卫生行政部门统一制定，处方由医疗机构按照规定的标准和格式印制。

医疗处方可以是纸质版的，也可以是电子版的，但是只有打印出来并由医师签名后才有效。处方原则上不得涂改，如有涂改，开具处方的医生必须在涂改处签字以示负责。

医疗处方一般是当天有效，遇特殊情况需要延长时间，必须由医生注明签字。关于处方的用药量，医生一般不得开出超过 7 日的用量；急诊处方一般不超过 3 日的用量；对于某些慢性病、老年病或特殊情况，处方用量时间范围可适当延长，但医生必须注明理由。

开具医疗处方是医生出于为患者诊断、预防或治疗疾病需要，按照诊疗规范、药品说明书中的药品适应证、药理作用、用法、用量、禁忌、不良反应和注意事项等而开具的用药指令，是医生与药师之间的书面凭据，药师按照此凭据为患者调剂配发药品。

医生具有诊断权和开具处方权，但无调配处方权；药师具有审核、调配处方权，但无诊断和开具处方权。因开具处方或调配处方所造成的医疗差错或事故，医生或者药师分别负有相应的法律责任。

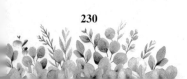

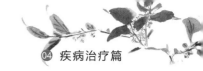

医疗处方开具的内容一般包括药物治疗和手术治疗项目，医生应该坚持科学、合理、有效、合法、经济、无害等原则，详细地向患者及家属解释药品的名称，主要作用和服用方法。对于手术治疗项目，医生要详细介绍手术治疗的特点是什么，对身体有什么影响，做多少次等，且取得患者及家属的知情同意。医疗处方上开具的任何药物和手术治疗方案都应该让患者选择。但是由于医生的诱导需求和防御性治疗行为，现实生活中医生开具的医疗处方未必全是这样。

注意，由于医疗知识的专业性和患者掌握信息的不对称，患者及家属一般很难对医生开具的处方内容本身进行客观审核。

4.2.2　治疗疾病

在临床疾病治疗过程中，选用各种治疗方法的目的一般不外乎三种情况。

消除病因。病因治疗又称特效疗法，即治疗的目的是消除病因，常可达到根治的目的，被视为较理想的治疗方法（例如，手术矫正畸形等）。

对症治疗。治疗的目的不在于消除病因，而在于解除某些症状，或称姑息疗法。当许多疾病在病因未被识别出来时，所采取的治疗措施都属于对症治疗的范围，如古代医学所采用的止痛药物、拔火罐、按摩手法治疗等。在现代医学中，有时病因不明或虽已明，但却无法消除，或症状本身对生命构成威胁时，对症治疗就是必要的正确选择。例如，肿瘤切除、器官移植等。

支持治疗。即治疗的目的既不是消除病因，也不是针对某些症状，而是为了改善患者的一般情况，如营养、精神状态等。严格地说，一切治疗都必须以支持治疗为基础，这一点容易被医务人员忽略，特别是在精神上对患者的支持。当患者在一般情况下不被允许接受其他治疗时，支持疗法就具有重要的意义。有时改善患者的一般情况本身就具有治疗意义，如营养不良患者的一些并发症，在营养状况改善后往往可以自愈。

在实际治疗中，这三种治疗方法需要医生结合具体情况，因病、因人、因时、因地，灵活选用或联合运用。但治疗方法的选择和结合过程

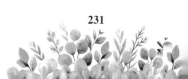

有时是医生非常复杂的治疗思维过程，治疗效果也是检验临床医生水平高低的重要标志。

（1）药物治疗

给药途径。目前临床上给药途径多样。常见的药物给药途径有口服、皮下注射、静脉注射、肌肉注射、涂抹等，药物还可舌下含化、直肠灌注、滴眼、鼻腔喷雾、口腔喷雾，也可以皮肤局部（表面）或全身（经皮）用药等。

药物的给药途径，同临床各类病症的治疗效果有着极为紧密的联系，各有利弊。同一种药物，若给药途径不同，有时其药效有着极大的差别，如表4-3所示。

表4-3　临床常见不同给药途径的比较

	给药途径	效果	优点	缺点
1	口服	方便，起效慢	药品的性状稳定，剂量准确	部分药物会受食物或胃酸作用而影响吸收，有些药效会被破坏一半以上
2	舌下含服	滴丸吸收迅速	生物利用度高	
3	直肠滴入	肛周的直肠黏膜能吸收多种药物	吸收与发挥药效快，避免药物被胃肠道破坏或经肝脏解毒	
4	肌肉注射	吸收好，但有副反应	药效迅速、剂量准确、作用可靠，可以产生局部及定向作用	臀部肌肉结块，肌挛缩；臀部肌肉萎缩；神经损伤
5	静脉输液	起效最快	可在病情较重时才用	长期输液有可能造成静脉炎、肺动脉炎、肉芽肿、栓塞、体内菌群失调等
6	穴位注射		发挥药物特有的疗效	注射时疼痛，给药不方便

如今在我国，输液治疗被越来越广泛地应用于临床治疗。但在各种利益的驱动下，输液治疗往往被滥用。

（2）手术治疗

所谓手术以及有创操作分级手术是指各种开放性手术、腔镜手术及

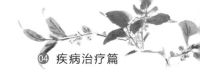

麻醉方法（统称手术）。依据手术的技术难度、复杂性和风险度，将手术分为四级，如表4－4所示。

表4－4　手术的分级

级别	技术难度	手术过程	风险度
一级	较低	简单	较小
二级	一般	不复杂	中等
三级	较大	较复杂	较大
四级	大	复杂	大

①开放性手术

所谓开放性手术就是传统的开刀，即从人体表皮切开，暴露内脏器官，刀口会露天的手术，例如剖宫产。开放性手术的伤口较大，创伤也较大，疤痕大，愈合慢。

②微创手术

所谓微创手术顾名思义就是微小创伤的手术，是指利用腹腔镜、胸腔镜等现代医疗器械及相关设备进行的手术。相对开放性手术，微创手术的优点是手术伤口要小很多，损伤小、创伤小、疼痛轻，愈合恢复快，同时手术时间短，平均30～60分钟，平均住院时间1～3天，有的患者甚至术后当晚便可回家。微创手术是每个需要手术的患者的理想手术方式，但不是每一个患者都适合微创手术。

（3）微创手术与传统手术的比较

微创手术与传统开放手术的比较如表4－5所示。

表4－5　微创手术与传统开放手术的比较

	微创手术的优点	传统开放手术的缺陷
1	创口小：微小切口，0.5厘米～1厘米，基本不留疤痕，有"钥匙孔"之称	创口大：传统长切口≥10厘米，疤痕呈长线状，影响美观
2	疼痛轻：患者疼痛感小，手术采取静脉麻醉，患者在睡眠的状态下完成手术	疼痛大：传统手术需要切开，术后切口部位常伴有疼痛、酸胀、麻木感
3	恢复快：大大减少了对脏器的损伤和对脏器功能的干扰，术后恢复时间缩短	恢复慢：传统手术由于切口大，且会造成切口附近肌肉、血管和相应神经的损伤，有可能伴随某些组织感染并发症，恢复速度慢

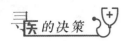

续表4-5

	微创手术的优点	传统开放手术的缺陷
4	住院时间短：一般情况下手术后 6~8 小时可下床，12~24 小时肛门排气即可进食，3~5 天出院，一周后基本恢复，费用相对低	住院时间长：术后 24 小时下床，7~15天出院，费用相对高
5	出血少：术中几乎不出血。微创手术视野比较清楚，血管处理会更精细，加上采用超声刀等先进止血器械，有助于减少出血量	出血多：传统手术分离组织广泛，出血量比较大。传统开刀的切口感染或脂肪液化、切口裂开，一直是无法避免的问题

为避免无声治疗，一般要求医生在实施手术治疗或物理治疗前与患者及家属充分沟通、解释手术治疗操作，关注患者的感受和反应，以便其做好心理准备。

4.2.3 诱导治疗

跟诊断过程一样，由于医患双方在疾病治疗过程中存在信息不对称情况，选择什么样的药物、治疗方法和手段几乎全由医生主导，扮演这种双重角色的医生有的会受利益驱动，利用患者的治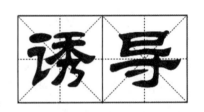疗心理诱导其接受超过最佳治疗效果需要的治疗服务量；同时，医疗卫生投入体制的弊端，医疗机构的公益性功能淡化，逐利机制强化，医药利益链的驱动等因素会加剧这种诱导性治疗的发生。

另外，患者的医疗消费观念和要求也会产生诱导需求。一些患者存在医疗消费误区，认为做的检查越多越好，开的药品越昂贵越有效。

无论是患者自己诱导（如有医保的"心理账户"），还是医生的利益诱导和防御性治疗诱导，最终会以患者支付能力为前提产生过度治疗或过度服务的诱导现象和道德伦理风险。诱导性过度治疗或过度服务在疾病治疗阶段也很明显，主要表现为过度用药和过度治疗。

所谓过度用药主要是指：本来不需用药的，却使用了药物；能用基本药物治愈的，却使用了高价的新特药，甚至是昂贵的进口药；一个疗程能够治愈的，却开了几个疗程的药或者剂量大的药；本来可以用服药

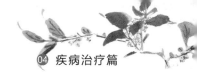

治疗的，却用针剂或用静脉输液代替肌注。滥开维生素等辅助药品就是诱导性过度用药的表现。

在诱导性过度用药中，表现最为突出的是抗生素滥用。例如，针对一次普通的感冒，医生就给患者开最好、最贵的抗生素。据调查，我国一、二、三级医院住院患者抗生素使用率在70％以上，小医院中几乎所有住院患者都使用了抗生素。

这样，诱导性过度用药就会带来道德伦理风险。首先，诱导性过度用药导致的一个直接后果就是治疗费用增高。因此，面对高昂的疾病治疗费用，出于经济原因，一些社会成员（包括相当多农村居民以及一部分城市居民）的疾病治疗需求很难得到满足。其次，医源性疾病会增加。诱导性过度用药不仅浪费了资源，加重了患者负担，而且更可怕的是会给患者身体造成伤害，因为药物的毒副作用会造成脏器损害、患者成瘾依赖，各种医源性疾病由此而生，甚至导致死亡。据世界卫生组织公布的资料显示，每年的全球患者死亡病例中，约有1/3的病例是由药物不良反应引起的。

面对诱导性过度用药，患者及家属由于信息不对称、模糊性医疗需求和对治疗服务质量的不确定性，很难拒绝医生的这种诱导需求行为。但是患者确实可以向医生询问在治疗效果不变情况下，是否有相对便宜的药，给药量是否可以少一点，若病情没有痊愈再来开药行不行（医院开出来的药没有听说可以退的），这样至少可以给医生一点压力来减小医生的诱导需求行为。

至于在治疗过程中，医生的诱导性手术也是常见的诱导需求问题，例如，高剖宫产率已经成为医院的痼疾。剖宫产可能就是典型的诱导性手术，本来可以顺产的孕妇，医生却建议其进行剖宫产。当然，一个很好的心理借口就是剖宫产可以减缓孕妇生产时的疼痛；另外还可以看到门诊可以解决的问题却要住院治疗；在已经失去治疗时机的晚期癌症患者身上进行费用昂贵的手术、化疗等现象。但由于手术治疗太专业，治疗效果很不确定以及信息严重不对称，患者及家属几乎没有机会判断医生是否有诱导性手术的可能。而权威机构和学者对诱导性手术问题的统计和研究也很少，因为风险太大。所以本书也建议患者及家属将医生的诱导需求行为谨记在心。

诱导性过度用药和诱导性手术问题在前文关于诱导需求的部分已有讨论，除此之外还有其他一些原因。

（1）举证倒置

我国现行的医疗事故条例实行"举证倒置"，即当发生医疗事故时，如果患者状告医生，患者不必出示医生有罪的证据，而是要求医生自己提供无罪的证明，否则即判定医生有罪。于是，医生为了避免漏诊或误诊，减少不必要的医疗事故或纠纷的风险，就会要求患者做所谓的全面检查，使自己的诊断有更充足的依据，这就是预防性治疗行为。所以，医生为了自保，无论是检查还是开药，难免会扩大检查范围、多开药，造成过度医疗。

（2）追求根治

为了消除健康和经济损失的风险，人们治病时求"断根"是一种典型风险消除的心理。因此，只要有条件，例如，有了医保的"心理账户"，患者及家属常常让医生开可以"断根"的好药、贵药甚至进口药，以及做能够"断根"的手术。但什么是"根治"呢？从严格意义上来讲，"根治"是指一次治疗后不再发病。其实专家认为，能一次治疗不再发病的疾病并不多。

（3）过分"大方"

所谓过分"大方"是指有公费医疗或者参加了基本医疗保险的患者，由于治疗费用可以全部报销或部分报销，就会产生败德的医疗消费行为，在疾病治疗过程中容易滋生过度的医疗消费愿望与需求，认为贵的药品就是好的，实施昂贵的检查或手术是值得的，这就是医保"心理账户"效应。专家提醒：疾病治疗不能等同于普通的消费，不能简单地用价格来衡量治疗质量的高低，应该在医生的指导下选择最适合自己的治疗方案。

（4）广告误导

由于很多患者缺少医药知识，容易轻信一些媒体上的虚假医药广告，结果病没有治好，还花了很多冤枉钱。

（5）盲目尽孝道

有些患者家属也知道患者的病已经治不好了，但为了尽一份孝心，还是坚持治疗。这种因补偿心态而做出的毫无意义的"烧钱"的"孝

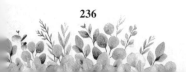

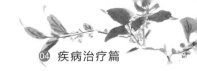

道"行为其实也是一种过度治疗现象，不值得提倡。从人道主义角度出发，让治疗无希望的患者有尊严、少痛苦地逝去更值得提倡。

当然，医生和医疗机构过度治疗的现象还表现为放宽出入院的标准，扩大治疗范围和手术适应证范围，采用高费用材料等。

4.2.4 治疗风险

医生在对患者治疗过程中的风险主要包括用药风险和手术风险。

（1）用药风险

在药品的临床治疗过程中，可能会有处方错误、审方错误、给药错误等，医生如果未能及时识别、评价、处理这些用药风险，一旦发生"三超"（即超剂量、超疗程、超范围）、未监测不良反应等情况，就会给患者健康和生命安全造成危害，给患者带来经济损失。医生安全、有效、经济、合理地使用药物，是药物治疗的关键。治疗过程中的用药风险主要有以下五种。

①给药剂量的风险

不能严谨、规范地遵守每种药品的使用规范，是产生用药风险的重要原因。这种风险在治疗过程中主要表现为：由于临床工作较忙，医生在开药时由于笔误，写错了剂量，小数点点错了位置，这种计量单位的错误，可能导致超剂量服药的风险。另外，医生放宽药品的使用范围也会带来安全风险。

②药物适应证的风险

医生必须在诊断明确的基础上对症下药，对药物的适应证要有全面的了解，严格掌握用药适应证，不能扩大适应证用药。所谓扩大适应证就是药物用于其说明书适应证中没有的病症。医生虽然可以运用自己掌握的医学和药学知识，针对患者的具体病情灵活用药，但如果适应证把握不好，改变用药途径就会带来安全风险。

③禁忌证和慎用证的风险

所谓"禁忌证"是适应证的反义词，是指药物不适合应用于某些疾病、情况或特定的人群（儿童、老年人、孕妇等），或应用后会引起不良后果的风险。这涉及药物的禁止、顾忌和慎用等具体给药行为。禁止是指绝对禁止使用；顾忌是指应适当的顾忌，尽量不用或改换药物替代；慎用是指应谨慎小心使用，但不是绝对不能用。

④药物毒副作用的风险

所谓药物毒副作用是指医生开出一定治疗量的药物后，该疾病治疗目的以外的药理作用可能出现。这些作用可能引起一定的不适或痛苦，即称为副作用。副作用常伴随治疗作用的消失而消失，但有时候也可能有引起后遗症的风险。

⑤药师审方的风险

患者药物治疗方案的制定、用药方法、用药有效性和安全性的监护方面，对临床药师的能力有较高要求。如果药师审方不严，也会带来用药的风险。

当然，药物治疗的风险不仅涉及医生和药师，还涉及护士及医疗机构的药品管理系统。

（2）手术风险

所谓手术是指一种人为地将个体的病变组织、器官与正常组织、器官分离的医疗技术，因此，手术治疗是以破坏性为前提来实现治病救人的目的。

由于手术具有不确定性、不可预测性或者说不可避免性等特征，在各种情况下，手术都有可能引起患者患上新的疾病甚至死亡的风险。例如手术的后遗症问题，每一个手术，除了切除病灶部分，还可能把好的组织也切掉一部分，这就可能损害患者身体的其他功能；有的时候，医生实施手术可能不仅没有治疗好患者的疾病，反而使患者失去了生命。

其实，做大小手术都可能有危险，广义上说"危险"就是"风险"，但是医生一般给患者及家属都是说"手术有风险"，而不是说"手术有危险"，因为"危险"很多时候会让人联想到死亡，患者和家属认为不吉利，这就是一种框架效应的心理锚定描述。

虽然人们一般都知道手术会有危险，但危险到什么程度？不仅外行人不知道，医生有时也可能不知道。就像很多人以为采取剖宫生产比阴道生产要安全，但实际上剖宫生产手术也是有危险的，可能会带来后遗症。

为了避免患者在手术过程中的疼痛，还需要对患者采取局部或者全身麻醉，这又带来了麻醉的风险。由于每个人对麻醉药的耐受和反应不

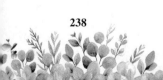

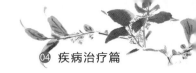

同，在麻醉过程中难免会出现意外和并发症，甚至有危及生命的风险。这些意外主要有：呼吸循环抑制、呼吸心搏骤停、呕吐、反流和误吸以及神经损伤等。

麻醉绝不是麻醉医生给患者"打一针"；然后患者"睡一觉"，醒来之后手术就结束了这么简单。麻醉医生必须要对各种麻醉药物的副作用、适应证、禁忌证和药物之间的相互作用充分了解，并随时根据手术需要，调整麻醉剂型和用量，让患者的生命功能始终控制在正常的生理水平，保证手术期间患者的安全。

对于不同年龄，如 1 岁、30 岁、80 岁的手术患者，如果是同样的疾病，外科医生在手术时做法基本没有多大区别，而麻醉医生在考虑麻醉方案时做法却有着天壤之别。这就是俗话说的"开刀去病，麻醉保命"。

在医学上，有　个通用的"手术风险分级"国际医疗质量指标体系，是按照美国"医院感染监测手册"中的"手术风险分级标准（NNIS）"将手术分为四级，即 NNIS0 级、NNIS1 级、NNIS2 级和NNIS3 级，然后分别对各级手术的手术切口感染率进行比较。

手术风险的标准依据是根据手术切口清洁程度、麻醉分级以及手术持续时间这三个关键变量进行计算的。

根据手术的持续时间还可将患者手术分为两组："手术在标准时间内完成组"和"手术超过标准时间完成组"。这里的标准时间一般是指未超出三小时的手术时间。一般来说手术时间越长，手术的风险越大。

所以，基于手术的风险，对于那些可做可不做的手术，应该坚决不做。

4.2.5 防御性治疗

与疾病诊断阶段一样，由于在疾病治疗阶段存在高度不确定性和风险性，患者维权意识增强和医疗执业环境恶化，医疗纠纷举证责任倒置，医疗保险体系不健全等原因，医生也同样会采取偏离规范化医疗服务准则的防御性治疗行为来减少疾病治疗的各种风险，以应对可能发生的治疗事故诉讼。

在疾病治疗阶段，医生防御性治疗行为的表现形式主要分为三类：

积极型防御性治疗，表现为医生积极主动地为患者做各种非必要检查和治疗等；

消极型防御性治疗，表现为医生故意回避收治高危患者、回避实施高风险的手术或为推脱责任进行转诊、会诊等；

医疗知情同意制度，医疗机构和医生对患者实施具有风险的治疗措施，尤其是手术或涉及高额医药费用时，会先与患者及家属签医患双方权利义务文书之后，再实施具体的治疗措施。

对于前两项防御性治疗行为的表现形式，由于专业性太强和信息严重不对称等原因，患者及家属很难进行客观判断。但对于第三项防御性治疗行为的表现形式，患者及家属就必须面对，否则医疗机构和医生会拒绝对患者实施手术治疗（紧急情况除外）。

这就是在实施手术前要求患者及家属必须签手术同意书的医疗知情同意制度，如图4-2所示。这种制度要解决的主要问题是手术风险的承担问题。患者及家属在手术前签字同意其出于治疗疾病的需要，授权同意医生在自己的身体上实施手术，并愿意承担手术的风险。

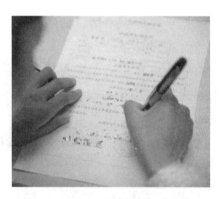

图4-2 患者及家属签署手术同意书

那为什么手术等特殊治疗行为需要征得患者及家属同意，而其他治疗行为不需要征得同意呢？因为手术等特殊治疗行为与一般的治疗行为相比，会给患者的身体（生命和健康）造成侵害，或者会给患者的财产利益带来重大改变，即手术是包含对患者身体权，健康权、生命权和财产权授权医生处置的有风险的治疗行为。

医疗机构和医生希望规避手术风险是催生患者及家属手术前必须签

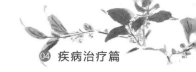

字的决定性因素，也是一种医疗机构和医生的防御性治疗行为。患者及家属在手术前如果不签字，一般意味着医生不能对患者进行手术，当然紧急情况除外。

手术同意书在不同的医疗机构使用的名称会不一样，有手术告知书、手术协议书、手术知情同意书、手术自愿书，术前谈话记录等形式，但其内容、性质和作用是一致的，即规避各种可能的风险，因为医疗机构和医生也是厌恶风险的，如表4-6所示。

表4-6　手术同意书的特征

1	双方法律行为	手术同意书不仅包含患者及家属的同意，还包含着医生的告知，是双方的法律行为
2	双方法律地位	是否手术取决于患者及家属的自愿，双方的法律地位平等
3	双方权利义务	在医患之间设定了双方的权利和义务

手术同意书是现代医疗制度中医患之间的重要法律文书，是一种不典型的格式合同。患者及家属一旦签署，医患双方就拥有隐形性和默示性的相关权利义务：

医方的权利义务。医方依据手术同意书享有在患者身体上实施手术的权利；同时，医方也负有提供手术治疗服务的义务。

患者的权利义务。患者一旦签字同意，就享有接受手术服务的权利，提供身体授权医生进行手术、支付手术费用、承担手术风险的义务。

医疗机构和医生一般会把手术同意书作为免除责任风险的"护身符"，无论大小手术，会尽量多地列出可能的手术风险，这是典型的手术风险回避和风险转移行为。患者及家属同意手术，就意味着默认和愿意承担手术风险，这是一种隐形、默示性的表述。

因此，在手术实施前，医生都要向患者及家属交代手术中或手术后可能发生的各种危险。医生一般会把手术可能引起的危险描述得很严重，一是引起患者及家属高度重视；二是万一出现意外，可以推脱责任，因为医生已经提前告诉患者及家属手术成功率可能很低，并在手术同意书中或附录列出一份写有可能发生危险的项目清单，让患者或家属签字同意，然后才能实施手术。

一些患者及家属可能会认为这是一种承诺书，承诺出现所列举的危险医疗机构或医生可以不负责任，因此在签字前会顾虑重重。更有人认为这是医疗机构或医生乘人之危签订的霸王合同或生死合同。

一旦手术，当患者及家属花费了大量费用，却发现达不到预期的治疗效果，甚至人财两空时，由于价值边际效应，患者及家属会在心理上难以接受，从而可能产生过激行为，特别是一旦"职业医闹"介入，更会扰乱医院的正常秩序。

总的来说，手术同意书就是医疗机构和医生防御性治疗行为的一种典型表现。

实际上，防御性治疗行为与过度治疗行为是相辅相成、相互助力的。两者形成的原因有所差异，但是却有着相同的经济学成因，即医患双方的信息不对称、治疗需求缺乏价格弹性以及医生同时扮演服务咨询者和提供者的双重角度（委托—代理）。

防御性治疗行为与过度治疗行为的共同点是为患者做过度检查、过度用药及治疗，治疗措施不符合疾病规律和特点，采取非"标准"的治疗方式，增加患者就医负担和疾病风险、浪费医疗资源、增加医疗纠纷风险；不同点是防御性治疗行为是为了保护医生和医疗机构的自身安全，过度医疗是追求经济利益，积极型防御性治疗会产生积极结果而过度医疗不会。

从医疗行业看，防御性医疗行为与过度医疗行为也是我国医疗机构看病贵和医患矛盾的供方成因。

4.3 疾病治疗阶段的决策

在疾病治疗过程中，医生对患者进行病史询问、检查体征和选择性进行实验室及其他特殊检查，是"诊"的过程；然后进行的综合分析，形成正确的诊断结论，则是"断"的过程。最后用治疗或其他手段对诊断结论进行检验，则是治疗验证过程。由于诊断和治疗过程的不确定性，这些过程是否符合患者及家属的最高利益还很难确定。

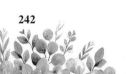

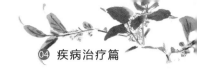

医生作为疾病治疗过程中的主要决策者，具有至关重要的作用，疾病治疗中的大部分事务都是由医生来做主的。医生要负责拟定治疗方法、开具医疗处方以及制定手术方案并施行手术，决定患者是否住院等。因此，患者及家属一般只能将治疗选择的权利委托给信息相对充分的医生，而自己来决定是否遵从医生建议、服从医生处方或者决定选择哪一位医生。当然，在疾病治疗阶段，患者及家属还是可以做出一些决策判断行为来使自己的健康收益尽量最大化，经济损失尽量最小化。

4.3.1　对医生的信任

医学是一种建立在信任契约基础上的道德事业。在医患关系中，存在许多伦理问题，但信任是核心问题。信任在医患关系中起着很重要的作用。

（1）治疗中的信任

所谓信任是一种对他人行为的主观预期、愿望和判断，是基于包含框架效应、锚定效应和参照效应的一种心理期望价值的预期。其中他人的行为是一种可能但尚未发生的"未来事件"，因此治疗中的信任本身包含了不确定性，在生理心理上遭受各种医疗意外损失的风险以及对风险规避的心理预期。信任的内涵暗示了作为一种社会关系，信息是不完全充分的，这一点在医患关系中体现得尤为明显。

所谓患者对医生的信任是指患者认为医疗机构及医生应该能够在疾病治疗过程中将患者的健康和经济利益最大化。

患者到医疗机构挂号后，理论上讲，就等于是与医疗机构建立了一种信任契约，也就意味着对医疗机构及医生的信任，患者把自己的健康和生命交付给医疗机构及医生，并认为医生会将其健康和生命的利益放在优先的位置，医疗机构的医生就应该利用自己的专业知识和技能为患者恢复健康或维护健康提供诊断和治疗。

患者对医生的信任意味着在具体医疗环境下，就某个疾病的治疗过程对具体医生医技能力的认可；对医生如何从患者的利益出发来选择治疗行为的满意度的评估；对医生不会发生败德行为（如过度医疗、医源性疾病和医疗事故等）的心理预期。

影响患者对医生信任的因素是多方面的，但良好的医德和医技是医生和患者建立信任关系的先决条件。医德是通过医生的尽责、关爱、诚实、公正等行为表现出来的,其中医生的服务态度最为关键;医生高水平的医技是恢复患者健康的必要手段,正确的诊断和治疗能提高患者的信任度,而不正确的诊断和治疗则会破坏信任。此外,不少患者认为医生单凭医技能力和对疾病的娴熟处理是不够的,医德是一个合格医生的前提,没有医德,有再好的医技也得不到患者的信任。患者更倾向信任那些语气和缓、态度温和的医生。

一般来说,患者对医疗机构及医生的信息收集和分析得越多,对医生就越信任,但是在现实中,医疗机构及医生的信息很难被收集到,患者作为医患关系形成的发起者和信任关系的构建者,相对于拥有专业医学知识等资源的医生而言,在拥有信息方面处于绝对弱势地位,医患关系具有明显的不平等性,因此,患者之间的不信任就会产生。

信任是患者为了在医患关系合作中获取利益,而不信任则是患者为了保护自己的利益不受损而中断合作。患者对医生的信任与否会直接影响其选择什么样的医疗机构、什么样的医生。

医患关系一直伴随着疾病和医疗服务,只要有医疗服务活动,就存在医患关系。医患之间的信任是构建和谐医患关系的基础,是医患关系的核心,关系到治疗过程的顺利进行,也是获得最佳治疗效果的重要保障。多数情况下造成医患关系紧张的重要原因往往是医患之间缺乏信任,如图4—3所示。

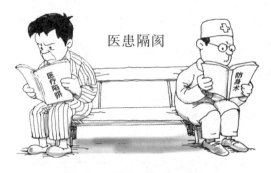

图4—3　医患之间缺乏信任

同时,医患关系也包括医生对患者的信任。医生要相信患者对病情和病史(包括一些隐私)的真实坦言,患者能够提供一切对治疗需要的

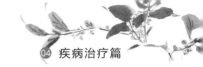

信息，是遵医嘱的，是能够配合治疗的。无数的事例证明，患者能否遵医嘱治疗，很大程度上取决于其是否信任医生的医技能力，而且患者是否得到尊重也影响其对医生建议的采纳程度。

（2）医患间信任的现状

大部分调查结果显示，患者对医生的信任程度总体上处于一般水平，表明目前很多患者还是不能完全信任医生，患者与医生之间的良好信任关系还尚未建立起来，信任度还有待提高。

在对治疗风险的识别和规避上，医生拥有绝对的信息优势，可利用自己的主导权将治疗风险和误判而产生的损失，转嫁给不明真相的患者及家属；即使是治疗风险，按照手术同意书等的规定，医生在治疗过程中的责任是尽力治疗，而不是保证治疗效果。此外，一切检查和手术对身体造成的伤害、各种原因导致的治疗失败等，都由患者及家属承担。

因此在医患关系中，如果患者及家属盲目地相信医生会对自己采取最佳治疗方案；并积极支付医疗费用，忽略利用知情同意权等权利来努力避免过度治疗、防御性治疗行为等，那么这种不切实际的信任会削弱患者的自我健康保护意识，损害自己的健康和经济利益。

现在，患者对医生的信任程度基本上取决于和依赖于医疗制度所提供的框架描述和锚定的基本信息。例如三级甲等医院的医疗服务要优于普通的社区医疗服务中心这样的信息，或公开获取的医生职称、年资等信息。患者也通过社会关系网络、私人渠道打听关于医疗机构和医生的声望或者口碑。

一些学者还认为，我国目前医患之间信任的内核仍然是传统社会的人情网信任模式，患者及家属即使处于健全的制度中，还是喜欢通过人情网关系来建立对医生的信任。据调查，在我国，一方面患者及家属主要还是通过社会关系这种人情网来获取医疗机构及医生的相关信息，即所谓"熟人"（亲人、同学、朋友、同事、邻居……）这种"强关系"的介绍仍是信任医疗机构及医生最主要的参考。人情网关系越强，患者对医生越信任。另一方面，患者及家属还希望利用这种人情网来获得某些"特权"或照顾，例如，想通过认识所谓"熟人"来节省就医住院的费用。

影响医患之间信任的因素还有很多，包括医疗体制、社会信任氛围等客观因素，也包括患者、医生自身的多种因素。

医患之间信任的缺失致使医患关系紧张已成为近年来医疗行业的普遍现象，给医患双方都带来了负担，再加上媒体报道的放大效应，公众对当今医患关系的评价也众说纷纭。

（3）完全信任

在疾病治疗过程中，患者的肉体可能会承受病痛折磨，精神上也非常脆弱无助。在信息不对称的情况下为规避健康损失风险，患者就会对高级别医疗机构和高级别医生有较强的模糊信任偏好，这种信任往往会伴随对医生无奈的依赖和猜忌。这是患者信息不对称风险中的一种心理规避状态，即患者不能给自己治疗疾病，只能依赖和信任医生，这就是所谓的策略性信任。

患者及家属对医疗机构和医生的信任与以下因素有关。

①社会声誉

患者及家属普遍认为高级别医疗机构尤其是三甲综合医院的"老医生"医技是很好的，是值得信任的，这是一种框架描述性锚定认同信任。

②治疗时间

住院患者对医生的信任程度明显要高于门诊患者。住院患者在医院度过的时间一般要比门诊患者多，且有相对固定的主治医生，此外住院患者在病房还会得到护士的关怀和照顾，时间长了，容易与医护人员产生感情依赖。

③患病时间

跟住院患者有点类似，患病有一定年限的"老病号"患者更愿意信任长期与自己对接的医生，容易建立起良好的医患关系。

④社会经济地位高

社会经济地位高的患者对医疗机构和医生的信任水平往往较高。其原因可能是这类患者通常具有较高的教育水平、良好的理解能力、医疗保健常识，能有效行使知情同意权，避免过度医疗。这类经济收入较高的患者通常有较充分的医疗保险，且医疗服务的购买力较强；医生通常与这类患者有相似的社会背景，容易共享意识形态、生活方式甚至社会网络，彼此可以从中获得较多的社会支持。

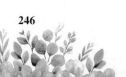

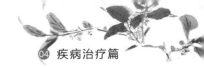

⑤患者年龄

调查显示，中年患者、老年患者对医生的信任水平相对较高。中年患者、老年患者生病的概率或者与医生打交道的频率相对较多，接触医疗信息的能力和范围较窄，所以对医生的依赖较强。

（4）不完全信任

在现行的医疗体制中，虽然患者有选择医疗机构的有限自由，但由于医疗资源短缺和可及性有限等原因，患者在选择医生方面又自觉或不自觉地失去了应有的权利，因为好的"老医生"不多，只能求其次，患者及家属或多或少有一种被医疗资源短缺约束的无奈，这导致医患关系一开始就建立在一种不完全信任的关系中。

患者及家属对医疗机构和医生的不信任与以下因素有关。

①治疗费用

在治疗费用方面，医生的主导作用显得尤为重要。医生会决定治疗方面的数量、质量、时间和费用。如果医生更加注意对药物种类和品牌的选择和对治疗手段的选择，就可能大大降低治疗费用；如果医生进行过度医疗和预防性医疗，例如开高价药，开不必要的药，做不必要的检查和治疗等，就会严重影响患者及家属对医生的信任度，对自费患者来说更是如此。

②患者年龄

调查显示，年轻患者、自费患者对医生的信任水平是相对最低的。一方面，18～35岁的患者相对于中年、老年患者来说，生病的概率或者与医生打交道的频率相对较少，掌握信息的能力强且知识面较广，对病理知识可以通过各种方式进行查询或学习，对医生的依赖度也较轻。另一方面，年轻患者的维权意识相对强烈，更加注重自身的合法权益。

③社会经济地位低

经济地位较低的患者，往往因受教育水平不足、社会声望微弱，无法及时有效地识别医生的过度医疗及防御性医疗行为，即使察觉到自己受到不平等待遇，也缺乏有效的防御和威慑手段。所以，他们对医疗机构和医生的信任水平也较低。

④服务态度

患者抱怨门诊就诊等待时间长，会诊时间短，医生态度冷淡生硬，并且认为医生不负责任，不够关心病患，只会例行检查，没有人文关怀等医疗服务质量问题也会严重影响患者及家属对医生的信任度。

综上所述，在现有医疗体制下，患者及家属对医疗机构和医生应该采取既信任，又有信任保留的治疗判断策略。

在医生给出治疗方案后，具体说就是开具处方后，患者及家属应该对其治疗效果、治疗费用、健康损失、健康恢复时间、治疗风险等评估指标进行初步的主观心理核算，积极咨询主治医生治疗细节，综合感知医生给出的治疗方案是否符合患者的最大健康利益；在疾病的治疗过程中，由于治疗的不确定性，患者及家属还要密切观察和感知治疗过程中的一些评估指标，如治疗效果，是否因不符合按治疗方案的预期而出现差异，如果差异较大则应该及时与医生协调，分析这些评估指标未达预期的原因，是否有治疗措施改变这种差异，如达不到治疗效果是否考虑会诊或转诊治疗等。

4.3.2　不同的治疗方法

患者及家属一定要有这个常识，在疾病治疗过程中，往往有好几种备选的治疗方法可以用来治疗同一种疾病，得到的治疗效果基本相同。例如，对于感冒、咽炎、气管炎、胃炎、肠炎等疾病，中医或西医都能治好；药物治疗的话有服药和输液两种治疗方法；自然分娩和剖宫产的结果都是新生儿降生；用不锈钢支架进行球囊血管成形术是一种医治冠状动脉阻塞的方法，搭桥手术又是另一种方法；在腹腔和膝盖手术中的腹腔镜使用；用碎石手术取代腹腔手术治疗肾结石。其他的例子还有对门诊患者而非住院患者实施的手术（日间手术），效果也是一样的。

但是，给患者诊断和治疗的医生不一定会把可以治疗同一疾病的几种治疗方法都告知患者及家属，一般情况下只会告知一种治疗方法。而对这一种治疗方法医生是如何选择的呢？医生是否是站在患者及家属的健康利益（如治疗效果和治疗费用等）角度选择的呢？由前文分析医生的诱导治疗、防御性治疗和治疗风险规避行为，答案是否定的。因此，尽管存在信息不对称问题，患者及家属还是要站在自己的健康和经济利益角度进行心理核算并判断这一种治疗方法是否能实现自己的健康利益最大化。

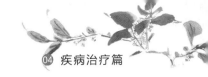

多数情况下，选择哪种疾病治疗方案不仅是医生决定的，患者及家属也本能地希望自己的意愿被考虑到选择过程中。但是一些健康意识不足的患者及家属可能会被动地接受医生选择的某种治疗方法，从而可能会带来健康和经济损失的风险。

4.3.3 治疗方法的权衡

实际上，医生在选择治疗方法时，就会在疾病的治疗效果，治疗费用，治疗风险等指标之间权衡，只是医生权衡的出发点可能更多的是自己或医疗机构，是否以患者及家属的角度进行权衡，由于信息不对称，患者及家属很难判断。

这里重点讨论站在患者及家属角度对医生选择的治疗方法进行心理权衡和判断的问题。患者及家属对医生所选治疗方法的评估指标包括：治疗效果、治疗费用、健康损失、恢复时间、治疗风险、生理心理感受等，患者及家属会在这些评估指标的不同组合中权衡，寻求一种次优的选择组合，如图4-4所示。

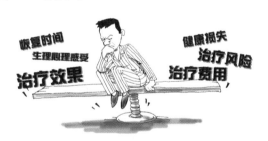

图4-4 患者对治疗方法的心理权衡

疾病的治疗效果一般来说是患者及家属首先关注的评估指标，即在这些评估指标中权重较大；治疗费用一般是其次关注的评估指标，治疗疾病的费用最好不要超出患者及家属的可承受范围，这涉及医疗保险、自付费用等不同支付方式的约束；疾病治疗过程的健康损失是必须高度重视的评估指标，其内容包括毒副作用、身体组织器官被切除、残疾等，会长期影响患者的健康状态和生活质量；疾病治疗后的健康恢复时间长短及治疗过程中的风险也是患者考虑的重要评估指标。

通常，患者及家属权衡和评估医生选择不同治疗方法的原则是：在疾病治疗效果相同的情况下，治疗费用尽量少，尽量可以报销，药物毒副作用小，手术损伤小，手术风险小，愈后恢复快、痛苦少的治疗方法为最佳治疗方法。但是同时能满足这些原则的疾病治疗方法一般很少；所以，患者及家属常常要经历痛苦和困难的权衡过程来选择治疗方法，甚至在有些情况下可能还没有选择机会。

4.3.4 中医或西医治疗

在我国，人们要治疗疾病，一般来说，首先要决定选择中医还是西医方法来治疗，或使用中西结合方法来治疗。

（1）选择西医治疗方法

一般来说，出现下列情况时应该首先选择西医治疗方法。

初诊、急重症、外伤、疑似传染病、精神病、器质性妇科病或男科病、儿科病、眼科病、耳鼻咽喉科病或口腔科病等。尤其是如表4－7所列的常见急重症必须首先选择西医治疗方法。

表4－7　常见急重症

1	心肌梗死、心脏猝死、心搏骤停、急性心力衰竭
2	脑出血、脑梗死
3	肺梗死、急性呼吸衰竭、呼吸窘迫综合征
4	急性消化道穿孔、消化道大出血、内脏破裂
5	急性胰腺炎、绞窄性肠梗阻、嵌顿疝
6	急性肾功能衰竭
7	低血糖、高渗性昏迷
8	晕厥、癫痫、休克
9	宫外孕、难产等妇产科急症
10	严重外伤、中毒等

一旦遇到急重症患者，西医的急救措施和手段较多，如人工呼吸、电除颤、上呼吸机、输血、给氧、急诊手术或洗胃排毒等。

目前，几乎各个医院都有应对急重症的急诊室、抢救室，昼夜值班，每个城市都有急救中心、急救站、急救车，急救设备齐全。

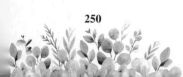

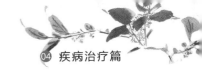

中医也有一些急救药物，例如"速效救心丸""麝香保心丸"等。但对于急重症，中医的急救措施与西医相比则相差甚远。

（2）选择中医治疗方法

出现下列情况应该选择中医治疗方法：复诊、外伤恢复期、慢性病兼体质虚弱者、功能性妇科病或男科病、神经衰弱等。

对于传染病患者应该选择中医西医结合治疗。特别是传染病发病后高热不退、有多种并发症或体质虚弱危及生命以及单用西药产生耐药效果时，可配合中医治疗。或中药、或针灸，往往可获得满意的疗效，使患者转危为安。

4.3.5　药物治疗

药物治疗的给药方式主要有服药和输液两种治疗方法。

要注意的是任何药物都同时具有促进健康和损害健康的特性，即所谓的"是药三分毒"。在过去几十年，一方面，人们健康水平的极大提高大多可以归功于新药物的推出；另一方面，药物的不恰当使用（更不用说滥用药品了）现在也成为损害健康的一个重要原因。

如果医生选择的是药物治疗方法，那么患者及家属在权衡和评估药物治疗方法之前，需要先澄清人们对药物和给药方式的一些习惯性错误认识。

（1）药物越新越好

一般来说，药物应该以疗效稳定、副作用小、适合长期服用为原则，不可片面追求新药、奇药、快药。

因为要研制一种新药，从实验研究到投入生产需要几年甚至几十年的周期；在投入使用前，许多新药还要通过长时间的使用，人们才有可能对它的治疗效果和毒副作用有全面了解。现在使用的众多药物实际上都是经过几十年的使用才逐渐被人们所了解的，其副作用已通过各种途径降到了最低限度。

而新药没有这一过程，尽管可能有良好的疗效，但其毒副作用往往难以被医生了解，这在历史上有过惨痛的教训。例如，20 世纪五六十年代的一种药"反应停"，在广泛使用多年后才被发现有严重的致畸作用，导使全球成千上万孕妇产下无手的畸形儿。

（2）药物越贵越好

药物的贵贱，不完全是根据药物对某一疾病的疗效来决定，而是由其原料、工艺过程、销售环节、品牌等方面的成本因素决定的，即药物的价格与疗效并不成正比。例如，硝酸甘油每片价格很低廉，但它迄今仍然是公认的急性心肌梗死患者的"救命良药"。

所以，不能把药物价值与其他商品价值完全等同，认为一分钱一分货。"好货不便宜，便宜没好货"的普通商品价值观不一定适用于药物。药物的好坏，不在于药物价格贵不贵，而是在于药物是否对症。

（3）药物名气越大越好

患者服药不能跟着广告宣传走，单纯以药物的名气大、广告做得多来衡量药物是"好药"是不科学的，药物的名气只是商家的一种营销效果，是一种广告形式的框架描述锚定效应。同理，药物的好坏，不在于药物名气大小，而在于药物是否对症。

（4）进口药比国产药好

由于我国医药行业很多药物的研制和生产水平长期落后于国外，人们一直有一种框架描述的锚定效应错觉，认为进口药比国产药好。而每个人生病时都希望给自己用所谓的国外进口"好药"。但是，在临床上能把疾病尽快、彻底治愈的药才是好药。所以，只要符合药品质量标准，无论是国产药还是进口药，对症的药才是好药。

（5）用药越多越好

对药物来说，"是药三分毒"，药物的过量使用甚至滥用反而会危害人体健康。患者用药不在于多，而在于准。从健康经济学观点来看，只要使用药物所带来的健康收益小于其健康损失，即使对健康无害，也构成了经济学意义上的过度使用和浪费。因此，患者在经有经验的医生综合诊断后，应遵医嘱合理按量的用药，以达到"最佳疗效、最小毒副作用"的治疗目的。

所以，好药应具备的三个条件如表4—8所示。

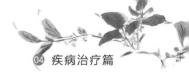

表 4－8　好药应具备的三个条件

1	必须疗效确切
2	对人体的毒性或副作用最小
3	相比之下最便宜而且服用方便

也就是说，疾病的疗效好坏不取决于是否使用了新药、贵重药或进口药，只要具备安全高效、价格低廉、服用方便的特性就是好药，关键是要对症。

对于药物治疗的服药和输液两种给药方式，很多人的认识也存在误区。许多患者及家属认为，输液是最有效、最好的治疗方法。到医疗机构看病就医，不管大病小病，都要求医生为病人输液，似乎不输液就不能治愈疾病。其实，这是一种认识上的误区。

当拟定治疗方案后，医生有时会问患者：吃药还是输液？这样问，实际上隐含的前提是服药和输液方式都可以治疗患者的疾病，让患者及家属自己做出选择。

由于输液治疗方法是让药液直接进入人体血液循环中，所以特别容易出现输液反应、过敏反应和其他各种不良反应，也就是说，输液的给药方式比服药给药方式的治疗风险大。因此，比较服药与输液两种给药方式，临床上有能服药就不输液的原则。

按能服药不输液的原则，患者及家属应该选择服药，因为服药同样可以治好患者的疾病，而输液不仅费用较高，而且占用患者的时间，还要承担一定的治疗风险。

当然，如果患者对费用和时间不敏感，不怕承担风险，而只希望治疗过程快一点的话，选择输液也未尝不可。但必须注意，年龄较大、体质较弱的患者，或者有心脏病、肾病的患者不宜采用输液给药方式。如果病情需要，必须输液的话，也要谨慎，采取慢滴方式，且在医护人员监护下进行为好。

经过以上分析，患者及家属选择药物治疗方法的原则是：根据确定效应和损失规避效应，在疾病治疗效果相同的情况下，尽量选择疗效确切，对人体毒副作用最小，价格便宜且服用方便的药物；给药方式：能服药就不输液。

4.3.6 手术治疗

随着医学科学的发展，许多外科疾病除了采用开放性手术治疗外，也可以采用微创手术或非手术治疗方法治疗。因此，如果患者确诊患了外科疾病，患者及家属将面临开放性手术、微创手术和非手术治疗方法之间的艰难选择。

在大多数情况下，患者被确诊为外科疾病后，采用什么手术方法治疗，医生已经根据病情做出了选择，由于手术太专业，患者几乎没有选择余地；如急性化脓性阑尾炎、消化道穿孔、绞窄性肠梗阻以及外伤性内脏破裂等，不做手术就会有生命危险或者不可能恢复。

但在某些情况下，例如患者及家属为规避疾病诊断风险，找了两位以上的医生诊断疾病，一位医生建议动手术，另一位医生则建议随医观察等一等。当然，这些决策都取决于医生对疾病诊断的各自解释和医生自己的最佳判断。例如，某些良性肿瘤或早期恶性肿瘤，可切除可不切除；某些骨折，可以手术切开固定，也可以外固定等。但是对于患者及家属来说就必须权衡各种利弊，做出一个艰难的选择。

在一般情况下，患者手术治疗总是要承担一系列风险，如麻醉意外、手术失败等，但一旦手术成功，就可能给患者带来健康收益。

对于可以手术治疗，也可以非手术治疗的外科疾病，如果进行手术则有两种可能：治愈和失败。例如早期恶性肿瘤，当无转移迹象时，若选择手术，要么根治痊愈，要么加速转移恶化；而选择非手术治疗要么维持现状，要么病情恶化，但要根治则无可能。

而有些外科疾病，可以选择开放性手术治疗，也可以采用微创手术治疗，例如，早期甲状腺恶性结节，两种治疗方法都可以。但相对于微创手术，开放性手术具有创口大、出血多、疼痛大、恢复慢及手术时间长等特点，如果可能，患者应尽量选择微创手术。当然，某些微创手术的平均费用可能要高于开放性手术的平均费用，而有些则不一定。

总的来说，当患者被确诊患了某种外科疾病时，如果被告知没有选择余地，必须尽快手术时，就要服从医生的安排，积极配合治疗；但如果被告知可以进行手术方式上的选择，并且有一段犹豫时间的话，就需要患者多方咨询，与家属或亲友商议，或到其他医疗机构咨询，听听其

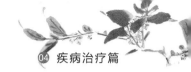

他医生的意见，经过慎重考虑，仔细权衡利弊，最后再做出决定。

由以上分析，患者及家属选择手术治疗方法的原则是：根据确定效应和损失规避效应，能不做手术就尽量不做手术；能选择微创手术就不选择开放性手术。如果是针对中晚期癌症这种绝症的手术，就要考虑反射效应和"迷恋小概率事件"效应，才决定做还是不做。

4.3.7 住院治疗

所谓住院治疗又称大病医疗，就是患者需要住进医院才能更好地接受疾病治疗或观察。

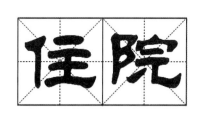

一般情况下，患者的住院治疗并非是自己的决定，首先要在门诊上进行疾病确诊，然后由医生给患者开具需要住院的住院证，写明病情以及要做什么手术或者进行哪些检查等，然后患者才能住院。

实际上，患者住院治疗的情况还要复杂一些，有下列情况患者可能会住院治疗。

（1）疾病治疗住院

这是最常见的住院治疗情况，医生经过疾病诊断后要求患者必须住院治疗。患者住院可以方便医生观察、治疗，防止意外出现。医生要求患者住院主要有以下几个原因：

①门诊诊断不明，长期不能确诊，为便于进一步诊断治疗，患者需住院；

②门诊治疗效果不佳或患者不宜接受门诊治疗，需住院治疗，以便医生随时监测，采取更有效的治疗手段；

③需要手术治疗，或需要复杂的特殊检查和治疗，检查治疗时或治疗后需医生随时监测病情的患者需要住院；

④病情较重，需严密监测病情变化，及时调整治疗方案的患者需要住院。

（2）医保报销住院

根据基本医疗保险政策，很多疾病在门诊治疗的费用是不能报销的，只有在住院治疗时产生的治疗费用才能按规定进行报销。一般来说不同地区的经济发展情况不同，报销的比例也有差异。

如果有基本医疗保险，那么无论在职职工还是退休人员，到医疗机构的门诊、急诊治疗疾病，都有一个起付线标 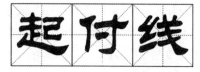 准（所谓门槛费），在起付线标准以上的治疗费用才可以按比例报销。但是，无论哪一类患者，门诊、急诊大额医疗费支付都有一个最高支付限额。

如果是住院治疗的费用，一个年度内首次使用基本医疗保险支付时，无论是在职人员还是退休人员，也有一个起付线标准。一般这个起付线标准会低于门诊、急诊治疗的起付线标准。而第二次及以后住院的医疗费用，又按起付标准的一定比例确定。一个年度内基本医疗保险统筹基金（住院费用）也有一个最高支付限额，而住院的最高支付额一般大大高于门诊的最高支付限额。

这种门诊和住院治疗费用的医保报销差异，在既可以选择门诊治疗，又可以选择住院治疗时，往往会诱导患者采取住院治疗方式，即医保"心理账户"效应，尤其是治疗费用高企时，需要患者及家属根据具体情况判断。

当然，住院报销的具体标准与参保患者所在地区，所前往的医疗机构级别有关。

（3）医院诱导住院

所谓医院诱导住院是指医疗机构及医生为了本单位的经济利益，通过怂恿医生虚构病史和病例，将不符合住院治疗条件，但又有基本医疗保险和商业保险的人员诱导收治住院。具体表现为 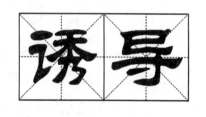 "患者"的空床住院、分解住院，出院时给"患者"大量开药。

对医疗机构来说，一个有趣的经济现象是：延长患者住院时间有助于降低每位患者的单位成本。这是因为，首先患者一旦度过病情剧烈发作期，患者对医生和医疗设备的需求就会减少；其次是当患者更换频率较小时，医疗机构的相关医疗资源更容易保持较高的利用率。所以，住

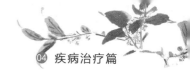

院时间较短的患者让医疗机构的管理者和医生更头疼，尤其是低级别的医疗机构。

从医疗专业角度来说，诸如患者是否有必要住院，以及合适的住院时间有多久等问题是由医生根据其专业判断来决定的。但是，大多数医疗机构的管理者都希望提高医疗机构的资源利用率。当床位空缺时，他们可能会向医生施加压力，要求把床位用足；加之再结合一些激励政策，其结果就是医生会主动、有意识地延长患者的住院时间，从而使医疗机构获得更多的住院费用。

这种医院诱导住院行为严格说是一种医疗机构参与的骗保行为，既有医疗机构单独骗保，又有医疗机构和"患者"联合骗保。这些都是违法行为，属于医疗管理部门和司法部门监督的问题，不属于寻医决策问题，因此本书无意在此赘述，但患者及家属应该了然于心。

4.3.8 治疗费用

所谓治疗费用，又称医疗费，是指患者在患病后接受医学上的检查、治疗与康复等所必须支出的费用。治疗费用不仅包括检查费、药费、手术费，也包括将来的康复费及其他后续治疗费。

由于患者自身的健康状态不同，治疗的方法和手段不同，治疗效果不同和治疗后的康复程度不同等因素，导致需要的治疗费用也会迥然不同。而医生通常是决定患者检查、用药、手术和住院等治疗事宜的关键人物。例如，治疗方法和手段、药物的剂量和种类、手术的次数、门诊还是住院、住院时间的长短，这些都是由医生决定的，因此他们对患者治疗费用的影响是举足轻重的。

国内外研究显示，虽然医生在手术、药物、住院等治疗方法的使用上差别很大，由此带来的治疗费用差别也很大，但是对患者健康状况的影响却没有明显差别。事实上，医生可以在不危及患者健康的同时降低用药和诊疗的成本。

总之，医生选择的疾病治疗方法和手段会对患者的治疗费产生重大影响，因此，如果医生有两种以上的治疗方法和手段可供选择，那么患者及家属一定要比较和权衡这些治疗方法和手段，不仅要关注特定治疗费用对应的治疗方法的直接治疗效果，而且要关注这种组合对患者将来的生活质量所产生的间接影响，也就是说昂贵的治疗方法是否会给患者带来物有所值的治疗效果，在未来带来好的生活质量，这就是对不同治疗方法和手段中所谓患者治疗效用的心理核算和判断问题。

4.3.9 治疗结果的判断

理论上，由于疾病具有不确定性特征，在疾病治疗之前，不管是资深医生还是患者及家属对疾病治疗后的结果都不敢做出是好或坏，还是一般的绝对判断。

一般来说，所有的医生都会宣称自己是好医生，加上疾病治疗信息的不完整、不对称和医生的预防性治疗行为；在疾病开始治疗前，患者及家属很难从医生那里获得真实的疾病治疗结果预判。

患常见疾病的情况还好，即使医生的专业能力不够，也一般不会马上导致患者死亡，而是可以继续治疗或转诊治疗；但是对于危重疾病，尤其是涉及需要手术的危重疾病，那么导致患者死亡的风险会很高，一般医疗机构和医生必须待患者及家属签订手术同意书才能进行危重疾病的治疗操作。

对于患特定危重疾病的患者，患者及家属在治疗前如果询问医生治愈或手术成功的概率是多少，由于危重疾病的高度不确定性、医生的风险规避和预防性行为，患者及家属一般得到的答案是危重疾病治愈或手术成功的概率不高，甚至回避或拒绝告知。但是医生往往还是会再加上一句，也许会出现好的结果。医生这样做的目的就是要让患者及家属迷恋小概率事件发生的可能，如果医生说治愈或手术成功的概率为零，完全治疗不好，患者及家属就不会让医生对危重疾病进行治疗。也就是说，患者及家属一般不会知道特定危重疾病治愈或手术成功的真实概率。这种概率实际上是一种主观概率或先验概率，也许医生自己都不能知道真实概率到底是多少。

那么患者及家属在危重疾病开始治疗前怎样判断治疗的可能结果呢？患者及家属可以这样问医生："就这种危重疾病而言，原来你们医院，或你治疗过的患者治愈或手术成功的概率是多少？"这样问的话，医生一般会告诉这种危重疾病原来治愈或手术成功的概率，例如，治愈或手术成功的概率是70%。这就是该危重疾病过往的客观概率或基础

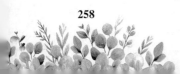

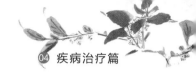

概率，虽然跟该患者特定危重疾病的真实主观概率或先验概率不一样，但患者及家属可以将其作为治疗结果的主观心理核算和判断依据。例如，如果这种危重疾病原治愈或手术成功的概率只有3％，那么患者及家属选择放弃治疗的可能性更大。

尽管治疗特定危重疾病的医生一般不会直接告诉患者及家属治愈或手术成功的真实概率，但医生还是会对特定危重疾病的治疗结果有负性感知或正性感知，即医生可以感知到治疗结果为坏的风险大还是小，也就是说医生自己会有治愈或手术成功的真实概率评估，只是不能直说；但患者及家属在与医生的交流过程中会有所感知，这是一种主观条件概率。如果患者及家属感知医生对治疗结果很有信心，正性感知情绪较多，可以判断这种主观条件概率在60％以上；反之，医生的负性感知情绪较多，可以判断主观条件概率应该在60％以下。

此外，治疗特定危重疾病的医生是"老医生"还是"年轻医生"，还会带来所谓框架描述的锚定效应参照点主观概率。例如，如果是"老医生"，患者及家属感知其对危重疾病治愈或手术成功的概率应该在60％以上；反之，如果是"年轻医生"，概率应该在60％以下。

这样，假设以上概率都是均匀分布的（实际上不一定），各个概率的权重一样，那么患者及家属在开始治疗前，判断特定危重疾病的治愈或手术成功的主观概率为：

$P =$（危重疾病的客观概率＋感知医生的主观条件概率＋感知医生的参照点主观概率）/3

例如，引用上面的判断概率 $P ＝（70％＋60％＋60％）/3＝63.33％$

患者及家属如果在开始治疗前主观判断医生对特定危重疾病的治愈或手术成功的主观概率为63.33％，那么对治疗结果应该有信心。

现在，随着人们知识水平的提高，对自己健康的关心程度越来越高，很多患者及家属会积极主动地参与到自己疾病治疗过程的决策中，从而可以降低自己的健康损失和经济损失。

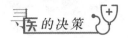

附录4A 直观评价标尺法

直观评价标尺（Visual analog scale，VAS）是在一个标尺上标出各种不同健康状况的位置。评价标尺可以画成不同样式。

（1）在一张纸上画一条线或一个格尺作为标尺。将标尺分成几个距离相等的单位长度小格，最低标点处的小格表示最理想的健康状态，而最高处的则表示最不理想的健康状态（当然亦可以反过来标点）。

（2）画一个温度计，以温度代表健康状态。

（3）在同一行上画6个大小相同的面孔，只改变面部的形状，使其由最高兴状态逐渐改变到最悲伤状态，如附图4-1所示。

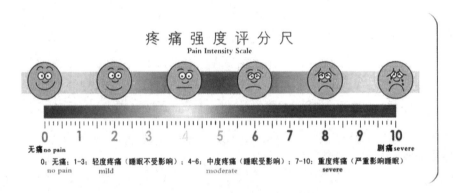

附图4-1 疼痛强度评分尺

评价人采用直观评价标尺来评价其主观感觉，依据评价人主观感觉将效果分为0～10分：痊愈：VAS等于0；显效：VAS等于1～3分；有效：VAS等于4～7分；无效：VAS=8～10分。

评价人要通过自己的主观观念给某一健康或疾病状态"打分"。此处的评价人一般称为受试者，可以是患者、患者家属、普通老百姓或医药卫生人员等。

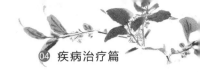

附录 4B　甲状腺结节疑似癌变治疗方案选择的决策

1. 引言和目标

　　随着高分辨率彩超检查技术的进步，像小于 10 毫米的甲状腺结节等的病灶在早期都能检查出来。这时患者面临最大的问题就是病灶是否是良性的？是否会癌变？而医生很多时候得出的初步诊断信息可能是不确定的、犹豫不决和模糊的，或只是一个概率范围，甚至不同医生诊断结论相反。各医疗机构医生给出的疑似重症治疗方案可能也大不相同。为防止癌变，患者在决策过程中会怎样选择可能的治疗方案？由于医疗知识的不对称性和认知能力的局限性，患者必须自己做复杂、艰难的权衡和决策。[①②]

　　这属于犹豫模糊和区间概率多属性决策理论和方法研究的重要内容[1]—[5]。由于医生给出诊断信息的不确定性和模糊性，患者的决策大部分属于不确定犹豫模糊多属性决策，具体包含 3 个方面：（1）诊断信息本身的不确定性和模糊性；（2）在对定性诊断属性进行量化时，主观判断的不确定性和犹豫性；（3）存在两种或以上可能的不确定诊断状态。除此之外，患者本身的心理状态（如对风险的偏好，对损失的规避，对损失和收益的敏感性等）也会对治疗方案选择产生重大的影响。基于人们完全理性的期望效用理论的决策方法显然不能适应这种情形的决策。

　　近年来，前景理论作为描述人们心理状态的决策理论，在诸多领域得到了较好的应用。但基于前景理论的传统决策大多建立在评估值为精确数的基础上，面对复杂犹豫模糊和有区间概率的疑似重症治疗方案选择问题，仅用精确数字难以全面和真实表达医生或患者对疾病的认知，

　　① 2017 教育部人文社会科学项目：基于患者就医导引认知行为的医疗导医服务体系研究（17YJA630048）

　　② 四川大学中央高校基本科研业务费项目（skzx2016-sb37，skzx2017-sb221）

对疑似重症治疗方案选择的决策行为研究还较少。近年来越来越多的犹豫模糊信息和区间概率被引入前景理论的多属性决策框架中[6]−[9]，因此，基于患者认知心理状态的不确定性犹豫模糊和区间概率多属性决策问题的研究具有理论和实践价值。

本书在已有研究基础上，基于不确定多属性、犹豫模糊语言信息和区间概率，考虑患者行为的风险偏好和心理状态，运用前景理论决策框架构建患者疑似重症治疗方案选择的价值函数和决策步骤，分析患者的有限理性决策行为，并通过调查案例来分析和验证决策方法的有效性。

2. 材料和方法

（1）犹豫模糊语言术语

由于人们认知的模糊性和复杂性，使用接近人类的认知语言术语会更合适和直接表示决策者的观点。犹豫模糊语言术语集在表达医生或患者定性判断时就是一种非常灵活的评估分析方式，然后可根据下面推理和决策方法做出决策。

定义 1[10]　考虑下标对称的语言术语集 $S = \{s_t \mid t = -\tau, \cdots, -1, 0, 1, \cdots, \tau\}$ 是一个奇数语言术语的有序集合，且中间语言术语 "s_0：一般" 表示评估值 "接近 0.5" 或 "没有什么不同"，其余语言术语对称分布。S 满足以下条件

1）有序性：如果 $i > j$，则 $s_i > s_j$；

2）存在否算子：$neg(s_i) = -s_i$，特别地，$neg(s_0) = s_0$。

则有：$h_s(x) = \{s_{tl}(x) \mid s_{tl}(x) \in S, l = 1, \cdots, \sharp H_s\}$　(1)

为犹豫模糊语言元素，其中 $\sharp H_s$ 表示语言术语的个数。

定义 2[11]　基于犹豫模糊语言元素，犹豫模糊语言术语集则记为：

$$H_s(x) = <x, h_s(x) \mid x \in X >$$　(2)

又记 H_s 和 H'_s 分别为两个犹豫模糊语言术语集，H_s 和 H'_s 的大小可以通过得分函数 $m(H_s)$ 的均值和方差函数 $\sigma(H_s)$ 来比较。

定义 3[11]　记得分函数为：

$$m(H_s) = \frac{1}{\sharp H_s} \sum_{s_{tl} \in H_s} s_{tl}$$　(3)

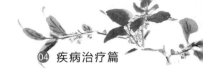

定义 4　记方差函数为：

$$\sigma(H_s) = \frac{1}{\sharp H_s} \sqrt{\sum_{s_{tl}, s_{tg} \in H_s} (s_{tl} - s_{tg})^2} \tag{4}$$

其比较规则为：

1）若 $m(H_s) > m(H'_s)$，则 $H_s >^① H'_s$。

2）若 $m(H_s) < m(H'_s)$，则 $H_s <^② H'_s$。

3）若 $m(H_s) = m(H'_s)$，此时应运用方差函数来进行比较：

①若 $\sigma(H_s) > \sigma(H'_s)$，则 $H_s < H'_s$；

②若 $\sigma(H_s) < \sigma(H'_s)$，则 $H_s > H'_s$；

③若 $\sigma(H_s) = \sigma(H'_s)$，则 $H_s \approx H'_s$。

距离测度是衡量犹豫模糊语言术语集之间差异性程度的重要指标，目前已出现了多种形式的距离测度函数[12]。而要计算犹豫模糊语言术语间的距离测度，首先应使 $\sharp H_s = \sharp H'_s$。对于风险偏好型患者来说，应添加最大的犹豫模糊语言元素，使 $\sharp H_s$ 和 $\sharp H'_s$ 中元素的个数相等；对于风险厌恶型患者，应添加最小的犹豫模糊语言元素；对于风险中性型患者，应添加中间的犹豫模糊语言元素。本书采用最常见的 Hamming 距离作为犹豫模糊语言术语集的距离测度，其公式如下。

定义 5[12]　犹豫模糊语言的 Hamming 距离测度为：

$$d(\sharp H_s, \sharp H'_s) = \frac{1}{\sharp H_s} \sum_{l=1}^{\sharp H_s} \frac{t_1 - t'_1}{2\tau + 1} \tag{5}$$

（2）区间概率及其数学特征

由参考文献[13]对离散概率空间中的区间概率及其数学特征进行描述，其中 $\Omega = \{\psi_1, \psi_2, \cdots, \psi_n\}$ 表示基本的事件集。

定义 4[13]　n 个实数区间 $[L_i, U_i]$（$i = 1, 2, \cdots, n$），若满足：$0 \leq L_i \leq U_i \leq 1$，则可以用来描述 Ω 中基本事件相应的概率，称之为 n 维区间概率，简记为 $n - PRI$。为方便起见，引入向量 $\boldsymbol{L} = (L_1, L_2, \cdots, L_n)^T$，$\boldsymbol{U} = (U_1, U_2, \cdots, U_n)^T$，则 $n - PRI$ 又可记为 $n - PRI$ $(\boldsymbol{L}, \boldsymbol{U})$。

定义 5[13]　给定一个 $n - PRI$ $(\boldsymbol{L}, \boldsymbol{U})$，若存在一组正实数 p_1，

①　"＞"表示优于。

②　"＜"表示差于。

p_2, $\cdots$, p_n, 且有 $\sum\limits_{i=1}^{N} p_i = 1, L_i \leqslant p_i \leqslant U_i (i = 1, 2, \cdots, n)$, 则称 $n - PRI$ ($\boldsymbol{L}$, $\boldsymbol{U}$) 是合理的；否则 $n - PRI$ ($\boldsymbol{L}$, $\boldsymbol{U}$) 就是不合理的。

引理 1[14] 一个 $n - PRI$ ($\boldsymbol{L}$, $\boldsymbol{U}$) 是合理的，当且仅当

$$\sum_{i=1}^{N} L_i \leqslant 1 \leqslant \sum_{i=1}^{N} U_i \tag{6}$$

（3）C— OWA 算子

概率是一个虚拟的数值，表征随机事件发生的可能性，所以把它转化成点概率是合理的。美国学者 Yager[15] 中提出了对离散数据信息进行集成的算子，算子是一种有效地将区间概率转换成点概率的方法。

定义 3[16] 函数 $\rho[0, 1] \rightarrow [0, 1]$, 满足下列性质：

1）$\rho(0) = 0$;

2）$\rho(1) = 1$;

3）如果：$x > y$, 则有 $\rho(x) \geqslant \rho(y)$。

则称 ρ 为 BUM (basic unit-interval monotonic,) 函数，它是基本的单位区间单调函数。

定义 4[17] 设 $[a, b]$ 为区间数，且

$$f_\rho([a, b]) = \int_0^1 \frac{d\rho(y)}{dy}[b - y(b - a)]dy \tag{7}$$

则称 f 为连续区间数据 OWA (C—OWA) 算子。令 $\rho(y) = y^\xi (\xi \geqslant 0)$, 带入式（7）得到

$$f_\rho([a, b]) = \frac{b + \xi a}{\xi + 1} \tag{8}$$

定理 1（有界性）对任意 BUM 函数 ρ, 有 $a \leqslant f_\rho([a, b]) \leqslant b$。

设 $\{[p_j^L, p_j^U]\}(j = 1, 2, \cdots, n)$ 为一组由 n 个区间概率组成的集合，记区间概率 $[p_j^L, p_j^U]$ 转化成点概率为 $\hat{p}_j$, 其中 p_j^L 和 p_j^U 分别代表概率的下界和上界。利用式（8）将区间概率进行转化，则得到下式

$$\hat{p}_j = f_\rho([p_j^L, p_j^U]) \frac{p_j^U + \xi p_j^L}{\xi + 1} \tag{9}$$

由概率归一化，即 $\sum\limits_{j=1}^{n} \hat{p}_j = 1$。将式（9）代入并化简得到

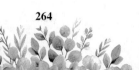

$$\xi = \frac{\sum_{j=1}^{n} p_j^U - 1}{1 - \sum_{j=1}^{n} p_j^L} \tag{10}$$

将式（10）代入式（9）化简得到

$$\hat{p}_j = \frac{\sum_{j=1}^{n} p_j^U - 1}{\sum_{j=1}^{n} p_j^U - \sum_{j=1}^{n} p_j^L} \cdot p_j^L + \frac{1 - \sum_{j=1}^{n} p_j^L}{\sum_{j=1}^{n} p_j^U - \sum_{j=1}^{n} p_j^L} \cdot p_j^U \tag{11}$$

（4）前景理论

前景理论由 Kahneman 和 Tversky[18]提出，后来进一步发展为累积前景理论[19]，作为有限理性状态行为决策领域的标志性理论。前景理论从编辑和评价两个阶段描述了人的决策行为。根据价值函数和决策权重，确定前景价值，决策过程通过对前景价值排序，从而选出最优决策方案，其前景价值函数表示为：

$$V = \sum_{i=1}^{n} v(\Delta x_i) w(p_i) \tag{12}$$

其中 V 为前景价值；p_i 为第 i 个状态发生的概率，$i = 1, 2, \cdots, n$；$w(p_i)$ 为相应第 i 个状态发生的概率权重函数，并且为单调增函数；$v(\Delta x)$ 为前景价值函数，是决策者主观感受形成的价值。

$$v(\Delta x_i) = \begin{cases} -\lambda (x_0 - x_i)^\beta, & \Delta x_i = x_i - x_0 < 0 \quad \text{在损失时} \\ (x_i - x_0)^\alpha, & \Delta x_i = x_i - x_0 \geq 0 \quad \text{在收益时} \end{cases} \tag{13}$$

$$w(p_i) = \begin{cases} \dfrac{p_i^\delta}{[p_i^\delta + (1-p_i)^\delta]^{1/\delta}}, & \Delta x_i = x_i - x_0 < 0 \quad \text{在损失时} \\ \dfrac{p_i^\gamma}{[p_i^\gamma + (1-p_i)^\gamma]^{1/\gamma}}, & \Delta_i = x_i - x_0 \geq 0 \quad \text{在收益时} \end{cases} \tag{14}$$

其中参数 α 和 β 表示相对收益或损失时决策者的风险敏感系数，即价值函数曲线在收益或损失区域价值幂函数的凹凸程度。α 和 β 越大，则表明患者是风险偏好。累积前景理论假定损失比收益占更大的权重；λ 为损失规避程度系数，即损失区域比收益区域更陡的特征，表示损失厌恶；γ 和 δ 分别表示心理预期为收益或损失时的风险态度系数。Kahneman 和 Tversky[19]通过实验验证认为：$\alpha = \beta = 0.88$，$\lambda = 2.25$，$\gamma = 0.61$，$\delta = 0.69$。

x_0 为参考点。参考点设置是前景理论在多属性决策问题应用方面的核心环节，中位数、正负理想点和零点参考点确定方法受到数据本身的影响，期望值参考点会受到患者自身的影响。确定合理的参考点可以减少数据本身和患者行为的影响。

通常 V 越大，则表明方案的前景越好，患者一般选择综合前景价值最大的方案，即

$$V = \sum_{i=1}^{n} v^+(\Delta x_i)w^+(p_i) + \sum_{i=1}^{n} v^-(\Delta x_i)w^-(p_i) \tag{15}$$

显然，$V(0) = 0$。

（5）犹豫模糊语言和区间概率信息条件下的多属性决策方法

考虑在犹豫模糊语言和区间概率信息条件下的不确定性多属性决策问题，方便起见，记 $M = \{1, 2, \cdots, m\}$，$N = \{1, 2, \cdots, n\}$，$H = \{1, 2, \cdots, h\}$。记 $A = \{A_1, A_2, \cdots, A_m\}$ 表示 m 个备选方案的集合，其中 A_i 表示第 i 个备选方案，$i \in M$；$C = \{C_1, C_2, \cdots, C_n\}$ 表示 n 个属性的集合，其中 C_j 表示第 j 个属性，$j \in \mathbf{N}$，且 $C_1, C_2, \cdots, C_n$ 是加性独立的；$\boldsymbol{\omega} = (\omega_1, \omega_2, \cdots, \omega_n)^{\mathrm{T}}$ 表示属性的权重向量，其中 ω_j 为属性 C_j 的权重或重要程度，满足 $\omega_j \geqslant 0$，且 $\sum_{i=1}^{n} \omega_j = 1$；$Z = \{Z_1, Z_2, \cdots, Z_h\}$ 表示自然状态集合，其中 Z_t 表示第 t 种状态指标，$t \in \mathrm{H}$；$\boldsymbol{\theta} = (\theta_1, \theta_2, \cdots, \theta_n)^{\mathrm{T}}$ 表示自然状态指标的感知权重向量，其中 θ_j 为自然状态指标 Z_j 的权重或重要程度，满足 $\theta_j \geqslant 0$，且 $\sum_{i=1}^{n} \theta_j = 1$；$\boldsymbol{X} = [x_{ij}^{-t}]_{m \times n \times t}$ 表示决策矩阵，其中 x_{ij}^{-t} 表示在状态指标 Z_t 下方案 A_i 针对属性 C_j 的评价指标结果，x_{ij}^{-t} 为犹豫模糊语言术语或概率区间数两种类型，决策矩阵 $\boldsymbol{X}$ 可表示为附表 4—1 的形式。

附表 4-1　犹豫模糊语言和区间概率信息条件下的不确定多属性决策矩阵 X

属性		C_1	C_2	$\cdots$	C_n
状态		Z_1, Z_2, $\cdots$, Z_h	Z_1, Z_2, $\cdots$, Z_h	$\cdots$	Z_1, Z_2, $\cdots$, Z_h
状态指标权重		θ_1, θ_2, $\cdots$, θ_n	θ_1, θ_2, $\cdots$, θ_n	$\cdots$	θ_1, θ_2, $\cdots$, θ_n
方案	A_1	x_{11}^{-1}, x_{11}^{-2}, $\cdots$	x_{12}^{-1}, x_{12}^{-1} $\cdots$	$\cdots$	x_{1n}^{-1}, x_{1n}^{-2}, $\cdots$,
	A_2	x_{21}^{-1}, x_{-21}^{-2}, $\cdots$	x_{22}^{-1}, x_{22}^{-2}, $\cdots$	$\cdots$	x_{2n}^{-1}, x_{2n}^{-2}, $\cdots$,
	$\vdots$	$\vdots$	$\vdots$		$\vdots$
	A_m	x_{m1}^{-1}, x_{m1}^{-2}, $\cdots$	x_{m2}^{-1}, x_{m2}^{-2}, $\cdots$	$\cdots$	x_{mn}^{-1}, x_{mn}^{-2}, $\cdots$,

对于评价指标 x_{ij}^{-t}，如果为犹豫模糊语言术语，若犹豫模糊语言术语的个数不一致，则应拓展犹豫模糊语言术语，使 $\sharp Hs = \sharp H's$；如果 x_{ij}^{-t} 为概率区间数，则应该计算出点概率。另外，在不确定性多属性决策问题中，属性分为效益型和成本型。一般效益型属性的属性值越大越好，而成本型属性的属性值越小越好。

（6）决策步骤

基于上述分析，本书给出犹豫模糊语言和区间概率信息下的治疗方案前景选择的决策步骤如下：

步骤 1：患者从各医疗机构医生处获取在犹豫模糊语言和区间概率描述环境下疑似重症的诊断信息和建议的治疗方案，在此基础上患者根据自己的感知心理状态对相应的治疗方案进行评估，包括各属性值和感知属性权重 ω，以及各属性值对应的状态值和感知状态权重 θ 的确定。

步骤 2：构建各治疗方案的评估决策矩阵 **X**，对犹豫模糊语言评估信息进行标准化处理，根据式（3）计算犹豫模糊语言得分函数的均值，由式（11）计算区间概率的点概率。

步骤 3：分别选择犹豫模糊语言术语的均值和区间概率的零点为其属性的患者评价参考点 x_0，计算犹豫模糊语言术语和点概率的距离。

步骤 4：根据式（14）计算各属性的心理概率权重函数 $w(p_i)$。

步骤 5：根据式（13）计算各治疗方案 A_i 在各属性下的前景价值 V，通过量纲规范化处理得规范化前景价值 $V*$。

步骤 6：利用式（15），再计算各治疗方案的综合前景价值。

步骤 7：将综合前景价值进行排序，选择最优方案。

3. 案例分析

本书以甲状腺结节疑似癌变患者的治疗方案选择为例，描述上述方法在具体决策中的应用。本书查阅了 32 位甲状腺结节疑似癌变患者（地点：成都地区，年龄：21～58 岁，女性 19 人，男性 13 人）的彩色多普勒超声检查典型诊断结果：甲状腺实质回声欠均匀，甲状腺双侧叶查见数个囊实混合回声，等回声及弱回声结节，其中一个结节<10 毫米，边界不清楚，形态不规则，纵横比大于 1，内见数个点状强回声，内未见明显血流信号。介入穿刺细胞学检查报告多有滤泡、毛玻璃或钙化等诊断词。32 位患者都是在基层医疗机构体检时得知甲状腺结节疑似癌变的诊断报告，医生建议需要到上级医院进一步确诊和治疗。

由于存在癌变的可能性，为规避误诊的风险，患者一般会"随大流"选择三级以上医院的"资深"医生进行确诊。32 位患者其中 7 位（占总数 21.8%）只去了（三甲）肿瘤医院确诊并进行了甲状腺全切开放手术，其余 25 位患者（占总数 78.2%）至少去了 3 家以上三甲医院和甲状腺专科医院进行确诊。

本书重点考虑这 25 位甲状腺结节疑似癌变患者如何选择治疗方案的决策问题。25 位患者都到 4 个上级医院（Y_1，Y_2，Y_3，Y_4）确诊，各家医院都给出了甲状腺结节恶性癌变的可能概率范围和相应的治疗方案（A_1，A_2，A_3，A_4）以及对应的直接治疗估计费用，如附表 4－2 所示。附表 4－2 显示各医院医生给出的癌变诊断结果是不确定的或相互矛盾的，治疗方案也非常不同。附表 4－2 的概率范围上限和下限分别取其均值然后整数简化。

此时患者在甲状腺结节医疗方面缺乏知识，因癌变情绪焦虑、费用及时间等因素影响下，难以全面真实地认知癌变病情，如何选择最匹配病情的治疗方案是一个艰难的决策过程。

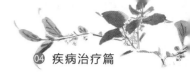

附表 4－2　各医院给出患者甲状腺结节癌变的概率和对应的治疗方案

医疗机构	基层体检机构	肿瘤医院 Y_1	甲状腺专科医院 Y_2	权威三甲医院 Y_3	三甲医院 Y_4
医生诊断甲状腺结节癌变的概率	0%～100%	40%～80%	40%～60%	5%～15%	10%～15%
医生建议的治疗方案	到大医院做介入穿刺确诊	立即做甲状腺全切开放手术 A_1	考虑做甲状腺微创消融手术 A_2	暂不手术，定期随诊检查 A_3	暂不手术，吃药缓解、定期检查 A_4
治疗方案估计的直接治疗费用		8500 元左右	10100 元左右	500 元左右	550 元左右

注：表中也列出了基层体检机构医生的诊断概率和建议。成都地区权威三甲医院和三甲医院并未开展甲状腺微创消融手术。

下面简要说明前文给出方法的计算过程，描述患者的博弈心理行为及选择可能治疗方案的决策步骤。

类似甲状腺多发结节这种疑似癌变重疾，患者在选择治疗方案时，一般至少会重点考虑两类属性因素：感知治疗方案的综合效果 C_1 和感知的心理核算 C_2。对于感知治疗方案综合效果 C_1 属性因素，考虑的状态指标有：治疗效果 Z_1，治疗费用 Z_2，后期效果 Z_3。显然，Z_1 和 Z_3 属于效益型状态指标，Z_2 属于成本型状态指标；对于感知的心理核算 C_2 属性因素，考虑的状态指标有：医生诊断甲状腺多发结节癌变的概率 Z_1'，患者对医疗机构资质的偏好率 Z_2'，患者对医生诊断能力的偏好率 Z_3'，即患者对疑似癌变可能性的心理恐惧，对医疗机构资质和医生诊断能力的信任心理偏好，Z_1'，Z_2' 和 Z_3' 都属于效益型状态指标。

由式（1）和式（2），对于效益型状态指标，可用下标对称的一个含有 7 个犹豫模糊语言术语的术语集 $S = \{s_t \mid t = s_{-3}$：非常差，$s_{-2}$：很差，$s_{-1}$：差，$s_0$：一般，$s_1$：好，$s_2$：很好，$s_3$：非常好$\}$ 表示；对于成本型状态指标，可用 $S = \{s_t \mid t = s_{-3}$：非常低，$s_{-2}$：很低，$s_{-1}$：低，$s_0$：一般，$s_1$：高，$s_2$：很高，$s_3$：非常高$\}$ 表示。由式（3），两种类型状态指标的评估标度表示为：$S = \{s_t \mid t = -3, -2, -1, 0, 1, 2, 3\}$。此时成本型状态指标评估标度需要进行标准化处理。

结合各医院医生对甲状腺多发结节疑似癌变的诊断结果和治疗方案建议，借助上述犹豫模糊语言信息，区间概率和前景理论的决策步骤，患者经过艰难的权衡后，对 4 家医院（Y_1，Y_2，Y_3，Y_4）医生建议的 4 个治疗方案（A_1，A_2，A_3，A_4）进行了评估，选择其最匹配其病情的治疗方案。

步骤 1：25 位患者针对各属性对应的状态指标进行评估的评估信息和决策矩阵如附表 4-3 所示。对于癌变这种疑似重疾，患者一般首先看重治疗方案的治疗效果 Z_1，其次是治疗的后期效果 Z_3，治疗费用 Z_2 会放在最后考虑，故选择的状态指标权重为 $\boldsymbol{\theta} = (0.50, 0.10, 0.40)^T$，对于诊断癌变的概率 Z_1' 也会非常重视和恐惧，对医疗机构资质 Z_2' 和医生诊断能力 Z_3' 一般会同样看重，故选择的状态指标权重为 $\boldsymbol{\theta}' = (0.40, 0.30, 0.30)^T$。

附表 4-3　各属性下状态指标的评估信息

医疗机构	建议治疗方案	患者感知治疗方案综合效果 C_1			患者的心理核算 C_2		
		治疗方案的治疗效果 Z_1	治疗费用 Z_2	治疗的后期效果 Z_3	医生诊断甲状腺多发结节癌变的概率 Z_1'	患者对医疗机构资质的偏好率 Z_2'	患者对医生诊断能力的偏好率 Z_3'
状态指标权重		$\theta_1 = 0.50$	$\theta_2 = 0.10$	$\theta_3 = 0.40$	$\theta_1' = 0.40$	$\theta_2' = 0.30$	$\theta_3' = 0.3$
Y_1	A_1	介于差和好之间	介于一般和高之间	很差	0.20～0.80	0.30～0.60	0.50～0.70
Y_2	A_2	介于一般和好之间	介于高和很高之间	介于一般和好之间	0.20～0.60	0.40～0.50	0.30～0.50
Y_3	A_3	介于差和好之间	很低	很好	0.05～0.15	0.40～0.80	0.55～0.95
Y_4	A_4	介于差和好之间	低	一般	0.10～0.15	0.30～0.70	0.60～0.80

步骤 2：评价指标标准化，将成本型属性标准化为效益型属性，标准化决策矩阵如附表 4-4 所示。

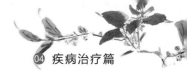

附表 4-4　各属性下状态指标的标准化评估信息

医疗机构	建议治疗方案	患者感知治疗方案综合效果 C_1			患者的心理核算 C_2		
		治疗方案的治疗效果 Z_1	治疗费用 Z_2	治疗的后期效果 Z_3	医生诊断甲状腺多发结节癌变的概率 Z_1'	患者对医疗机构资质的偏好率 Z_2'	患者对医生诊断能力的偏好率 Z_3'
状态指标权重		$\omega_1=0.50$	$\omega_2=0.10$	$\omega_3=0.40$	$\theta_1'=0.40$	$\theta_2'=0.30$	$\theta_3'=0.30$
Y_1	A_1	s_{-1}, s_0, s_1	s_{-1}, s_0	s_{-2}	0.20～0.80	0.30～0.60	0.50～0.70
Y_2	A_2	s_0, s_1	s_{-2}, s_{-1}	s_0, s_1	0.20～0.60	0.40～0.50	0.30～0.50
Y_3	A_3	s_{-1}, s_0, s_1	s_2	s_2	0.05～0.15	0.40～0.80	0.55～0.95
Y_4	A_4	s_{-1}, s_0, s_1	s_1	s_0	0.10～0.15	0.30～0.70	0.60～0.80

　　假设 25 位甲状腺结节疑似癌变患者为乐观型，则在较短术语元素增加最大值个数；根据式（6）验证各区间概率是合理的，由式（11）计算区间概率的点概率，如附表 4-5 所示。

附表 4-5　各属性下状态指标的术语元素拓展和计算区间概率点概率

医疗机构	建议治疗方案	患者感知治疗方案综合效果 C_1			患者的心理核算 C_2		
		治疗方案的治疗效果 Z_1	治疗费用 Z_2	治疗的后期效果 Z_3	医生诊断甲状腺多发结节癌变的概率 Z_1'	患者对医疗机构资质的偏好率 Z_2'	患者对医生诊断能力的偏好率 Z_3'
状态指标权重		$\omega_1=0.50$	$\omega_2=0.10$	$\omega_3=0.40$	$\theta_1'=0.40$	$\theta_2'=0.30$	$\theta_3'=0.30$
Y_1	A_1	s_{-1}, s_0, s_1	s_{-1}, s_0, s_0	s_{-2}, s_{-2}, s_{-2}	0.2261	0.2652	0.5087
Y_2	A_2	s_0, s_1, s_1	s_{-2}, s_{-1}, s_{-1}	s_0, s_1, s_1	0.2571	0.4143	0.3286
Y_3	A_3	s_{-1}, s_0, s_1	s_2, s_2, s_2	s_2, s_2, s_2	0.0553	0.4211	0.5237
Y_4	A_4	s_{-1}, s_0, s_1	s_1, s_1, s_1	s_0, s_0, s_0	0.1036	0.2821	0.6143

　　步骤 3：本书选择犹豫模糊语言术语的均值和概率区间数的零点为其对应属性的患者评价参考点，计算犹豫模糊语言术语和点概率的

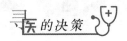

距离。

步骤 4：由式（13）计算各治疗方案在各属性下的前景价值矩阵，如附表 4-6 所示。

附表 4-6　各属性下的前景价值矩阵

医疗机构	建议治疗方案	患者感知治疗方案综合效果 C_1			患者的心理核算 C_2		
		治疗方案的治疗效果 Z_1	治疗费用 Z_2	治疗的后期效果 Z_3	医生诊断甲状腺多发结节癌变的概率 Z_1'	患者对医疗机构资质的偏好率 Z_2'	患者对医生诊断能力的偏好率 Z_3'
Y_1	A_1	0.1627	0.0480	-0.4454	0.2703	0.3110	0.5517
Y_2	A_2	0.1263	-0.5229	0.1263	0.3026	0.4605	0.3755
Y_3	A_3	-0.5229	0.1263	0.1263	0.0783	0.4672	0.5659
Y_4	A_4	-0.3254	0.1263	-0.1544	0.1360	0.3284	0.6513

步骤 5：由式（14）计算各治疗方案在各属性下的感知概率权重函数矩阵，如附表 4-7 所示。

附表 4-7　各属性下的感知概率权重函数矩阵

医疗机构	建议治疗方案	患者感知治疗方案综合效果 C_1			患者的心理核算 C_2		
		治疗方案的治疗效果 Z_1	治疗费用 Z_2	治疗的后期效果 Z_3	医生诊断甲状腺多发结节癌变的概率 Z_1'	患者对医疗机构资质的偏好率 Z_2'	患者对医生诊断能力的偏好率 Z_3'
状态指标权重		$\theta_1=0.50$	$\theta_2=0.10$	$\theta_3=0.40$	$\theta_1'=0.40$	$\theta_2'=0.30$	$\theta_3'=0.30$
Y_1	A_1	0.4206	0.1863	0.3917	0.3700	0.3184	0.3184
Y_2	A_2	0.4206	0.1701	0.3700	0.3700	0.3184	0.3184
Y_3	A_3	0.4540	0.1863	0.3700	0.3700	0.3184	0.3184
Y_4	A_4	0.4540	0.1863	0.3917	0.3700	0.3184	0.3184

步骤 6：由式（15）可得前景价值矩阵 $\boldsymbol{V}$

$$\boldsymbol{V}=\begin{bmatrix} -0.0971 & 0.3746 \\ 0.0109 & 0.3781 \\ -0.1671 & 0.3578 \\ -0.1847 & 0.3622 \end{bmatrix}$$

对 $\boldsymbol{V}$ 进行量纲规范化，可得规范化前景价值矩阵 $\boldsymbol{V}^*$：

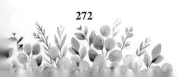

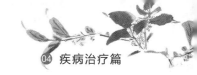

$$\boldsymbol{V}^* = \begin{pmatrix} -0.5257 & 0.9907 \\ 0.0590 & 1.0000 \\ -0.9047 & 0.9463 \\ -1.0000 & 0.9579 \end{pmatrix}$$

假设 25 位患者同等看待感知治疗方案的综合效果 C_1 和感知的心理核算 C_2 属性的重要程度，即取属性权重向量为 $\boldsymbol{\omega} = (0.5, 0.5)^{\mathrm{T}}$，则综合前景价值函数为：

$$\boldsymbol{V}^* = \begin{pmatrix} 0.2325 \\ 0.5295 \\ 0.0208 \\ -0.0211 \end{pmatrix}$$

步骤 7：显然，由 $\boldsymbol{V}^*$ 可知治疗方案的决策排序为：$A_2 > A_1 > A_3 > A_4$（其中"$>$"表示"优于"），即甲状腺结节疑似癌变患者应首先考虑做甲状腺微创消融手术 A_2，如果术后发现存在甲状腺结节癌变转移可能，则可以进一步考虑做甲状腺全切开放手术 A_1，切除患者全部甲状腺并清扫淋巴。

4. 结果

本书基于犹豫模糊语言、区间概率和前景理论的多属性决策方法得出的决策排序结果：$A_2 > A_1 > A_3 > A_4$ 与本书或大多数患者及家属最初判断应该遵从权威三甲医院的权威医生的治疗方案 A_3 建议有很大的不同，但与调查的 25 位甲状腺结节疑似癌变患者选择到甲状腺专科医院做甲状腺微创消融手术 A_2 的决策结果一致。而暂不手术定期随诊检查的治疗方案 A_3 优于暂不手术吃药缓解、定期检查的治疗方案 A_4。

另外，32 位中的 7 位患者只去了肿瘤医院确诊就选择甲状腺全切开放手术，这种现象除了说明他们缺乏医疗知识，产生癌变焦虑情绪外，前景理论认为这跟 7 位患者的心理参考点设置有关，即当肿瘤医院医生的诊断显示甲状腺结节癌变的可能概率为 40% ~80% 时，这 7 位患者就已经把自己当癌症患者了（预期已经损失，即凸性）。癌变损失对人的影响是等量收益影响的 2.5 倍，此时这 7 位患者对癌变（损失）

更为关注，表现出了风险追逐心理，冒险去规避损失，立即做了甲状腺全切开放手术。而这种"短视的损失厌恶"有限理性可能损害长期的身体健康（长远收益），术后可能造成终身甲减，需服药物纠正。而其余25位患者至少去了3家以上三甲医院和甲状腺专科医院进行确诊的事实说明他们没有立即把自己当成癌症患者（预期会有收益，即凹性），此时表现出风险规避心理，慎重选择治疗方案。本书案例调查的样本还较小，在以后的研究中，笔者将争取大样本验证上述方法。患者如何对疑似重症的治疗方案进行选择的多属性决策理论研究还很少，本书基于犹豫模糊语言、区间概率和前景理论的多属性决策方法在这方面做了初步的探讨。

附录参考文献

[1] Chen, Y. W., Yang, J. B., Xu, D. L., et al. Inference analysis and adaptive training for belief rule based systems [J]. Expert Systems with Applications, 2011, 38 (10): 12845-12860.

[2] Jiang, J., Li, X., Zhou, Z. J., et al. Weapon system capability assessment under uncertainty based on the evidential reasoning approach [J]. Expert Systems with Applications, 2011, 38 (11): 13773-13784.

[3] Mokhtari, K., Ren, J., Roberts, C., et al. Decision support framework for risk management on sea ports and terminals using fuzzy set theory and evidential reasoning approach [J]. Expert Systems with Applications, 2012, 39 (5): 5087-5103.

[4] 刘云志, 樊治平, 李铭洋. 考虑决策者给出参照点的风险型模糊多属性决策方法 [J]. 系统工程与电子技术, 2014, 36 (7): 1354-1367.

[5] 陈春芳, 朱传喜. 区间概率信息条件下的风险型决策方法 [J]. 统计与决策. 2009, (8): 15-16.

[6] 江文奇. 基于前景理论和统计推断的区间数多准则决策方法 [J]. 控制与决策. 2015, (2): 375-379.

[7] 李鹏, 刘思峰, 朱建军. 基于前景理论的随机直觉模糊决策方法 [J]. 控制与决策. 2012, 27 (11): 1601-1606.

[8] 高建伟, 刘慧晖, 谷云东. 基于前景理论的区间直觉模糊多准则决策方法 [J]. 系统工程理论与实践. 2014, 34 (12): 3175-3181.

[9] 王坚强, 孙腾, 陈晓红. 基于前景理论的信息不完全的模糊多准则决策方法 [J]. 控制与决策. 2009, 24 (8): 1198-1202.

[10] Xu, Z. H. Deviation measures of linguistic preference relations in group decision making

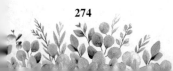

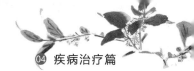

［J］．Omega，2005（33）：249－254．

［11］Liao，H. C.，Xu，Z. S.，Zeng，X. j.，et al. Qualitative decision making with correlation coefficients of hesitant fuzzy linguistic term sets［J］．Knowledge Based Systems，2015（76）：127－138．

［12］Liao，H. C.，Xu，H. S.，Zeng，X. J. Distance and similarity measures for hesitant fuzzy linguistic term sets and their application in multi-criteria decision making［J］．Information Sciences，2014，271（3）：125－142．

［13］王明文.基于概率区间的 Bayes 决策方法［J］.系统工程理论与实践，1997（11）：79－82．

［14］Ronald，R.，Yager，V. K. Decision Making under Interval Probabilities［J］．International Journal of Approximate Reasoning，1999，22（3）：195－215．

［15］Yager，R. R. On Ordered Weighted Averaging Aggregation Operators in Multicriteria Decision Making［J］．IEEE Transactions on Systems，Man，and Cybemetics，1988，（18）：138－190．

［16］何大义.区间概率信息条件下的风险型决策问题的解法探讨［J］.运筹与管理，2007，16（6）：74－78．

［17］Yager，R. R. OWA Aggregation Over A Continuous Interval Argument with Applications to Decision Making［J］．IEEE Transactions on Systems，Man and Cybemetics-part B，2004，34（5）：1952－1963．

［18］Kahneman，D.，Tversky，A. Rospect Theory：Analysis of decision ender risk［J］．Economerria，1979，47：263－291．

［19］Tversky，A.，Kahneman，D. Advances in prospect theory：Cumulative representation of uncertainty［J］．Journal of Risk and uncertainty. 1992，5（4）：297－323．

本章参考文献

［1］方新文.如何寻医问药/公共卫生与医疗保障系列丛书［M］.北京：中国社会出版社. 2006.

［2］王明圣，靳杭红，陈宇英.寻医问药［M］.昆明：云南科技出版社，2012.

［3］董明强.求医：中医西医的选择［M］.北京：人民军医出版社，2013.

［4］毛富强.医学行为学［M］.北京：清华大学出版社，2012.

［5］陈力.医学行为学［M］.北京：人民卫生出版社，2007.

［6］詹姆斯·亨德森.健康经济学［M］.向运华，等译.北京：人民邮电出版社，2008

［7］史俊隆，孙英隽.国内外医疗质量评价体系建设的现状与发展［J］.经济视野，2014（23）：444.

［8］孙葵，尹文强，黄冬梅，等.新医改以来我国民营医院医疗服务情况及地区差异分析

[J].中华医院管理杂志，2018（11）：889－893.

[9] 马晓，彭迎春，杨佳，等.卫生人力资源对乡镇卫生院服务可及性的影响研究［J］.中国医院管理，2015（8）：59－61.

[10] 刘华楠，张媛媛.疾病诊断方法判定的探讨［J］.中国发明与专利，2018（12）：97－101.

[11] 王彩丰.异位妊娠的超声诊断与风险防范［J］.实用妇科内分泌杂志（电子版），2019（7）：98－99.

[12] 魏聪.试论疾病诊断方法评判中对于"中间结果"的合理把握［J］.中国发明与专利，2015（10）：43－47.

[13] 杨志寅，杨震.诊断行为与诊断思维中的人文精神［J］.中华行为医学与脑科学杂志，2012（9）：769－771.

[14] 朱倩，马晋平.观点过度诊断的风险［J］.世界科学，2016（2）：16－17.

[15] 刘娟，郑君君，吴江.在线医疗网站患者选择医生的影响因素实证研究［J］.医学信息学杂志，2017（5）：48－51.

[16] 陶金海，蔡庆红.新形势下对"病人选择医生"的几点思考［J］.中国医院管理，2011（5）：11－12.

[17] 杨云滨，王武军.对"病人选择医生"的再认识［J］.中国医院管理，2003（8）：7－9.

[18] 廖新波.过度医疗的伦理学问题［J］.医院领导决策参考，2014（20）：1－5.

[19] 钱礼.手术风险性与得益率的评估［J］.中国实用外科杂志.1999（3）：53.

[20] 张鑫，金永新，要林青，等.临床药物治疗风险认知现状的调查研究［J］.中国药事，2017（2）：224－229.

[21] 毕玉田，蔺武军，程晓斌，等.过度医疗的成因、危害及对策探讨［J］.中国卫生质量管理，2012（2）：32－34.

[22] 曹志辉，陈丽丽.医疗纠纷对医师防御性医疗行为影响的实证研究［J］.中国医院管理，2014（9）：9－11.

[23] 刘雪娇，张星星，冯秒，等.医生职业风险认知对防御性医疗行为的影响［J］.中国卫生政策研究，2018（3）：15－19.

[24] 覃佳强，温晟，王忠良，等.住院医生规避医疗纠纷能力的培养［J］.重庆医学，2014（12）：1525－1526＋1531.

[25] 韦嫚，沈春明.浅论防御性医疗行为的特殊表现形式——医疗同意书［J］.现代预防医学，2009（18）：3472－3474.

[26] 肖柳珍.防御性医疗的经济分析——兼评《侵权责任法》第63条［J］.法学杂志，2012（8）：140－144.

[27] 徐莉.论防御性医疗行为与过度医疗行为的关系［J］.医学与社会，2016（2）：41－43.

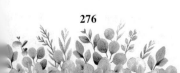

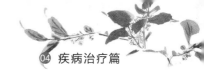

[28] 张红丽，郑红艳，刘家惠，等.医疗纠纷对医护人员防御性医疗行为影响的研究 [J].卫生软科学，2015 (5)：295－298.

[29] 张玉韬，吴美娟，王修来.医生道德风险的羊群效应及其防范 [J].价值工程，2013 (23)：134－136.

[30] 李彩华，陈孔棉.从医院管理角度，谈医患风险的防范对策 [J].中国医药指南，2014 (16)：397－398.

[31] 孙江洁，张利萍，黄先伟，等.经济问题视角下的医患风险管控模型研究 [J].辽宁医学院学报（社会科学版），2016 (1)：26－29.

[32] 孙江洁，张利萍，喻远兵，等.医患风险的行为经济学解读及对策 [J].南京医科大学学报（社会科学版），2016 (2)：141－145.

[33] 陈武朝，徐慧兰，梁英，等.住院肿瘤患者对医生的信任度及其影响因素的调查研究 [J].重庆医学，2014 (17)：2234－2237.

[34] 程国斌.中国传统社会中的医患信任模式 [J].东南大学学报（哲学社会科学版），2017 (1)：33－39＋143.

[35] 胡卫中，韩瑾，朱芳.社区医生信任度影响因素分析 [J].中华医院管理，2011 (3)：198－200.

[36] 潘静仪，赵静波，侯艳飞.患者对医师的信任现况及影响因素分析 [J].广东医学，2017 (6)：941－943.

[37] 谭思然，蒲川.实现医保对医疗行为监管模式转变的路径思考 [J].中国卫生事业管理，2018 (7)：507－508＋524.

[38] 袁颖，叶晓芬，金美玲，等.影响诊断的主客观因素分析 [J].医学与哲学（B），2018 (12)：1－5＋52.

05

转诊治疗篇

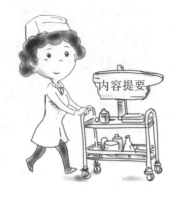

内容提要

转诊是初诊选择不当的结果，至少说明已经产生了耽误病情的风险。转诊一般还会带来健康损失、经济损失和精神损失，尤其是对于危重患者而言，而且转诊过程有很大的风险。因此，患者及家属在做出转诊决策时一定要充分收集转诊医疗机构及医生的准确信息，充分评估转诊过程中的各种风险，避免再次出现寻医错误。

5.1　转诊治疗

转诊治疗是患者及家属在首诊（或初诊）选择不当时而不得不做出的纠正错误的再寻医选择行为，从管理学角度就已经产生了寻医成本和健康损失成本，可能还会耽误病情。转诊过程会有很大的风险，尤其对危急难重病的患者来说更是如此，同时也会产生转诊的健康损失、经济损失和精神损失。

5.1.1　为什么会转诊

当医疗资源的医疗效用（包括医疗水平、可及性、医疗费用、服务态度和医保定点等）不能很好地匹配患者的健康需要和疾病需要时，就会出现患者的转诊治疗行为。广义的转诊是患者及家属更换医疗卫生服务提供者的过程，转诊是三级医疗体系下衍生出来的一种使患者获得与其健康需要和疾病需要相匹配的服务形式。转诊治疗行为的发生大致分两种情况。

（1）现有医疗技术不能治愈疾病

当患者就医的医疗机构和医生由于其医疗技术水平、治疗手段不能治疗和治愈患者的疾病，甚至无法抑制疾病不断恶化时，为防止进一步的健康损失和经济损失，患者及家属会本能地寻找新的医疗资源就医，在找到新的医疗资源后，就必然会做出转诊治疗的举动。常见的情况是

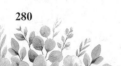

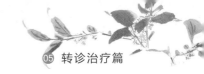

低级别医疗机构和医生的医疗水平低，治疗手段差，不能治疗和治愈患者的疾病，患者及家属不得已寻找新的、医疗水平高的医疗机构医生进行诊疗，从而导致转诊治疗行为。当然，也存在很多患者在同级别的医疗机构寻找其他的、能治愈其疾病的医生而转院转诊治疗的情况。

（2）医疗的费效比与患者的需求不匹配

一般来说，高级别的医疗机构的治疗、住院收费水平高，医疗起付线高，而患者的病情如果已经得到控制并相对稳定，继续留在高级别的医疗机构治疗就不划算，即费效比低；因此，为节约医疗费用，患者就会寻找总体收费水平低的低级别医疗机构，如到社区医院继续进行治疗，从而导致转院转诊治疗行为。当然，也有经济条件好的患者不满意现有医疗机构的服务、环境条件等，主动寻找条件好的医疗机构进行转院转诊治疗的现象。

由于医疗服务的高度专业性，患者及家属又普遍缺乏医疗方面的知识，很多医疗决策很大程度上要依赖医生，转诊也可能是这样。如果原来医疗机构的医生对患者的疾病治疗无效，医生决定或建议患者转往其他医疗机构进行治疗时，只要不发生医疗纠纷，医生是不会承担患者转诊过程的医疗质量和增加费用的责任的。

而患者在转诊治疗过程前就已经产生了经济损失，如原来花在医疗机构的挂号费、检查费、药费、手术费、住院费等。转诊治疗后还会继续产生这些费用，这说明转诊可能会带来重复医疗的经济损失，直接增加患者的经济负担，同时，还可能会带来健康损失，例如，延误治疗、病情恶化、时间损失以及转诊后寻找的医生还是不能治疗治愈其疾病等。

所以，不正确的首诊医疗机构选择会引起不良的转院转诊过程，从而给患者带来各种健康损失、经济损失、时间损失和转诊风险。重复的过程、返工的过程从管理学层面上说就是资源的浪费。因此，如前面章节讨论的结论：患者及家属的首诊选择医疗机构的寻医决策是非常重要的。

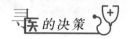

5.1.2 转诊治疗的方式

目前在我国，根据患者转诊目的、转诊主体和转诊决定的差异，转诊治疗可分为纵向转诊和横向转诊，自我转诊和医生转诊。按照转诊治疗的主要方式又可分为：向上转诊、向下转诊、同级转诊、跨区域转诊和跨国转诊，如表5-1所示。

表5-1　各种转诊治疗方式的关系

1	向上转诊	纵向转诊	自我转诊、医生转诊
2	向下转诊		
3	同级转诊	横向转诊	
4	跨区域转诊	纵向转诊、横向转诊	
5	跨国转诊		

（1）纵向转诊

所谓纵向转诊是指社区医疗机构与二、三级医疗机构之间的双向转院诊治过程，即下级医院将超出本院诊治范围的患者或在本院确诊，但治疗有困难的患者转至上级的二、三级医院就医；反之，上级医院将病情得到控制，或病情相对稳定的患者亦可视情况转至下级社区医院继续进行治疗、康复。

（2）横向转诊

所谓横向转诊是指发生在同级医疗机构之间的双向转院诊治过程，即综合医院将患者转至同级专科医院治疗，专科医院也可将出现其他症状的患者转至同级综合医院处理。同样，不同综合医院之间，不同专科医院之间也可进行患者双向转院诊治活动。

（3）自我转诊

所谓自我转诊是指患者不通过医疗机构，而是自己及家属直接寻求其他医疗机构进行转院诊治的行为，即由患者及家属做出转诊决定并组织、协调医疗机构中的转诊和各种诊疗活动。对于自我转诊，一般医生或医疗机构会对其医治能力做出解释，但最终会尊重患者及家属的意见。同时，医生或医疗机构会让患者及家属签署一些文件说明转诊是自

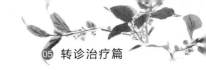

我转诊，以避免出现医疗纠纷。

（4）医生转诊

所谓医生转诊是指医生根据患者疾病的诊疗需要，决定将患者向上转诊到二、三级医疗机构，或向下转诊到社区医疗机构进行诊疗、康复，并担负起整个转诊过程的组织和协调工作。对不同意转诊的患者及家属，医生一般会进行说服，说服不成功则会让患者及家属签字，避免出现医疗纠纷。

（5）向上转诊

所谓向上转诊是指患者从基层医疗机构转诊到高级别医疗机构进行转院诊治过程。患者向上转诊的主要原因有：基层医院的医生无法确诊，基层医院也缺乏必要的检查设备、缺乏相关治疗技术、缺乏治疗疾病相关药物、治疗效果不理想等。所以，通常情况是基层医院的医生遇到急危重症、疑难杂症、原有疾病加重或出现复杂变化无法处理时，则必须将患者上转到具备相应医疗条件的高级别医院进行治疗。这符合危急难重病的患者主要选择在高级别医疗机构，尤其是三甲综合医院进行诊疗的原则。

（6）向下转诊

所谓向下转诊是指患者的疾病经高级别医疗机构治疗后病情稳定处于康复期，或被确诊是慢性病需要持续治疗时，患者及家属愿意从高级别医疗机构下转到有能力完成后期治疗的基层医疗机构的转院诊治过程。患者向下转诊的主要原因有：社区医院总体医疗费用低、起付线低、医保报销比例高、无须重复检查、有上级医生指导等。

（7）同级转诊

所谓同级转诊是指患者在同级医疗机构之间的双向转院诊治过程。患者同级转诊的主要原因是：当某级别医疗机构医生的医疗技术水平、治疗手段不能治疗治愈患者时，在不降低医疗水平主观预期的条件下，患者及家属就要寻找同级别的其他医疗机构具备治疗治愈患者疾病能力的医生。

（8）跨区域转诊及跨国转诊

所谓跨区域转诊以及跨国转诊是指患者在不同地域或不同国家间寻找各种级别医疗机构中有能力治疗治愈患者疾病的医生的转院诊治

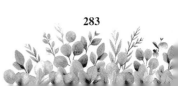

过程。

从我国三级医疗体系结构来看，如图5-1所示，转诊模式是必然会出现的，因为有限理性的患者及家属不可能对首诊医疗机构都能选择正确。同时，我国实际上也在大力提倡"小病在社区、大病进医院、康复回社区"的医疗服务模式，但从健康经济学和患者转诊的实际过程来看，如何减少转诊过程带来的各种健康损失、经济损失、时间损失和转诊风险等问题却没有答案。所以，患者及家属在做转诊决策时一定要谨慎权衡，进行综合心理核算后才实施，能不转诊就尽量不转诊。当然，如果患者及家属首诊选择了正确的医疗机构就没有转诊的问题，这也是管理学的最高境界，不出问题就是最好的管理。

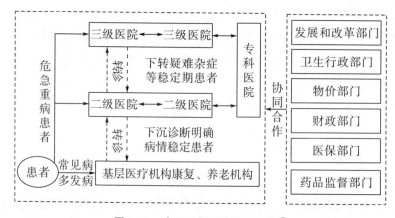

图5-1　我国三级医疗体系结构[1]

5.1.3　转诊治疗的触发

一般来说，医疗资源的医疗效用必须很好地匹配患者的病情需求，否则就会出现患者的转诊治疗行为。这里有两方面的含义，首先是医疗机构提供的医疗服务效用，包括医疗水平、可及性、医疗费用、服务态度和医保定点等要素；其次是患者所患疾病的病情需求，是否是危急难重病，还是轻微常见疾病。

① 参见方鹏骞，蒋帅，杨兴怡，等．我国分级诊疗制度实施的关键问题与对策探讨［J］．中国医院管理．2016（11）：1-3．

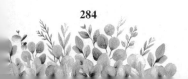

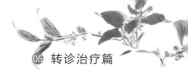

（1）医疗服务效用

医疗机构提供的医疗服务效用涉及医疗技术水平、医疗机构可及性、医疗费用、服务态度和医保定点等医疗服务要素。

医疗机构医生的医疗技术水平是患者疾病治疗的基础保障，如果医疗技术水平不高，或不能治疗治愈患者的疾病，就意味着医生的医疗技术能力不足，不能满足匹配患者病情的需求，患者及家属为规避可能的健康损失和经济损失，就会触发转诊治疗行为。

一般来说，医疗机构的医疗技术能力是向下兼容，向上不兼容的。例如，一方面三甲综合医院既然可以主治危急重难病，那么对常见疾病、多发疾病的治疗一般是没有问题的；另一方面，社区医院可以治疗常见疾病、多发疾病，但是治疗危急重难等疾病的能力就严重不足。

医疗机构的可及性，即医疗机构与患者之间的距离也会影响患者及家属对医疗机构选择的决策行为。如果医疗机构与患者之间的距离人远，患者及家属到医疗机构的交通成本（包括交通费用和时间成本等）就会很大，出行很不方便，患者及家属为减少这些成本，就会触发转诊治疗行为。

同样，医疗费用、服务态度和医保定点等要素不匹配患者及家属的期望效用，医疗费用太高、服务态度不好和不是医保定点医疗机构等现象也会触发转诊治疗行为。

（2）患者的病情

如果患者首诊发现所患疾病可能是危急重难病，而就诊的是基层医疗机构，例如社区医院，由于基层医疗机构的医疗技术水平不足，药品种类及设备不齐全，就医环境差，为避免延误最佳治疗时机，就必然会触发转诊治疗行为，通常是从基层医疗机构向上转诊到高级别医疗机构，例如大医院和专科医院治疗。高级别医疗机构通常医生医疗水平高、检查检验结果准确、药品齐全、就医环境好。也会有这样的情况、患者首诊发现所患疾病可能是危急重难病，就诊的是高级别医疗机构，而该高级别医疗机构的医生却无法治疗治愈其疾病，患者及家属不得不思考另外寻找其他的高级别医疗机构和具有该医疗技术能力的医生，这也会触发转诊治疗行为。如果其他高级别的医疗机构在不同的区域或不同国家，这就会触发跨区域、跨国家的转诊治疗行为。

如果患者首诊是在高级别医疗机构进行，却发现所患疾病是轻微常见疾病或慢性疾病，而高级别医疗机构的医疗费用太高，也会触发转诊治疗行为。通常是从高级别医疗机构向下转诊到基层医疗机构治疗，例如医疗费用报销比例高、总体医疗费用低的社区医院。

当患者的疾病得到控制，病情相对稳定后，还需要继续治疗和康复，如果医疗机构的医疗费用太高，就必然会触发转诊治疗行为，同样是从高级别医疗机构向下转诊到基层医疗机构继续治疗。

转诊治疗的触发结果也从另一个角度验证了患者及家属的首诊治疗选择和病情稳定后的治疗选择意愿，如表5－2所示。

表5－2　患者选择医疗机构就诊的一般决策意愿

	大中型医院	67.8%	
首诊选择医院的意愿	社区医院	26.8%	目前多数患者就医时仍然首选大中型医院，选择社区医院的比例仅占1/4多一点
	个人医院	1.9%	
对病情稳定后的治疗选择意愿	社区医院	76.0%	多数患者可以接受回社区医院继续康复治疗

（3）转诊的时机

据统计，由医生提出转诊治疗的决策案例要略高于由患者或家属提出转诊治疗的决策案例。

不管是医生或是患者及家属做出转诊的决定，都会考虑转诊的时机，转诊时机选择得好，患者的健康损失、经济损失和风险相对小，反之就可能会很大。这涉及以下三个方面。

①转诊的及时性

从医疗的角度看，在疾病最佳治疗时间内就应该尽早转诊患者。一般来说，在疾病的早期就应该早确诊、早治疗，如果原来的医疗机构不能治疗治愈，就应该及早转诊，避免错过最佳治疗时期。

②转诊的准确性

将患者转诊到匹配其疾病治疗的医疗机构和医生那里，需要原来就医的医疗机构医生准确建议和提供相关的转诊医疗机构和具体医生的信息；如果是患者及家属自我转诊，则需要自己收集转诊医疗机构的信息；或是医生与患者及家属共同讨论，由患者及家属自己决定转诊的医

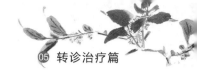

疗机构和具体医生。

③转诊的连续性

从医疗的角度看，应该使患者的疾病在转诊前后都得到连续的诊疗。在转诊前，基层医生与上级医院的专科医生通过打电话、传递转诊单等方式传递患者的转诊信息，包括转诊原因、病史简述和患者问题陈述、重要的用药史、初步检查结果、目前治疗情况、心理状况、过敏史等，并向患者及家属介绍转诊程序。若患者从上级医院出院后再次转诊回到基层医疗机构继续治疗，基层医生应该主动联系上级医院的专科医生获得患者转诊的反馈信息，包括疾病的检查结果、最终诊断、治疗计划或治疗结果、疾病管理等信息，基层医生根据专科医生的治疗指导建议和方案继续进行治疗，专科医生还应该定期随访。如果是患者及家属自我转诊，由于各级医疗机构的患者信息不能共享，则患者及家属应该协助基层医生和上级医院的专科医生做好上述转诊信息的传递事宜，使患者获得连续协调的转诊治疗服务，但各种协调成本相对较高。

5.1.4　转诊治疗的约束

据调查，转诊患者中由基层医疗机构向上转诊到高级别医疗机构治疗的高达 90%，而高级别医疗机构向下转诊到基层医疗机构康复治疗的患者却不足 3%，即呈现出上转率明显高于下转率的单向逆阻现象。究其原因，有以下几个方面。

（1）医疗机构方面的约束

①基层医疗机构的不利约束

对基层医疗机构最大的不利约束是其诊疗水平低，服务能力不足，主要表现在全科医生缺乏和卫生人力资源、医疗设备及药物种类不足上。

目前，基层医疗机构普遍存在医护人员学历偏低、专业职称结构不合理的问题，医护人员学历以大专和中专为主，职称以初级职称为主。全科医生数量少、比重低。同时，基层医疗机构的发展空间有限，高水平、高学历的医护人员往往选择到二级、三级医疗机构工作，基层医疗机构难以引进高水平医疗人才。基层医生存在工资偏低、职称晋升难，导致医护人员工作积极性不高、人才流动性大、队伍不稳定、人员素质参差、专家资源缺乏等问题；因此，基层医疗机构的医护人员往往医疗技术水平有限，这也制约了他们医疗服务的能力，他们可能对不明确的疾病、疑难杂症、危急重症的认识不到位，对部分疾病的鉴别、诊断及治疗缺乏足够的认识，对病情的严重性估计不足，导致诊断不清、治疗不及时、操作不熟练和延误治疗时机。

基层医疗机构基础设施不完善、医疗设备陈旧落后、配置不足、医疗环境差等因素，也制约了医护人员服务能力的提升和服务水平的发挥，如图5-2所示。部分基层医疗机构虽然是定点社保医院，硬件条件也较好，但是没有病床，这就给患者的转诊造成了困难。

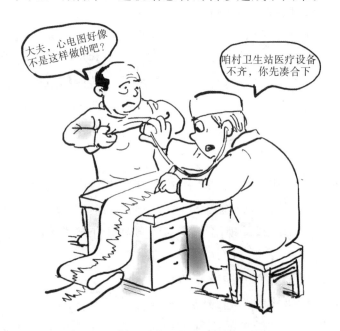

图5-2　基层医疗机构资源缺乏的现状

实施基本药物制度之后，基层医疗机构可以开处方的药物种类偏少，药品不齐全，因此部分疾病在基层医疗机构找不到适合的药物。同时有些患者在大医疗机构习惯了使用某种药物，回到基层医疗机构找不到合适的药品，这也是基层医疗机构的服务能力被制约的表现。

很多基层医疗机构没有配备救护车辆，遇到急诊抢救、突发性卫生事件、安全事件时无法承担急救任务。而要保证转诊过程的持续有效必须要有救护车辆的支持。

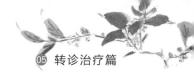

此外，当诊治患者的"努力程度"与基层医生工资待遇或劳务报酬关联性不大时，为规避医疗风险，基层医疗机构的医生还可能产生防御性规避行为，不管是难以诊治的疑难杂症还是易于治疗的小病，基层医生都无原则地要求患者上转到更高级别医院去治疗。例如，基层医生会渲染自身技术不足、基层医疗机构设备落后、疾病治疗的复杂性和误诊后果的严重性，"善意劝导"向上转诊，认为这是对患者的生命健康负责等。

②基层医疗机构的有利条件

基层医疗机构最大的有利条件是"六位一体"，即社区预防、保健、医疗、康复、健康教育及计划生育指导六大功能于一体，以及在慢性病管理和全民健康保健、疾病预防方面具有优势作用。同时，基层医疗机构具有离患者居住点较近，医生对患者身体状况比较了解，便于诊断明确、处于康复期的慢性病患者的延续治疗和康复治疗等优势。此外，患者能及时回家，总体医疗费用较低也是基层医疗机构的有利条件。

③高级别医疗机构的不利约束

高级别医疗机构的不利约束主要是优质医疗资源稀缺。患者过多导致过于拥挤，患者常需等待专家门诊的号源或住院床位，总体医疗费用高，医保报销比例低，就医体验不好，转诊手续复杂、过程烦琐、过程费时。

另外，由于多数高级别医疗机构的医生不认可基层医疗机构的疾病诊疗结果，转诊后的重复检查也时常引起患者及家属的不满，尽管有时候再次检查从医学上来讲是必须的，但是其结果还是这些重复检查直接增加了患者及家属的经济负担。

④高级别医疗机构的有利条件

高级别医疗机构的有利条件主要是"大而全"及"专而精"，对患者转诊的吸引力主要体现在专科医生医疗技术水平高、医疗设施设备先进齐全、检查检验结果准确、药品种类齐全等方面。治疗疑难杂症、急危重症、急诊抢救等都是高级别医疗机构中专科医生的特长。

（2）转诊标准的约束

目前，对基层和高级别医疗机构而言，患者向下转诊和向上转诊都缺乏统一、合理完善、操作性强的患者转诊标准、程序及监控机制，既没有明确转诊病症范围、转诊标准、转诊时间、转诊方向和转诊接诊流程的详细规定，也没有相应健全的管理监督制度。基层医院应该在什么时间、什么情况下将患者转入上级医院；患者康复到什么程度才可以进入基层医院进行康复治疗等转诊管理环节模糊不清，以致转诊过程无章可循、无序可依，再加上医疗机构逐利倾向的存在，原本在基层医院可以进行康复期治疗的患者继续滞留在大中型医院中诊治，加重了其经济负担。

同时，医生转诊意识淡薄，对转诊标准掌握不一致，加上有很大的主观自由裁量权，如果在转诊执行过程中随意性较大，可能会出现不合理转诊的情况，使患者错过最佳转诊治疗时机，其结果是不但增加了患者的健康损失风险和经济负担，又会给患者及家属造成不便。

另外，从表面上看向下转诊是由上级医院、患者及家属和基层医院共同协商完成的，但现实是上级医院医生因其具有权威性而掌握着患者向下转诊的绝对话语权，大多数患者或基层医院不会也不敢对其向下转诊的决定提出反对意见，因此，向下转诊过程中起决定性作用的是上级医院的专科医生。多数情况下，患者的转诊可能更多地依赖基层全科医生与专科医生的个人关系。

一般来说，只有符合"双向转诊"相关指征标准的患者才可以进入申请转诊流程。表5-3所示的是目前大多数医护人员认可的转诊指征标准，但很不详细，不易操作。

表5-3 转诊指征标准

上转指征	诊断不明确的疾病，复杂疑难病症，危急重症，条件所限无法治疗的疾病
下转指征	急性期过后康复期疾病，诊断明确、术后康复而且基层医疗机构有能力治疗的慢性疾病

多数高级别医疗机构尚未建立专门的转诊管理机构，没有专门的部门或人员进行转诊患者的引导、安置等工作，导致转诊患者与普通患者一样存在挂号、排队、等床等一系列问题，缺乏转诊"绿色通道"来专门管理转诊及快速、优先就诊，且转诊程序繁杂，转诊手续烦琐，造成患者转诊后就医不便，这就削弱了患者及家属转诊的积极性。

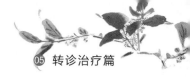
（3）趋利行为的约束

基层医疗机构和高级别医疗机构在经济上是相互独立的利益主体，存在着天然的关系壁垒和利益竞争博弈关系，各级医疗机构为了追求自身利益最大化，不可避免地会在合作中出现摩擦和阻力，导致转诊行为难以以患者为中心，而是以医疗机构为中心。而医疗机构之间最直接的竞争方式就是争夺患者来源，这是转诊渠道不畅的主要原因。

目前，基层医疗机构和高级别医疗机构之间的转诊利益分配缺乏机制和标准，因此各医院会担心利润流失，在自身经济利益的驱动下，医生鼓励患者转诊的积极性一般不高。

患者来源不足、资金紧缺的基层医疗机构，一般是不愿意将普通患者主动转入高级别医疗机构的；而针对病情复杂或严重的患者，基层医疗机构医生为规避治疗风险，又往往会急着将其上转高级别医疗机构。对于高级别医疗机构，在住院病床没有用完的情况下，一般也不愿意把康复期患者下转分流到基层医疗机构。另外，从医生角度和高级别医疗机构利益的角度考虑，由于担心患者转诊会出现医患纠纷等情况，医生往往也不建议患者下转至基层医疗机构。所以，不管是基层医疗机构还是高级别医疗机构，医生和医院一般都不支持患者的转诊行为。

（4）信息孤岛的约束

由于经济利益相对独立和具有竞争博弈关系，基层医疗机构和高级别医疗机构之间天然缺乏转诊患者信息共享的动力，基层医疗机构和高级别医疗机构之间缺乏共同连接的统一信息平台，转诊患者的病历资料信息互相不能调阅，从而形成转诊患者医疗信息不对称和信息孤岛现象，导致患者转诊的决策行为一般是有限理性的。

同时，基层医生和高级别医院专科医生间通常缺乏沟通交流，缺乏转诊意识，双方对彼此的技术水平和服务领域了解不清，造成互不信任的现象，不能取长补短，也会影响患者转诊过程的进行。

（5）患者方面的约束

由于患者及家属对基层医疗机构的信任不足、认知度不高，患者方面的约束主要体现在"上转容易下转难"的单向转诊现象。

①患者不愿下转的约束

基层医疗机构诊疗水平低是患者在高级别医疗机构治疗后，病情稳定了也不愿意向下转诊的首要约束。

在传统就医意识中，患者及家属认为基层医疗机构一般都是小医院、诊疗技术水平低、医疗设备条件差、药物品种不齐全。患者看病不放心，担心延误最佳治疗时间。

患者平时的健康状况和在基层医疗机构的就诊经历对其是否愿意向下转诊具有显著性影响。年龄越大、有公费医疗保险、患慢性病的病种数量越多、首诊医院在省市级医院、没有转诊经历以及对转诊政策不了解的患者越不愿意向基层医疗机构转诊。

另一个阻碍向下转诊的原因是患者期望能得到持续满意的治疗。由于基层医疗机构与高级别医疗机构之间没有共同连接的信息平台，患者的诊疗结果和健康状况等信息资源不能被共享，基层医生对患者的疾病不能得出快速、合理、正确的诊断；同时，基层医生又难以追踪到向上转诊患者的就诊情况，不能及时获得其治疗信息，例如关于患者诊断、治疗的简要情况的健康档案，因此不能为患者提供持续性医疗服务；患者对高级别医疗机构的治疗过分依赖，即已经建立了医疗参照依赖后，患者及家属对向下转诊存在心理抵触而不愿意转诊。

由于基层医疗机构对转诊机制的宣传力度不够，患者及家属的知晓度不高，特别是手术或慢性病住院患者不清楚在手术后或经治疗情况好转后，可以转到基层医疗机构继续康复治疗，因此他们忽视了基层医疗机构在慢性病康复治疗等方面的优势。一部分患者及家属还会觉得向下转诊手续烦琐、下转过程中存在重复检查现象等。

很多患者及家属也不愿意经基层医疗机构安排，向上转诊到高级别医疗机构，主要是因为自己不能选择转诊的高级别医疗机构，转诊手续烦琐，不清楚转诊流程和标准，没有享受到费用上的优惠等。

以上这些患者及家属的主观心理约束和客观现状约束造成了转诊"下转难"的现象。

②患者不愿上转的约束

患者及家属不愿向上转诊的主要约束是高级别医疗机构的优质医疗资源紧张，面临挂号难、看病难、住院难、手术难、治疗费用高等现实问题。

另外，如果患者患的是感冒发烧等常见病，或在病情稳定的情况下，患者下转到基层医院进行康复治疗，那么在基层医疗机构治疗的总

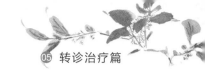

体费用会相对较低。离家近，基层医生对自己的病情熟悉，能提供一定的保健咨询，基层医院是医保定点单位等原因，也会导致患者不愿向上转诊高级别医疗机构。

一般来说，身体状况较差的患者比身体状况较好的患者下转意愿更高。身体状况较差的患者因其医疗费用负担重，往往更愿意选择费用相对较低的基层医疗机构。有基层就诊经历的患者也比没有此经历的患者下转意愿高。

据调查，不管是向上转诊还是向下转诊，患者及家属对转诊的满意度及顺利程度评价很多是"一般"。转诊评价"一般"的原因包括医疗保险不能报销、转诊重复检查、转诊费用超过预期和转诊手术难、住院等待时间长等，还有部分患者及家属对转诊后的诊治效果表示不满意。

（6）分级诊疗制度的约束

在我国，患者转诊医疗涉及的分级诊疗制度不仅需要医疗机构的配合，还需要社保部门、财政部门、教育机构等多个部门的参与。由于目前分级诊疗政策和制度不明晰，导致分级诊疗制度对患者及家属在转诊制度及转诊流程、医保报销政策等方面存在宣传普及上的行为缺失。要实现"小病进社区、大病进医院"的分级诊疗目标还很难。

从政策角度看，国家缺乏明确的转诊标准、配套政策和转诊优惠鼓励措施，也会导致转诊制度不能有效施行。

现行的医疗保险制度未将部分符合条件的社区医疗机构纳入医保定点单位范围，也未将一些符合规定的常见病、多发病、家庭病、老年病、慢性非传染性病、康复医疗服务等社区卫生服务项目纳入医疗保险金的支付范围。一旦患者转诊到非医保定点社区医疗机构，则治疗费用不能报销，也无法享受到医保，这也限制了康复期有医疗保险的患者转回社区医疗机构进行康复治疗的转诊行为。

现行医疗保险制度实行的是定点医疗制度，医疗保险政策对参保者所选择的定点医疗机构有数量限制，患者的转诊被限定在所规定的定点医疗机构之中。同时，患者因病情需要转诊时，须在预先选定的定点医疗机构之间转诊，否则，医疗保险不予报销医疗费用。但由于患者病情存在多样性及复杂性，所选定的定点医疗机构之间进行转诊，有时并不能满足患者有效治疗的需求，而且医疗费用报销问题往往成为患者不能根据病情顺利转诊的障碍。

目前，社区医院由于受级别限制，执行的《国家基本药物目录》中的药物种类少，一些药物尤其是关键性药物属于自费药物，医疗保险不能报销，这些药物只能在三级医院报销，这也导致患者无法承担。

不同级别医疗机构包括服务、药品和检查在内的综合价格差距较小，医保起付线标准设置和医保报销比例差距较小，对患者转诊分流作用较小，因此，目前的医疗价格杠杆对于分级诊疗秩序很难起到实际有效的作用。

由于基本医疗保险没有针对向上转诊的政策设计，目前很多地方的医疗保险部门仍要求每次住院包括转院均由患者自付本次住院的起付"门槛费"，这就在客观上造成患者从社区医院向上转诊住院时，需再次支付"门槛费"。

同时，基本医疗保险制度也未针对向下转诊进行设计，既没有区别康复期在医院就诊和下转到社区医院就诊设计不同的报销比例、采取取消或降低起付线的措施、取消两次住院间隔天数的要求，也没有将向下转诊后的费用报销分为门诊基金和住院基金的报销进行区别。

现在，转诊行为仍主要依赖患者及家属的主观意愿，尽管从客观病情出发，患者可能已经满足转诊指证条件，但如果患者及家属不愿意转诊，那么转诊就无法强制执行。强制政策的缺位及价格政策的弱势效应直接导致了转诊秩序混乱，因此，很大一部分转诊并不是在医生的主导下实施的。

由于我国医疗卫生资源配置呈不合理的"倒三角形"形状，自然会影响合理转诊的进行，使得患者及家属形成了一个不良就医决策习惯的循环：既然向上转诊困难，不如直接选择上级医院首诊，这又导致其他患者正常向上转诊的不通畅以及向下转诊的不愿意。

5.1.5 转诊治疗的风险

对于转诊治疗行为，医生或医疗机构一般只承担过程义务，即转诊时的注意义务，并不负有转诊义务。所以本节不会从医疗机构和医生的角度讨论转诊的风险，因为太专业，意义也不大，本节只从患者及家属的角度讨论转诊的风险问题。

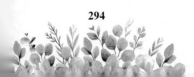

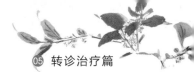

有数据分析显示，危急难重病的患者从基层医疗机构向上纵向转诊到高级别医疗机构的转诊过程中意外的发生率较高，风险最大。当然，也有同级别医疗机构横向转诊的风险，主要是一个同级别医疗机构不能治疗治愈患者的危急难重病，需要患者转诊到另一个同级别医疗机构。患者的疾病经过高级别医疗机构治疗后向下进行康复治疗转诊的风险一般较小。

（1）转诊时机的风险

患者的疾病是否需要转诊治疗，什么时候转诊治疗，一般是主治医生根据自己的知识、经验和所掌握的患者病情决定的。对于技术实力较强的综合医院来说转诊治疗似乎不是问题，但对于社区级基层医院，就另当别论了。由于基层医院综合技术实力较差、软硬件设施不到位、医生的知识经验有限，难以掌握准确的转诊时机，该转诊的时候不转、不该转诊的时候却转了的情况时有发生，这既可能增加患者病情加重的风险和经济负担，又可能增加基层医疗机构的风险以及医疗纠纷的发生率。

一般来说，患者及家属在急欲治疗疾病的愿望促使下，可能会在信息不对称情况下轻易同意初诊医生或医疗机构的转诊或暂不转诊的判断建议，这是所谓有压力的框架效应。此时，患者及家属对选择转诊时机的主观判断和心理核算就非常重要了。

如果原医疗机构的医生初步判断患者患的是危急难重病，并且没有能力医治，则转诊过程应该立即启动，不能耽误治疗。否则一旦发生患者病情恶化的意外情况，原医疗机构，尤其是基层医疗机构的紧急医疗救治措施和能力可能很难施予及时有效的救治，这时风险会很大。但具体的转诊时机之前，患者及家属一定要与医生充分沟通，听取其建议再尽快做决策。

同样要注意，在一些紧急情况下，医生由于判断时间紧促，对患者的危、急、难、重病病情及病状无法做出详细的检查、观察、诊断，从而不具备与平时相同的注意力和判断能力，可能会产生、转诊或不转诊的判断差错，这是最糟糕的一种情况，患者承担的风险会很大。

如果患者患的是常见疾病，那么是否转诊的问题一般不那么急切，可以有时间充分咨询医生的建议，选择好接受转诊的高级别医疗机构的科室和医生后再启动转诊过程，这样做的风险较小。

（2）转诊责任的风险

转诊主体的不同，在转诊决策带来的转诊责任风险方面会有显著的差异，也就是说转诊决策是由医生决定的，还是患者自己或家属决定的，其转诊决策的风险是不一样的，这就是自我—他人（陌生他人和熟悉他人）在风险选择上不一致的常见决策现象。这里的自我主要指患者本人，陌生他人主要指医生或医疗机构，熟悉他人主要指患者的家属。

荷斯（Hsee）和韦伯（Weber）较早关注了自我—他人风险决策问题，他们认为个人为自我决策时往往比较保守，但代他人决策时倾向于冒险，即个人在为他人决策时比为自己决策时更加偏好风险寻求。

他们同时将他人细分为陌生他人和熟悉他人，采用他—我融合度量表（Inclusion of Other in the Self scale，IOS）来测量自我与他人的心理距离。他们发现自我做决策时的心理距离为零，自我与熟悉他人做决策时的心理距离几乎重叠，而为陌生他人做决策时的心理距离要大于零。

调节聚焦理论也认为，自我—他人决策时的差异是由不同的动机导致的。决策有两类不同的动机倾向：促进聚焦和防御聚焦。前者是指对决策的积极结果更为重视与敏感，追求"理想我"；后者是指对决策的消极结果更为关注与敏感，追求"责任我"。

个人为自我决策时更多地关注事件的消极结果，为他人决策更多地关注事件的积极结果。为自我进行转诊治疗时会诱发个人的防御聚焦，更加关心个人进行转诊治疗后的负面结果，导致个人更倾身于规避风险的选项。而为陌生他人进行转诊治疗时会诱发促进聚焦，更多关注陌生他人进行转诊治疗时的正面结果，导致为陌生他人更倾向于选择较大风险的选项。

还有情绪理论认为，自我—他人决策产生差异的关键因素是决策人物个人的情感参与度。当为自我决策时，涉及自我的切身利益，个人情感参与度高；而为陌生他人决策时，由于并非自我亲身投入，也没有预期奖赏，所以个人的情感参与度较低。

个人为自我进行转诊治疗，涉及自身利益，情感卷入程度自然较深，故会选择风险较小的选项；同样，为较为熟悉的他人进行转诊治疗，也符合上述分析；而当为陌生他人进行决策时，由于心理距离较远，涉及自身利益较少，也不是亲身经历，更没有预期奖赏的强化，对

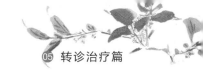

转诊治疗的情感卷入程度较浅，故而会选择存在一定风险的选项。

由以上理论分析，由于责任、心理距离、聚焦和情感参与的不同，在医生或医疗机构为患者（他人）做出启动转诊治疗的决策时，可能会更容易选择冒险的转诊治疗选项。

例如，从医疗机构应承担的法律责任角度来说，医生、医疗机构在接诊情况危急的患者后，认为限于医疗设备、技术水平，无力诊治时，仍必须按照医学常规对情况危急的患者进行合理的、力所能及的急救处置，这是"首诊负责制"的要求，也是医生的道德良心和执业伦理的体现。否则，从法律上来说就构成了不作为。

但是在医疗现实中，医生或医疗机构为了规避耽误疾病治疗的责任风险，可能会不顾患者病情危急、复杂多变，路途遥远，交通不便的具体情况，或忽视接受转诊医疗机构的医疗技术水准，就匆忙建议患者及家属转诊其他医疗机构，这是没有及时控制病情、有意推卸医疗收治责任的败德行为。但由于医疗技术专业性和疾病信息不对称的特点，这种行为很难被追究责任。

又比如，医生为了自身及其医疗机构的经济利益，可能会出现诱导需求行为，虽然没有绝对把握，但感觉患者所患疾病可以试着治疗一下看看效果，不行再转诊到其他医疗机构治疗，这种有意拖延行为会产生耽误病情治疗的风险。这种情况应就违反转诊义务追究医疗机构的责任，但这种责任同样很难被追究。

因此，患者及家属要充分意识到医生或医疗机构这种主体上的不同，可能会产生推脱责任或故意延误病情的败德风险。

经上述分析，患者及家属在做出转诊决策时一定要谨慎，充分评估转诊过程中的各种风险后才能决定是否启动转诊，不能被医生或医疗机构的转诊、不转诊的框架建议完全主导。

（3）转诊信息的风险

转诊信息的风险既涉及原初诊医生推荐接受转诊的医疗机构的科室和医生的医疗技术能力的信息是否准确，又涉及患者及家属自己收集的接受转诊的医疗机构的科室和医生的医疗技术能力的信息是否准确；另外，还涉及转诊的各种医疗及交通费用、医保政策、转诊安全、路程距离、饮食住宿等方面的信息收集和了解不准确的风险。

在转诊过程启动之前，不管是医生还是患者及家属，一般必须先联系接受转诊的医疗机构的相关科室和医生。切忌在没有充分了解转诊医疗机构相关科室、医生信息的情况下就启动转诊，这是赌博式的转诊，转诊风险和经济损失会很大。

对于患者及家属而言，医生、医疗机构具有天然的信息不对称性，一般比患者及家属知晓周边地区何处医疗机构可以承担需转诊患者的救助之责的更多信息。因此，原医疗机构或医生应该先联系确定接受转诊的医疗机构，出具《转诊建议书》并告知患者的状况、需要转诊的原因、转出时间，使接受转诊医疗机构做好接收准备。在这种情况下，患者转诊治疗的风险较小。

但在有些情况下，原医疗机构或医生，例如乡村医生，可能没有接收转诊的医疗机构相关科室和医生的医疗技术能力等信息，而需要患者及家属自己搜集这些信息，由于信息具有不对称性，在这种情况下，患者转诊治疗的风险会很大。

转诊治疗作为一项重大的医疗行为，不管是医生或医疗机构，还是患者及家属，联系接收转诊医疗机构的重要原则是具有"安全性"和风险最小，既要有利于患者转诊后的疾病治疗，又要保证接收转诊的医疗机构是在患者可以到达的安全地域范围之内。

（4）跨区域转诊的风险

一般在转诊区域的选择上，转诊的原则是尽量就近转诊，避免长途转运。患者若被长时间转运，往往会对病情不利、耽误治疗，转运途中的颠簸、震动、不便等，都可能加重患者的病情。

所谓跨区域转诊主要是指距离超过本地、市、州 200 公里范围的跨省、市的长途转诊，这主要是因为在本地区患者的医疗需求受到原初诊医疗机构设施、人员等多方面的条件限制得不到满足，患者不得不跨区域转诊就医。

也就是说，对于跨区域转诊，医生、患者及家属首先要判断清楚外省、市接收转诊的医疗机构的科室和医生的医疗技术能力是否满足治疗疾病的需求，然后再判断跨区域转诊的其他约束，例如患者是否能承受舟车劳顿，承担医疗及交通等各种费用，以及医保政策、转诊安全、路程距离、交通工具、饮食、住宿、环境等，最后做出是否跨区域转诊的决策。

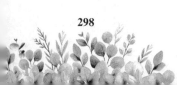

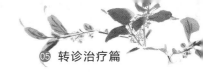

如果是原初诊医生或医疗机构推荐的跨区域转诊，患者及家属一定要从初诊医生或医疗机构那里得到外省、市接收转诊的医疗机构的科室和医生的医疗技术能力的准确信息，接收转诊的医疗机构和医生是否可以治疗该危急难重病，最好有曾经治愈的病例做参考，即要有参照效应。在参照病例的基础上，结合患者具体的危急难重病病情分析跨区域转诊的可行性、必要性和风险，最后才下决心做出跨区域转诊的决策。

如果是患者及家属自己搜集的外省、市接收转诊的医疗机构的科室和医生的医疗技术能力信息，例如，从熟人、朋友、病友甚至网络等关系渠道得到的信息，则需要从信息来源的可靠性、真实性等方面进行充分验证，在可能的情况下要通过电话、网络等方式与具体的科室和医生进行沟通，尽量将跨区域转诊的风险和不确定性降到最低。

对危急难重病的患者及家属来说，跨区域长途转诊的特点是患者的交通时间长，转诊过程中病情可能危急、复杂、变化快、甚至危及生命等，因此，转诊存在很大的医疗风险。有统计显示，危重患者跨区域长途转诊的风险甚至大于重症监护室（ICU）的患者。所以，不管是初诊医生，还是患者自己及家属在做出跨区域转诊治疗的决策前必须谨慎评估各种风险，同时，跨区域长途转诊一般都会加重患者及家属的经济负担和精神负担。

危急难重病的患者尤其是老年患者，在跨区域长途转诊前，首先要充分评估跨区域长途转运过程的病情风险，是否会造成生命危险。病情危重、随时可能出现病情变化、危及生命的患者一般不应选择跨区域长途转运，而应当先留院观察，待病情稳定或者度过危险期后，方可转诊。需要跨区域长途转诊的患者的病情应该稳定，未出现其他严重的并发症。在跨区域长途转诊过程中，医疗机构还应派人随同，陪同医生及医护人员应配备切实的急救药品、设备及器材，随时对患者进行观察以及采取救治措施。

其次是对跨区域长途转诊的路线、交通工具进行规划。提前弄清楚转诊路途距离有多遥远，耗时多长；是走空运、陆路还是水路。如果走空运，患者是否能承受飞机密闭空间的缺氧和起降颠簸；如果走陆路，是乘坐火车还是汽车。如果是乘坐普通汽车，对车辆必经道路进行评估十分必要，尤其是如果途经山区，冬季冰冻积雪，夏季暴雨、山洪、泥

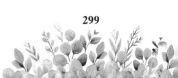

石流、塌方、施工等情况，都应该了解清楚，确保路途顺畅。如果是乘坐急救车辆，急救车辆的定期维护、保养情况也应该了解清楚。如果是走水路乘坐船只，则必须考虑患者是否能承受船只的风浪颠簸。

总之，"安全第一、风险可控"应该是患者及家属跨区域长途转诊必须坚持的原则，不管是病情评估、风险评估、各种准备、预案制订等都是为了确保跨区域长途转诊患者的安全，减少意外情况的发生。

对于危急难重病，患者及家属在对跨区域转诊的风险进行评估时可以按 5 级风险等级评估，分别为：高风险、较高风险、一般风险、较低风险、低风险。如果医生、患者及家属对跨区域长途转诊的主观风险评估在较高级风险等级及以上，除非有万不得已的病情，建议不要轻易做出跨区域长途转诊的决定，因为其转诊风险跟重症监护室的患者差不多。这是一种主动风险回避、风险控制的策略。

另外，研究数据显示，常见疾病的患者一般很少因为病情进行跨区域转诊，而是因为其他经济原因转诊，这里不再赘述。

5.2 转诊治疗阶段的决策

当危急难重病的患者选择在一个医疗机构就诊（初诊或首诊）时，由于受限于医疗设备或者技术条件不能诊治，不能解决患者的治疗问题，因此，只有将患者转诊到条件更好的上级医疗机构才能更好地治疗患者的疾病。

此时，根据后悔理论，患者及家属会本能地意识到寻医选择这家医疗机构就诊是一个错误的选择，则可能会加重病情、延误治疗，一般都会产生后悔情绪，这就是所谓的后视判断（Hind sight）。从管理学角度来说，这已经产生了健康损失和经济损失，那么就必须纠正这个初诊寻医选择的错误，即启动转诊决策和过程，这实际上是一个返工的浪费过程，这又可能会进一步产生健康损失、经济损失以及精神损失，还会增加转诊治疗的风险。所以，正如前面章节所述，寻医初诊的选择是非常重要的，尤其对危急难重病的患者更是如此。

根据预期后悔调节策略，为防止对未来转诊治疗结果再次后悔，即

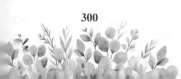

转诊到新的医疗机构后发现患者的疾病还是得不到治疗治愈，此时患者及家属需要付出更多努力去收集与接收转诊的医疗机构的科室和医生的医疗技术能力等相关的转诊决策信息，尽力提高转诊决策过程和结果的质量，如果可能，收集尽可能多地接收转诊的医疗机构的科室和医生信息，作为可选转诊方案进行权衡，从而减小转诊带来的健康损失、经济损失和精神损失上的风险。转诊治疗的决策流程如图5－3所示。

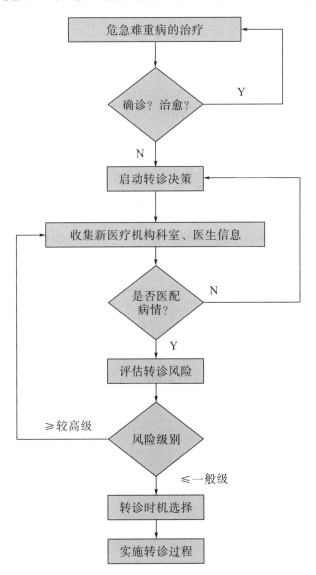

图5－3 转诊治疗的决策流程

一般来说，患者转诊条件的成立和转诊时机的选择，需要借助医生的主观判断，但是患者及家属也要注意医生或医疗机构的推卸责任和诱导需求行为，这些因素可能会妨碍或扭曲转诊条件的成立和转诊时机的选择，患者及家属必须自己进行主观判断和心理核算，毕竟如果不良后果出现，比如出了医疗事故，引起医患纠纷，对医患双方都是最糟糕的结果。

附录5A　心脏房间隔缺损疾病转诊治疗的失败决策

这是一个跨省转诊治疗的决策失败案例，其初诊和转诊过程并不复杂，但由于没有充分评估转诊治疗的各种风险，导致了较大的经济损失和后悔失望心理。

1. 疾病治疗经过

四川省成都市某高校女教师，时年58岁，在发病时感知有心房颤动、心房扑动等心律失常现象，就首先到成都市的大型综合三甲医院——四川大学华西医院心脏内科和外科就诊。四川大学华西医院是当今全世界单点规模最大的三级甲等医院，中国西部疑难重症诊疗的国家级中心，医疗水平是处于全国先进行列的。该女教师在花费7000元做了心电图、胸部X线和心脏超声等全面检查后，确诊患有心脏继发孔房间隔缺损（ASD）疾病，属于重病。医生在拟定开胸修补手术方案时，发现女教师有心功能不全、心律失常等其他不满足手术要求的生理指标，再加上年龄偏大，医生感觉手术风险大，建议保守治疗。

女教师很失望。恰好之后不久，一位住在首都北京的亲戚告诉她，北京协和医院可以做这个手术，他一个41岁的同事就做过这种手术，效果非常好。北京协和医院在中国乃至世界都是享有盛名的医院，是国家卫生部（现卫健委）指定的诊治疑难重症的技术指导中心之一。这位亲戚说在北京协和医院，心脏房间隔缺损手术只是一个相对普通的手术，出于好心，他强烈建议女教师到北京协和医院去做这个手术。

由于女教师很不甘心，又想弥补初诊时的效应损失，在没有充分咨

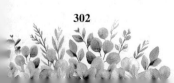

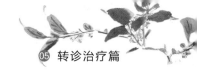

询华西医院医生，也未与北京协和医院相关科室医生取得联系的情况下，就决定带上华西医院检查的资料，与儿子一起飞赴1800公里外的北京协和医院就医，即自我跨省转诊，这个决策本身就具有很大风险。

到了北京后，经过漫长的半个月排队挂号、身体检查及住院检查，最后，北京协和医院心脏内科和外科的医生得出的结论与四川大学华西医院一样，房间隔缺损手术不难，但是女教师的其他生理指标不满足手术条件，加上年龄大，手术风险太大，协和医院也建议保守治疗。女教师无奈只好跟儿子又飞回成都，接受保守治疗的现实。

这次跨省转诊治疗，两人花费的直接和间接费用共2.8万，历时半个月，但得到的诊断结果却是一样的。回成都后，女教师对这次跨省转诊治疗的草率判断和决策十分后悔。

在此，本书分析一下女教师这次房间隔缺损跨省转诊治疗的决策过程。

2. 转诊治疗的触发

女教师房间隔缺损疾病跨省转诊治疗决定的触发条件如下。

（1）四川大学华西医院心脏内科和外科医生的诊断结论是：不能做开胸手术，只能保守治疗。女教师主观认为华西医院医生的医疗技术水平不能治愈自己的疾病，即医疗服务效用不匹配她的病情需要。

（2）女教师的亲戚提供了北京协和医院房间隔缺损手术的不完全信息，他的参照主体是他的一个41岁、做过同类房间隔缺损手术的同事的成功案例。

（3）亲戚属于社会关系网络中的"强关系"，他对同事的房间隔缺损手术的参照案例的框架描述对女教师起到了锚定效应作用，即让女教师主观上更加认定华西医院医生房间隔缺损手术的医疗技术水平不如北京协和医院。

（4）58岁的女教师上主观认为自己也会像亲戚的那个41岁同事一样能做这种手术，即在信息不完全情况下的迷恋小概率事件。

（5）转诊治疗触发的概率计算。

设华西医院医生判断女教师手术方案 H 成功的主观概率小于40%，按40%计算，即 $Prob$（H）=0.40；其亲戚提供的41岁同事手术方案成功的证据概率大于 90％，按 90％计算，即条件概率 $Prob(E \mid H)$ ＝0.90，由贝叶斯定理，那么女教师主观认为其在北京协和医院手术方案的成功概率为：

$$Prob(H \mid E) = \frac{Prob(H) \cdot Prob(E \mid H)}{Prob(H) \cdot Prob(E \mid H) + Prob(\sim H) \cdot Prob(E \mid \sim H)}$$
$$= \frac{(0.40) \cdot (0.90)}{(0.40) \cdot (0.90) + (0.10) \cdot (0.60)} = 0.857143$$

显然，$Prob(H \mid E) \approx 0.857143 > 0.6$，女教师主观认为在北京协和医院做房间隔缺损手术的成功概率是高的，于是做出了跨省转诊治疗决策。

（6）转诊治疗前的效用计算。

由于在跨省转诊前，女教师在华西医院做检查等已花费 7000 元，应该看作损失；华西医院医生判断手术方案成功的主观概率小于 40％，按 40％计算，根据期望效用函数可知：跨省转诊治疗前的医疗服务效用 U_p：

$$U_p = \sum p_i \times u(w_i) = 0.40 \times (-7000) = -2800 \text{ 元}$$

3. 转诊治疗的约束

由于是自我跨省转诊，女教师既没有充分地咨询华西医院的医生，又没有事先联系北京协和医院以及把华西医院的检查结果资料和医生的手术方案告诉北京协和医院相关科室的医生，这就造成了房间隔缺损手术相关信息的信息孤岛现象和信息不完全情况。事实上，女教师和亲戚都不知道应该通过什么渠道把这些信息告诉北京协和医院相关科室的医生，这就是转诊治疗中的信息约束。

4. 转诊治疗的风险

女教师没有充分评估跨省转诊治疗的以下可能风险。

（1）转诊信息的风险。首先是对病情信息的认知偏差风险。虽然亲戚提供了同事的成功案例，但 41 岁同事的病情和身体状况是否完全跟 58 岁女教师自己的病情和身体状况一致，直觉上看是值得商榷的。由于心脏疾病的复杂性和高风险性，即便是年龄相同、身体状况相近、疾

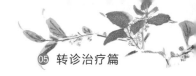

病类型相同的两个患者，专业医生也不会认为他们的手术条件完全一致。女教师犯了疾病信息不能简单类比的错误，应该让医生来判断而不是她自己来判断；其次是样本信息的认知偏差风险。女教师通过亲戚提供的一个同事的成功案例，就主观判断华西医院医生的医疗技术水平不如北京协和医院。从概率论和统计学的角度看，是用点概率代替群概率，用一个样本代替众多样本的认知偏差，简单来说就是北京协和医院的一个患者疾病的成功治愈案例能否证明其所有患者的疾病都能成功治愈？答案是否定的，这是一种信息先验或不知情先验的谬误。

（2）转诊过程的风险。心脏房间隔缺损属于重病，跨省转诊治疗的距离有 1800 公里，虽然女教师采用的交通方式是乘飞机，但她是否能承受飞机密闭空间的缺氧和起降颠簸的舟车劳顿，病情是否会发生变化或有其他严重的并发症，还有其他在北京的食、住、行、环境等不确定风险因素，女教师并没有充分评估和采取任何措施。其实，这种长途转诊的风险等级属于较高以上，其风险可能大于重症监护室患者，女教师实际上是在赌小概率事件不会发生。还好，跨省转诊来回路程中没有发生意外。

5. 转诊治疗后的效用

（1）转诊治疗后的后验概率计算。假设北京协和医院的医生也得出与华西医院医生一样的判断，即女教师手术方案成功的主观概率小于 40%，按 40% 计算，即 $Prob(E \mid H) = 0.40$，根据贝叶斯定理，那么女教师主观认为其在北京协和医院手术方案的实际成功概率为：

$$Prob(H \mid E) = \frac{(0.40) \cdot (0.40)}{(0.40) \cdot (0.40) + (0.60) \cdot (0.60)} = 0.307692$$

显然，$Prob(H \mid E) = 0.3076923 < 0.4$，经北京协和医院的医生诊断后，女教师也主观认为在北京协和医院做房间隔缺损手术与华西医院一样，其成功概率是不高的，有很大的风险，于是无奈认可跨省转诊治疗是失败的决策。

（2）转诊治疗后的期望效用计算。由于在北京协和医院进行跨省转诊治疗，一其两人的直接费用和间接费用共花费了 2.8 万，也同样应该看作损失（这里忽略时间的机会损失），北京协和医院和华西医院的医生共同判断女教师手术方案成功的主观概率小于 30.7692%，根据期望效用函数可得跨省转诊治疗后的医疗服务效用 U_1：

$$U_1 = \sum p_i \times u(w_i) = 0.307692 \times (-25000) = -7692.3 \, 元$$

由于女教师两次治疗都不能成功进行手术，总体损失的医疗服务效用应该是两次医疗服务效用损失之和，即：

$$U = U_p + U_1 = -2800 - 7692.3 = -10492.3 \, 元$$

而前景理论认为损失对人的影响是等量收益影响的 2.5 倍，因为两次治疗都不能成功进行手术，总体损失的医疗服务效用对女教师的影响应该如下：

$$-10492.3 \times 2.5 = -26230.75 \, 元$$

所以，女教师感到极度沮丧，非常后悔这次跨省转诊治疗的决策。

根据后悔理论，女教师的跨省转诊治疗决策还会受到回顾后悔、过程后悔和结果后悔厌恶的影响。

本章参考文献

[1] 毛富强. 医学行为学［M］. 北京：清华大学出版社，2012.

[2] 陈力. 医学行为学［M］. 北京：人民卫生出版社，2007.

[3] 詹姆斯·亨德森. 健康经济学［M］. 向运华，等译. 北京：人民邮电出版社，2008.

[4] 陈静，朱闪闪，吕红运. 各级医院转诊策略研究［J］. 名医，2018（9）：242+244.

[5] 陈敏. 危重患者在基层转诊中存在风险因素及护理干预措施［J］. 蚌埠医学院学报，2014（7）：985-987.

[6] 李威懿. 城市医院分工协作下患者双向转诊认知度及其影响因素研究［J］. 中国卫生产业，2019（3）：61-63.

[7] 刘滨，张亮. 我国基本医疗连续性服务体系的构建［J］. 中国卫生经济，2008（6）：12-15.

[8] 刘佳，冯泽永. 社区首诊制的实施困境分析及对策研究［J］. 中国全科医学，2012（7）：720-722.

[9] 刘运杰，王艳红，张智勇，等. 三级医院与社区医院住院患者双向转诊路径初探［J］. 中国全科医学，2010（7）：701-703.

[10] 卢杨，张鹭鹭，欧崇阳，等. 医院与社区"双向转诊"机制研究［J］. 中国全科医学，2007（11）：939-941.

[11] 罗光强. 从公平走向正义：双向转诊逆阻现象及其对策的伦理分析［J］. 医学与哲学，2019（6）：43-46.

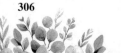

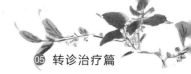

［12］马亚楠，何钦成.社区全科医生首诊制是实现双向转诊制的有效途径［J］.中国卫生经济，2007（3）：27－29.

［13］王虎峰，王鸿蕴.关于构建分级诊疗制度相关问题的思考［J］.中国医疗管理科学，2014（1）：28－30.

［14］王文娟，王季冬.过度医疗与转诊制：一个排队论下的博弈模型［J］.管理科学学报，2019（2）：63－76.

［15］王鑫鑫，颜星，魏响林，等.从患者角度探索制约双向转诊的影响因素［J］.重庆医学，2018（7）：947－949.

［16］吴华丽，李婧，张红.基于分级诊疗的双向转诊服务模式设计与实现［J］.中国数字医学，2018（6）：16－18.

［17］邢春利，彭明强.我国实施分级诊疗制度的现状及其思考［J］.中国医疗管理科学，2015（02）：9－13.

［18］徐士满，张雷，唐立健.江苏省患者社区首诊和双向转诊现状分析［J］.卫生软科学，2019.（1）：13－16.

［19］徐毓才.农村基层医疗机构转诊风险的评估与管理［J］.卫生事业管理，2014（2）：12－14.

［20］徐志伟，张俊，秦成勇，等.分级诊疗双向转诊制度现状及政策分析［J］.医院管理论坛，2018（3）：11－14.

［21］许栋，王国斌，张明.公立医院与基层医疗卫生机构分工协作的现状及策略［J］.中国医院管理，2013（4）：11－13.

［22］杨宝义，叶向梅，夏士涛，等.关于双向转诊和分级诊疗制度建设的研究［J］.中国卫生标准管理，2018（23）：22－25.

［23］于兴，陈剑惠，杜怀斌，等.双向转诊医疗风险控制量表模型在社区卫生服务临床工作中的应用［J］.中国全科医学，2011（31）：3552－3554.

［24］余明洁，LiLi，匡莉.全科医疗转诊体系框架研究［J］.中国全科医学，2018（4）：375－381.

［25］张涛，陈昌贵，黄建，等.综合医院与社区卫生服务机构双向转诊现状［J］.浙江预防医学，2006（2）：57－58.

［26］张宇，肖十力，张拓红，等.社区卫生服务机构与医院双向转诊实现途径和管理办法的研究［J］.中国全科医学，2002（2）：123－125.

［27］赵光斌，杜光会，林敏.制约双向转诊制度实施因素研究［J］.中国全科医学，2013（31）：2930－2932.

［28］赵阳，李潇，张亚超，等.我国双向转诊运行现状与效果的系统综述［J］.中国全科医学，2010（31）：3500－3503.

［29］周润明，崔方圆，姚卫光.广州市慢性病患者双向转诊下转意愿及其影响因素［J］.医学与社会，2019（5）：26－30.

［30］朱有为，柏涌海，YUE Zhang，等.双向转诊的风险控制研究概述［J］.中华全科医学，2014（10）：1631－1633.

［31］董晓静，张莹.转诊中风险告知患者及家属的艺术及注意事项［J］.中国计划生育和妇产科，2018（3）：4－6.

06

健康保持篇

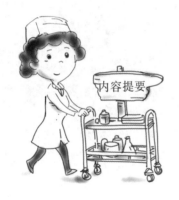

内容提要

从健康经济学的角度看，人们积极主动地保持健康和预防疾病是最有价值的健康促进行为，这涉及健康的管理意识和投资意识。人们的健康行为和自我管理又决定了健康投资、健康损失和经济损失的大小。人们一旦得了疾病，再进行诊断、治疗和康复，实际上是被动的健康维护行为，因为健康损失和经济损失已经产生了，所以，上策是人们应该多做以预防为主的健康促进行为。

6.1　健康意识

现代医学已经从疾病医学向健康医学转变，医学模式从生物医学向生物—心理—社会医学模式转变，提倡预防为主、促进健康和防治疾病相结合的三元健康模式，甚至上升到加入道德因素的四元健康模式，实现疾病防治重心前移。

中医学也提倡所谓"治未病"的健康意识和健康理念，其核心内涵也是"未病先防"，强调对人体健康的管理和调护，通过人们主动自觉维护健康来保持稳定的健康状态。中医学养生也强调预防疾病、维护健康和延缓衰老，其中预防疾病是第一位，要求不生病、少生病、晚生病，或不生大病、不生重病。

但长期以来，人们似乎习惯了"生病就医"的被动健康思维和健康行为模式，医疗卫生系统也一直提供疾病"诊断、治疗和康复"的事后医疗方式来应对人们的疾病诊疗，医疗保险系统也一直是在人们"生病住院"后才能报销相应的医疗费用。这些行业从机制上来说就完全没有体现预防为主或治未病的健康意识和健康理念。

6.1.1　健康的管理意识

从国家和行业的角度看，尽管国家提出了《"健康中国 2030"规划纲要》，近年来国家医疗卫生部门也在不断宣传疾病应"预防为主"的

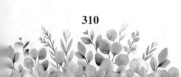

理念，但是真正落实"预防为主"的政策、制度和所分配到的资源却非常少，从经济学角度看，具体的医疗机构为了

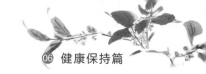

自身的经济利益，对实施"预防为主"的行为完全缺乏经济驱动力；但从保险投资金融学角度看，各种医疗保险机构应该是最有经济驱动力的行业，来帮助人们实施"预防为主"的行为。例如，如果早期癌症能被及早检查出来，及早治疗，则早期癌症的治疗费用会比晚期癌症的治疗费用低很多。显然，如果人们不得病或少得病，医疗保险机构的收益会好很多。奇怪的是，现在我国的各种医疗保险机构对实施"预防为主"的健康管理行为缺乏兴趣，这在经济学上是讲不通的。目前，我国医疗行业和保险行业等从制度和事实上造成了人们"病前无防、病后无康"的缺乏健康管理的现状。

美国是最早实行健康管理的国家，美国的医疗保险机构采用了管理性的医疗保健模式，即医疗集团、保险机构和专业健康管理公司三方合作，健康管理公司受保险公司委托对投保人进行健康管理，以减少保险公司的医疗费用支出。保险公司减少了医疗费用支出，健康管理公司就从医疗费用支出减少额中分配收益，使投保人被动参与健康管理而获得健康的改善。实际上，我国也出现了类似的健康管理服务公司，但其运作模式没有与医疗行业和保险行业结合，其健康管理服务只针对极少数的富裕高端人群，收费昂贵，完全没有被大众接受。

现在，我国的医疗管理部门和行业层面的健康管理机制还很难覆盖到每个人，因此，个人的健康管理还是主要靠自己来进行，个人的健康意识也就显得尤为重要了。

从管理学的角度看，人们做的任何事情，如果不加以管理的话，由于各种因素的干扰，事情的发展也往往不会按人们的期望或目标进行，很可能会偏离预期的轨迹，事情的结果也可能会很不确定。人们如果期望获得目标中的结果，就必须要对事情的过程进行预测和管理，这就是管理的意识的体现。

同理，人们的健康也是需要管理的，而且应该是全生命周期"无病有所防，有病有所医"的健康管理。作为个人，如果不患病，少患病，当然就不需要就医或可以少就医，这种情况下个人的健康收益往往最

大，健康和经济损失最小；反之，如果个人患病，就需要就医，健康和经济损失往往最大，但健康收益最小。

"未病先防、已病防变、病后防复"，健康不能单纯依赖医学治疗来获得，而是可以靠自己平时努力消除影响健康的

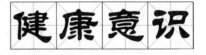

各种因素，培养良好的生活方式、行为方式和思想方式来获得的。各位读者平时思考过这些健康问题没有呢？这就是正确的健康意识。

个人全生命周期的健康管理主要涉及个人的健康感知、健康体检、体检后评估、健康促进活动、健康知识等内容。

在我国，人们对健康管理的认知度还不高，人们的健康管理意识还不强。例如，有些人一年抽烟的费用高达上万元，而参加价值几百元的健康培训课程却嫌"太贵了"；一旦患病，他们又愿意花高额费用寻找专家、名医，而事实上健康管理的提早预防理念可以使其少花这笔冤枉钱。

有学者以所谓健康智商（Health IQ），简称"健商"来衡量个人或群体具有的健康意识、健康知识和健康能力。个人健康智商的高低可以用数字来描述，即个人已具有的健康意识、健康知识、健康能力与应具有的健康意识、健康知识、健康能力之比。[1]

健康智商用英文缩写 HQ 表示，用 HKOK 表示应有的健康意识、健康知识和健康能力，用 HKAP 表示已有的健康意识、健康知识和健康能力，则：

$$HQ＝HKAP/HKOK$$

在上式中，健康意识是指个人对健康的信念和观念，即个人对健康价值的态度和能否获得健康的信心。该式中的健康知识是指个人具有的，对健康影响较大的衣、食、住、行、心理、家庭、工作及人际关系等方面的知识。式中的健康能力是由前两项所产生的表现在个人行为和行动上的有关健康的活动。例如，日常生活中的饮食、休息行为和随季节变化而增减衣物的行为及对可能发生疾病的预防能力，也包括个人健康出现问题时的判断能力，使健康尽快恢复的能力，适时锻炼的自我保

---

① 李恩昌．一个应该确立的概念——健商．中国医学伦理学［J］．2001（2）：17－19.

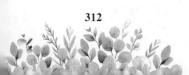

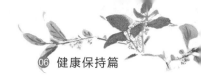

健能力，适时进行日常预防性体检或患病时的就医能力等。

举个健康智商评定的简单例子：如果我们设定一、二年级小学生的健康标准是见人文明礼貌、同学间团结友爱，积极锻炼身体，饮食干净、食物搭配合理，不饮生水，饭前便后要洗手，按时作息，用眼用脑讲卫生，不与不认识的人外出（防止意外伤害），节约用水，不随地吐痰、保护环境，并且每一项以 1 分计算，共计 12 分。如果一个小学生只知道其中 8 项，那么小学生的健康智商：

$$HQ=8/12=0.66<1$$

这说明其健康智商不合格，还应加强和促进健康教育；如果一个小学生不但懂得以上标准中的 12 项，还懂得遇事尽量少生气和快乐地生活、随季节天气变化及时增减衣物等两项，则：

$$HQ=14/12=1.16>1$$

那么，就可认为这个小学生的健康智商较高。

个人的健康意识一旦确立和形成以后，一般具有较强的稳定性。人只要能够全面掌握健康知识，培养正确的健康意识和提高健康能力，就能保护和促进个人的身心健康，提高生活质量。同时，健康意识与健康行为之间也存在着互动关系，通常来说个人的健康意识支配健康行动。

6.1.2　健康的投资意识

从经济学的角度看，所谓投资就是为了获取收益，是一种积累；而消费则多是为了享受，是一种消耗。

正确的健康意识认为，健康本身就是个人的第一财富，是一种资本，是个人事业成功和生活幸福的最基本保证，即所谓"身体是革命的本钱"，它既是个人各种活动的基础，又是个人各种活动最终追求的目标之一。

（1）健康投资意识

健康既然是个人的一种财富和资本，首先就涉及个人的健康投资意识，即个人如何对自己的健康进行全生命周期的

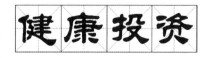

投资。在个人处于相对健康状态时，如果愿意为健康进行各种支出，这

往往就是健康投资；而一旦患了疾病，为了改善病症，恢复健康而进行的各种治疗康复行为就是健康消费。个人对健康的投资实际上是为了减少对健康的消费。例如，为了维护健康或在亚健康状态时进行的年度体检，以及为保持健康状态而进行的持续运动、健身等活动，就会产生消费行为，但由于其结果是促进个人的健康，所以实质上是一种健康投资。其次，个人健康投资不仅是指投入的实物金钱，而且更重要的是个人投入时间和行动的人力资本投资。

个人健康投资有多种形式：个人的免疫措施、年度体检、购买医疗保险、平时的体育健身锻炼、保健活动等多种行为都要求金钱的支出和个人时间的付出，并在将来对个人的健康产生收益。可以说个人在一生中或多或少地都在为自己的健康进行各种投资和消费，只是平时不太注意而已。

在美国，在政府和各种行业的推动下，全民健身已成为一种国民意识，每天各种报纸、电视、广播及网络上都有与医学健康有关的新闻，学生从小学一年级就开始被灌输平衡饮食和生命在于运动的教育，中学和大学都有各种体育组织，无论何时何地，都能看到跑步健身的男女老少。

国外大量预防医学研究表明，个人在健康管理上每花费 1 美元，就可以节省 8.59 美元的医疗费用开支，还能相应节省约 100 美元的抢救费、误工损失、陪护费等开支。在住院患者中，参与健康管理的患者的住院时间比未参与者平均少两天，参与者的平均住院医疗费用比未参与者平均少 509 美元。

（2）短期损失和长期收益

此外，个人健康投资还会涉及另外一个问题：个人健康投资的短期损失和长期收益的选择问题。

从行为经济学的禀赋效应看，损失规避的一个后果就是放弃一项有价值的事物带来的效用减少，大于得到它所带来的效用增加，即一个人一旦拥有一件事物（禀赋），那么对该事物效用值的评价就会大大增加。也就是说与未来相比，人们更重视现在所拥有的。例如，要让一个人现在花 1000 元购买 40 次游泳课程来增强其体质，告诉他明年可能因此不会生病从而节约 1000 元的医疗费用，这个人可能会不愿意花这

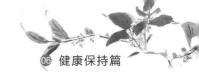

1000 元。

同时，个人往往因为现在的一项健康费用支出，想当然地认为其就是一种消费，而忽略了其结果是未来的健康，这种消费也是一种健康投资。归根结底，人们真正憎恨的是现在的损失，而不是未来的健康风险，因此，面对现在金钱损失的痛苦要大大超过面对将来健康获得的快乐，这种行为看似是非理性的。

当然，如果一个人极不重视未来，例如，他已经到了愿意为消费信贷和分期付款支付 20％或 30％的高年利率的程度，那么他就没有理由对一项隐性的、长期回报率可能仅为 15％的健康收益进行投资了。

这也可以用贴现率这个经济学概念来解释，贴现率（Discount rate）又称门槛比率，是指将未来支付改为现值时所使用的利率，或商业银行办理没有到期的票据兑现业务时，按一定的利率计算利息，这种利率即为贴现率。简单地说，就是把将来的钱折算到现值，缺少或多出的那部分的钱与将来的钱的比值，其公式为：

贴现率＝利率/（1＋利率×时期）

例如，现在你有 95 万元，1 年后这些钱会因为银行利息或者是人民币升值而变为 100 万元，多出的 5 万元比上一年后的 100 万元得到 5％，所以贴现率就是 5/100 即 5％。

很明显，人们对待未来健康的态度是不同的，未来所患疾病的类型是不同的，未来产生的费用支出也是不同的。某些疾病，如一些慢性疾病、恶性疾病等的费用支出差别也是巨大的。因此，他们拥有的健康贴现率也就不同。只有当健康投资者个人认为其健康投资能产生令人满意的收益回报率时，健康投资才会发生。而个人会不会得癌症？什么时候得？谁也不知道，这恰恰是个人未来的健康收益回报率现在难以预测和不确定的主观依据，所以这也是很多人不愿意投资自身健康的主要原因。

个人未来的健康收益与人们对未来的健康预期有很大的关系，例如，小孩子通常只生活在现在，他们既缺乏对过往的洞察，也没有对未来的构想。因此，通常很难让孩子为了能在五年或十年后有所获益而去做一项他不喜欢的事情或是放弃一件他喜欢做的事情。即使是一些成年人往往也更重视现在而忽视将来，换句经济学上的术语来说就是现在的贴现率太高了，这也是跨期选择问题。

现在在我国，不少人还没有健康投资的概念，尤其是中年人，由于工作和生活的压力，更是不重视健康投资。例如，对待年度健康体检，人们一般认为这是一种费用支出，而非健康投资。很多人因为工作忙和应酬多没有时间，就不去做年度健康体检，从而忽略了年度健康体检可以帮助自己认识和评估自身的健康状况，有利于维护自身未来的健康这一投资结果。

事实上，健康投资是一种明智的选择，健康收益远远大于健康投资。美国经过 20 多年的研究得出了这样一个结论，即健康管理对于任何个人都有这样一个"秘密"，即所谓的 90% 和 10%。具体地说就是90% 的个人通过健康管理后，医疗费用降到原来的 10%；而 10% 的个人没有进行健康管理，医疗费用比原来上升了 90%。

个人的健康管理是个人全生命周期的一个漫长投资过程，是一种持续性的跨期健康投资行为，缺乏延续性的跨期健康投资，是没有意义的。在日常生活中，个人健康投资与健康消费往往会同时进行，健康投资是一种主动健康行为，而健康消费是一种被动的健康行为。个人只要有经济基础，就应该进行健康投资和健康消费。因此，健康投资和健康消费是个人全生命周期中维护其健康时必须做的事情，二者不可偏废。

6.1.3 健康的生产函数

格罗斯曼（Grossman）将个人健康视作一种耐用健康资本，这种健康资本既是消费品又是投资品，即健康资本虽然能够生产健康时间，但和其他资本一样也存在折旧的问题，而健康资本的折旧率往往是不确定的。

假设个人追求其全生命周期内的健康效用最大化，则个人的健康收益为：

$$健康收益＝健康投入－健康损失$$

这是一个抽象的健康收益公式，其意义在于指出个人要想其生命期内的健康效用最大化，则必须注重自己的健康投入，因为其健康损失一直在产生，即健康资本在不断地折旧损耗。

通常情况下，个人的健康禀赋（健康存量）会随着生命的历程呈递

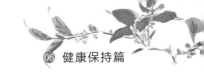

减趋势（至少在生命周期的某些阶段），人对健康资本的投资能够生产和增加健康资本的存量，补充健康资本的折旧损耗。当然，医疗服务需求是由生产健康的投资产生的一种派生需求。

格罗斯曼提出了健康生产函数（Health production function）的概念：个人在健康市场上"购买"各种健康服务，并结合自己的时间生产健康。健康生产函数的一般形式：

$H = F（X）= F（生活方式、收入水平、公共物品消费、教育、时间投入、个人禀赋、环境禀赋）$

其中 H 代表个人健康状况，X 代表影响个人健康状况的向量。这些 X 向量元素包括：生活方式、收入水平、公共物品消费量、教育水平、致力于增进健康的时间投入、个人禀赋（例如个人的基因状况）、个人环境禀赋（例如污染水平）等。健康生产函数反映出了如下健康决定因素。

（1）健康与生活方式紧密相关

富克斯（Fuchs）阐明了生活方式对人体健康的重要性，认为对健康状况影响最大的因素是个人行为和生活方式，诸如生活习惯和饮食习惯等。WHO调查显示，人类死亡原因中有60％与个人行为和生活方式有关，15％与生物遗传因素有关，1％与环境有关，只有5％与卫生服务有关。如今，心血管疾病、脑血管疾病以及肿瘤已成为导致人类死亡的罪魁祸首，产生这些疾病的主要原因是生活中的一些不良习惯，如吸烟、饮酒、偏食、过食等，因此，个人行为和生活方式是影响个人健康水平的重要生活变量。个人行为和生活方式对健康的影响除了具有潜袭性、累积性的特点外，还具有经常性、广泛性和持久性等特点。

（2）健康与收入密切相关

研究表明，高收入与良好的健康状况密不可分。个人收入越高，保持健康资本的回报率也越高，个人收入的增加将会增加个人的最优健康存量。但是，是良好的健康导致了高收入水平，还是高收入带来了良好的健康这一问题仍存在很大争议。也有研究认为，高收入带来的诸如社会压力大、生活习惯不良等问题，也会使个人的健康受到损失。

（3）健康与公共物品数量和质量密切相关

例如，国家公共卫生服务就是一种排除疾病的公共物品，其规模与质量对个人健康产生了很大影响，同时，诸如个人可获得的进行体育锻炼和休闲的公共设施及场地等因素，也会影响个人健康的改善。

（4）健康与教育密切相关

格罗斯曼认为：一个受过良好教育的人将有效提高自己的健康状况。拥有更高教育水平的人，往往能够以更低的成本和更高的效率改善自己的健康，即产生一个比低教育水平的人更高的最优健康存量。此外，专门针对个人的健康教育将提高人们的健康需求和健康水平。

（5）健康与个人基因密切相关

基因遗传因素在影响健康方面与其他社会和环境因素会产生交互作用。基因对健康影响的最典型例子：女性的健康水平一般要高于男性。

（6）健康与个人所处环境密切相关

个人所处环境是影响健康的重要因素。不良环境会对个人健康带来负面影响，例如人暴露在细菌、病毒、寄生虫滋生的环境下，可能产生疾病；居住条件不良和房屋过度密集，会增加疾病传染和精神压力发生的可能性。

对健康资本的总投资由健康生产函数决定，对健康的直接投资包括健身、节食、休闲、医疗卫生服务消费、个人教育时间的花费以及良好居住环境等。

健康生产函数反映出的这些健康决定因素对特定个人来说都具有不确定的特征，很难预测哪个因素会即刻损害特定个人的健康，因此，很多人的个人生活方式往往是透支健康资本，迷恋小概率事件，祈祷这些健康决定因素不会影响自己的健康，其结果是健康资本的折旧率增大，等到罹患疾病后再花很多的费用医治，这就导致了较高的健康需求与医疗需求。

其实在生活中最好、最有效的健康资源就是自己，自己应在保持健康上多投资，以防患病和由此带来的健康和经济损失。

6.2　健康行为

WHO指出，影响个人的健康与寿命的因素中，60％与行为和生活

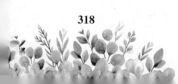

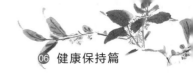

方式有关，同时，个人的行为也在预防疾病的发生、促进疾病的康复等方面起到至关重要的作用，因此，WHO明确提出预防现代疾病发生的战略是行为卫生。这是一种"生物、心理、社会医学模式"的医学观念，可见，了解个人的健康行为与生活方式非常重要。

6.2.1 健康行为的概念

所谓健康行为（Health behavior）是指人们为了增强体质和维持身心健康而进行的各种活动或具有的各种生活习惯，即健康行为指向应有利于自身健康，能为自己、他人、家庭乃至整个社会的健康状况带来有利的影响，是一种理想的行为模式。

人们有关健康行为的表现是千差万别的，影响个人的健康行为的因素也是多种多样的。

同一个人在不同的外界因素影响下，可能有不同的行为表现；不同的个人在同一外界因素影响下，由于其知识、信念、信仰、心理感受等方面的不同，可能有各种各样的不健康行为表现，甚至是疾病行为表现。

对于如何界定健康行为这一概念，学术界长期以来存在着不同的观点。根据行为学原理，这些观点可归纳为以下四种：

健康行为是指朝向健康或被健康结果所强化的行为。

健康行为是指自觉健康的个人为增进健康或预防疾病而采取的行为。

健康行为是指个人与维护健康、康复或健康促进方面有关的行为，既包括外显的活动、行为方式和生活习惯，也包括内在的心理特征和过程，如性格、情感、动机、信念及其认知活动。

健康行为是指个人在躯体、心理、社会适应等方面均处于良好状态时的行为表现，是一种理想的行为模式。

在有关健康行为的研究中，基本上将健康行为分为群体健康行为和个人健康行为。本书只介绍个人健康行为，即每一个人作为行为主体而采取的旨在保证自身健康的活动。例如，个人接受年度健康检查、预防接种等行为就是一种个人健康行为。

就某一具体的个人来说，基本上可以将其健康行为分成外显健康行为和内在健康行为。

外显健康行为包括：躯体健康行为、心理健康行为和社会健康行为。

躯体健康行为：反应灵敏、精力充沛、活动自如、善待自己，定时定量饮食、充足的睡眠、适当运动、体重适中等。

心理健康行为：情绪活动张弛有度、思维言语符合逻辑、意志坚强豁达乐观、意识清楚、精神正常等。

社会健康行为：人际关系协调良好、工作学习效率较高、环境适应、随遇而安、行为符合社会常规等。

内在健康行为可表述为心情愉快、人际关系和谐、人格健全、善感变性、适应环境、健康投资等。

所谓生活方式，狭义上是指个人及其家庭的日常生活活动方式，包括衣、食、住、行以及对闲暇时间的利用等。

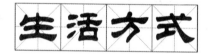

广义生活方式是指人们一切生活的典型方式和特征的总和。包括劳动生活、消费生活和精神生活（如政治生活、文化生活、宗教生活）等活动方式。

生活方式与行为是密切相关的，它们对健康的影响，除具有潜袭性、累积性的特点外，还具有经常性、广泛性和持久性等特点。生活方式和行为是一把双刃剑，既可能促进健康，又可能损害健康。

6.2.2　健康促进行为

较早的一些观点认为，健康促进是一门帮助人们改变生活方式，从而达到理想健康状况的艺术和科学，涉及个人对自己的饮食、锻炼及其他与生活方式有关的习惯、行为的选择，并有适应和改变的能力。同时，个人的行为和生活方式在很大程度上可能直接影响健康。现在，健康促进行为的概念已经大大扩展了。

（1）健康促进行为的概念

所谓健康促进行为（Health promoted behavior）是个人或群体表现出来的、客观上有利于自身和他人健康的行为集合。在日常生活中，

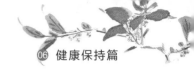

结合个人心理及身体特征，健康促进行为的判断有一定的标准，如表6-1所示。

表6-1 健康促进行为的判断标准

	特征	描述	日常生活行为
1	有利性	行为表现有益于自己、他人和全社会	如不抽烟、不酗酒
2	规律性	行为表现有恒定的或经常的规律	如起居有常、饮食有节
3	和谐性	个人的行为表现有自己鲜明的个性，又能根据整体环境随时调整自身的行为	如房间里有孕妇，吸烟者应主动不抽烟
4	一致性	行为本身具有外显性，但它与内在的心理活动是一致的，没有相互冲突或表里不一的表现	如生殖系统不舒服就要主动找医生
5	适宜性	行为强度有理性控制，无明显冲动表现，且该强度是对健康有利的	如老年人选择动作舒缓的太极拳运动

现在，绝大多数人一般都认为保持良好的生活习惯、合理营养和平衡膳食和参加体育锻炼这三种方式对维护健康最有效。

（2）合理营养和平衡膳食

人类能够生存下来的必要条件之一，就是能不断地从外界摄取食物，经消化吸收，获得维持生命需要的能量和营养素。营养状况和人的身心健康密切相关，营养不良或摄取过多，都会损害人体健康，并成为主要的致病因素之一，例如导致贫血、肥胖症、糖尿病、心血管疾病等。

所谓平衡膳食是指全面达到合理营养供给量的膳食。这种平衡包括总能量和能量来源（蛋白质、脂肪、碳水化合物）比例的平衡以及各种营养素与生理需要的平衡。此外，平衡膳食还要根据年龄、性别、生理状况，劳动强度等做出相应的调整。

（3）体育锻炼

生命在于运动，健康在于锻炼。适度的体育锻炼可以增强体质，防病治病。尤其是随着科学技术的发展，生产、生活日益现代化，许多繁重体力劳动逐渐被机器、电脑等机械化、自动化设备代替，人们的劳动强度逐渐降低，由于体力活动减少，体内物质代谢迟缓，肥胖症、心脏病等所谓的"运动缺乏症"便会接踵而至，威胁健康。经常参加体育锻炼不仅可以预防肥胖症，而且可以提高心脏的储备功能，增加血管弹性；增加肺活量，改善肺功能；提高消化吸收能力；增加运动系统功能；稳定神经系统功能，提高对刺激的耐受性。体育锻炼促进健康的功能已被大量的研究及事实证明了。其关键是人们如何培养经常锻炼的好习惯，制订合适的锻炼计划。

（4）健康促进行为的表现

根据个人的心理、生理特点及大量观察研究结果来看，人们普遍认为在日常生活方式中，健康促进行为主要包括：充足的休息与睡眠、合理膳食、适度运动、心理健康、注重保健等。

①充足的休息与睡眠

人们在长时间从事各种活动之后，身体常会出现疲劳现象，这是身体需要调整与休息的警戒信号。休息有利于消除疲劳，恢复充沛的精力，促进健康。即使在没有明显的疲劳征兆情况下，人体的各个器官也需要一定时间的休息，以促进其互相协调，保持正常的功能。

疲劳可分为体力疲劳、脑力疲劳和"慢性疲劳综合征"三种。

A. 体力疲劳可表现为浑身无力、手抖、身体有酸痛感，这是过度体力劳动造成的，只要经过休息和良好的睡眠即可解除。

B. 脑力疲劳的表现是头昏眼花、听力下降、四肢无力、连打哈欠、嗜睡或瞌睡、注意力不集中、记忆力下降、思维不敏捷、反应迟钝、食欲不振、烦躁、忧郁等，用脑工作时间过长，就会产生脑力疲劳。

C. "慢性疲劳综合征"的表现为情绪烦乱、性情反常、易怒、经常惊慌失措、头发大量脱落，这是现代社会中最普遍的一种疲劳症状，它比体力疲劳和脑力疲劳对人体健康的危害更为严重。

通常情况下，体力或脑力劳动速度越快、强度越大、持续时间越长，越容易产生疲劳。为了消除疲劳，恢复充沛精力，保持健康，就需要及时充分地休息与放松，比如，使人体的各器官充分休息，促使其互相协调，保持其生理功能的正常发挥。人们同时还要善于休息，消除疲劳充分休息的方法有很多，可从以下几方面做起。

A. 劳逸结合。把紧张与松弛、工作与休息有机地结合起来，才能有效地保持健康状态。休息有积极休息和闲暇休息两种，前者是变换活动或工作的方式方法，协调躯体各个部位的活动及大脑皮层的兴奋与抑

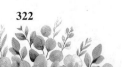

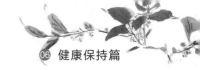

制过程，从而使身体和精神都得到休息。例如，在体力劳动和脑力劳动之间，穿插一些文娱体育活动就是一种积极休息。闲暇休息也是人们精神生活中必不可少的内容。利用工作之余根据个人兴趣爱好做一些有益活动，例如：看电影、下棋、聊天、钓鱼等，不仅能消除疲劳，而且能使人感到生活充实、精神愉快，同时还能促进人们的思维活动，激发创造力，陶冶情操，消除消极的心理因素，促进身心健康。

B. 起居有序。根据人体生物钟的节律，保持良好的生活规律与习惯，对于维持身心活动长久不衰具有积极作用。

C. 生活节奏适当。对待工作和生活，要从容不迫、量力而行，适当放慢生活节奏。

D. 变换活动方式。经过长时间的单调工作，人容易产生疲劳，尤其是心理疲劳。通过变换活动的方式，调节大脑皮质兴奋与抑制的过程，以保持身体内稳态平衡，使身心得到休息与放松。例如，脑力劳动时间久了，头昏脑涨，干点体力活就可使头脑清晰；坐着工作时间长了，会腰酸背痛，站起来活动活动，可有效缓解腰脊疲劳；工作之余，听音乐、练书法、下棋、钓鱼、郊游等，不但能消除疲劳，也能使生活充实、精神愉快。

E. 保证睡眠。睡眠是最彻底的休息方式，同时也是生命活动过程中不可缺少的部分。睡眠与躯体的许多活动密切相关，充分有效的睡眠可以消除疲劳，恢复和调整体力，增加躯体对各种紧张刺激的耐受程度，提高身体的新陈代谢，增强身体免疫力，保护大脑皮质，促进脑发育，增进食欲，加速排泄，降低对各种疾病的易感性等。相比睡眠时间的长短，睡眠质量的好坏更为重要。但睡眠过多所造成的体力损失却比劳动过度还要严重。

②合理膳食

何为合理膳食，前文已有叙述，具体而言，合理膳食必须符合以下几项条件。

A. 饮食多样化。为了获得全面的营养，人们在饮食方面要粗细搭配，肉、鱼、蛋、豆制品和蔬菜合理搭配食用，坚持饮食多样化，不偏食。

B. 饮食因人而异。饮食要与人类生长发育的不同阶段和不同的生理状况相适应。例如：儿童时期和青少年时期正是生长发育迅速、代谢旺盛的时期，需要的能量、蛋白质和营养素种类相比成年人要多。老年人的饮食要以少而精为原则，注意供给优良的蛋白质，减少动物脂肪的摄入。

C. 根据环境调节饮食。人根据所处的生活和劳动环境不同，也要对饮食进行必要的调整。例如：在高温环境下，应供给身体较多的无机盐、淡盐水和充足的蛋白质。而在寒冷地区，身体基础代谢增高，则应增加能量供给，适当供给脂肪蛋白质以及各种维生素。

D. 控制摄取量。尽管碳水化合物的能量只有脂肪的一半，但摄入量过多时，同样会引起或诱发某些疾病。钠盐的过多摄入与高血压的发生有一定的关系。因此，人们每日对碳水化合物、钠盐和脂肪的摄入要适量。

E. 饮食结构合理。要根据不同的经济状况等因素选择科学合理的饮食结构，最好的办法就是按照人体所需的七大营养素的比例，让食物中的有效成分均衡地进入人体，以补充身体消耗的养分。在贫困地区，人们应注意补充饮食中缺乏的高蛋白、足够的维生素和微量元素等。在经济发达地区，人们应注意防止营养过剩。高蛋白、高脂肪、高能量的"三高"型饮食往往会诱发人体产生许多疾病。因此，医生与营养学家都提出了"低脂肪、低能量"的饮食方案，每次进餐都要吃新鲜蔬菜或水果。吃的食物应较清淡，肉类应含较少的油脂。

F. 吃早餐习惯。吃早餐十分重要，有研究表明：吃早餐能增强一整天的记忆力；经常不吃早餐的人有双倍的可能性变得肥胖；按时吃早餐的人思维更有创造性；在早餐时间以后所吃的食物并不能取代早餐；不吃早餐的人更容易在中午吃油腻的食物；经常不吃早餐而又在早晨活动量大者，由于脂肪的分解，易患上动脉硬化症。

G. 注意补充水分。一个正常人体内的水分占体重的70%左右，一个人每天需要2000～2500毫升的水，才能保证体内水分充足，保持身体健康。生理学家推荐补充水的方法为：早餐前半小时饮水200～300毫升；晚餐后2小时或睡前半小时饮水200～300毫升，其余的水分在饮食时与空暇时补充，以温开水为宜。

H. 合理烹调加工。饮食的烹调加工，既要保证食物易于消化吸

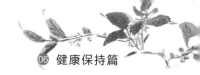

收，又要尽量减少营养成分的流失；既要充分考虑营养和食品卫生的问题，又要有良好的感官性状以促进食欲。尽量少食熏烤、油炸、腌制的食品。

I. 膳食制度合理。饮食要一日三餐、定时定量，且能量分配比例适宜。定时可以促进食欲、增进消化，有利于营养吸收，保证正常消化机能。定量是指早餐占一天总食量的 30%～40%、午餐占 40%～50%、晚餐占 20%～30%比较合适，即所谓早餐吃好、午餐吃饱、晚餐吃少。

③适度运动

俗话说："生命在于运动。"适度的运动既是提高健康水平、生活质量和促进长寿的重要手段，又是对预防和治疗现代疾病的有益行为和方式，不仅对生长发育中的青少年十分重要，而且对预防衰老、防治老年人常见病也有重要意义。选择运动的原则包括以下几点。

A. 必须根据年龄、性别、健康状况等特点，选择适宜的锻炼方式和项目，合理把握运动量。

B. 采取循序渐进的锻炼方法，技术上由易到难，运动强度由小到大，但要有限度。逐步提高、逐步适应，切不可操之过急。

C. 要持之以恒。身体各器官的功能改善，需要经过一定的锻炼过程，其效果才会逐渐显现，人要经过长期不间断的锻炼才能取得应有的效果。

运动中的注意事项包括以下几个方面。

A. 运动前要做准备活动，使身体从相对的安静状态逐步过渡到活动状态。

B. 运动后要做整理活动，在剧烈运动后应做一些深呼吸和整理活动，促进血液的回流，并使其他系统和器官由剧烈活动状态恢复到正常状态。

C. 运动前要注意检查运动场地或器械设备，避免因场地、设备的问题而造成的伤害事故。

D. 饭后不宜马上剧烈运动。一般要在饭后 1 小时再锻炼，以免影响消化功能。

E. 剧烈运动大量出汗后不宜大量饮水，因为一次性饮水过多，水分进入血液中，导致循环血量骤增，加重心脏负担，加速疲劳，造成胃肠不适。人应当少量多次地补充水分。

运动锻炼的方法有很多，可根据自己的年龄、体能和健康状况选择适当的运动方式和项目。例如，需要器具的运动有各种球类运动、投掷运动、器械体操、骑行、划船等。不需要器具的运动有散步、健身跑（走）、爬山、跳健美操、做瑜伽及各种拳术等。

持之以恒、坚持锻炼是良好的健康行为。锻炼计划应符合个人的兴趣和生活风格。要将体育锻炼看成是生活中不可缺少的重要组成部分。

④心理健康

WHO 指出，健康的一半是心理健康。研究证明，消极的情绪往往会导致躯体内环境失调、免疫功能下降、器官功能紊乱而发生疾病，而疾病又导致或消极的情绪加重，消极情绪和疾病互为因果，形成恶性循环。

A. 心理健康概念

心理健康（Mental health）是指个人一种比较持久良好的、平稳正常的，能适应各种社会环境的心理效能状态，是一种积极有效的心理活动。当人们处于这种状态时，不仅自我感觉良好，而且与社会关系和谐，即整个心理活动和心理特征相对稳定、相对协调、充分发展，与客观环境统一而且适应。

B. 心理健康的标准

心理健康的标准具有相对性，综合各种已发表的心理健康标准，总结起来大致有以下 10 项标准，如表 6－2 所示。

表 6－2　正常心理健康标准

1	个人安全感
2	充分了解自己
3	生活目标切合实际
4	与外界环境保持接触
5	保持个性的完整和和谐
6	具有一定的学习能力
7	保持良好的人际关系
8	能适度地表达和控制自己的情绪

续表6-2

9	有限度地发挥自己的才能与兴趣爱好
10	在不违背社会道德规范的前提下，个人的基本需要应得到一定程度的满足

C. 心理健康的分级

心理健康是一种持续的心理状态，大致分为：一般常态心理、轻度失调心理、严重病态心理三个等级。

一般常态心理：表现为经常有愉快的心理体验，适应能力强，善于与别人相处，能较好地完成与同龄人发展水平相应的活动，有调节情绪的能力。生活中大多数人属于一般常态心理者。

轻度失调心理：表现出不具有同龄人应有的愉快，与他人相处略感困难，生活自理有些吃力。如果主动调节或通过专业心理辅导人员的帮助，就会消除或缓解心理问题，逐步恢复常态。

严重病态心理：表现为严重的心理适应失调，不能维持正常的生活、工作。如不及时治疗有可能恶化，成为精神病人。精神病是严重的心理疾病。

D. 促进心理健康的方法

心理平衡是心理健康的重要标志之一。所谓心理平衡是指个人通过自我调节或他人帮助，进行积极的、有效的心理活动，达到平衡的、正常的心理状态，对外部的社会环境、自然环境及自我的内部环境做出良好的适应，使身心都维持一种平衡、协调、和谐的状态。

日常生活中，人们应积极保持愉悦平衡的心情，努力培养乐观情绪是健康促进的重要措施，应该努力做到以下几点，如表6-3所示。

表6-3　促进心理健康的方法

1	培养幽默感	幽默感有助于适应社会
2	增加愉快体验	多回忆正面的、愉快的生活经验，有助于克服不良情绪
3	使情绪纾解	人在情绪不安与焦虑时，不妨找好朋友聊聊
4	多角度看事物	如果从另外的角度去看事物，可以发现些正面积极的意义

总的来说，保持乐观开朗、积极向上的心态对人们的健康有促进作用；保持良好的心态，还可以增强药物的治疗效果，促进身心的早日康复，古人云："药疗不如食疗，食疗不如心疗"，也包含了这个意思。

⑤注重保健

健康促进行为的一个重要内容就是注重保健。自我保健是生活中人们最常使用的疾病预防措施，是自我发现、自我治疗和对慢性病的自我管理行为，也是维护和促进个人健康的有力举措。

现代社会中，由于不少疾病（尤其是一些慢性疾病）都有许多可供选择的治疗方法，加上医学治疗疾病的局限性和一些人对医疗保健不满意等原因，促使更多人开始关注生活方式对健康的影响，越来越重视健康问题中的个人责任。而自我保健的自发性和自我管理特点正符合了人们这一心理需求，因此，自我保健愈来愈被人们所接受。

6.2.3 健康损害行为

根据近年的统计，心脏病、脑卒中和肺癌等疾病已上升为影响人类健康的首要因素，而这些疾病的发生更多地与人类不良的行为模式有密切关系。在我国已公布的前三位死因中，心血管疾病的不良行为模式与生物因素的比例分别为 45.3% 与 29.0%，脑血管疾病为 43.3% 与 36.0%，恶性肿瘤为 43.6% 与 45.9%。这三类疾病占全部死因的 67.6%。换言之，目前有 2/3 的人死于与不良行为有关的疾病。不良行为已成为危害人类健康的重要因素。

从健康经济学角度看，不良行为又应该定义为所谓健康损害行为，是指对健康造成危险或不良影响的行为。健康损害行为有三个特点，如表 6-4 所示。

表 6-4　健康损害行为的特点

1	后天生活习惯	是一类后天、自愿的生活习惯，即"自我创造的损害"
2	长期稳定行为	是长期稳定的行为，例如，偶尔吸一支烟或高钠盐饮食不一定会即刻对健康造成危害
3	明显损害健康	明显、持续的健康损害行为

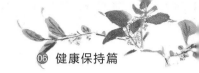

健康损害行为由于受认知、情绪和社会环境等心理行为因素的影响，往往长期存在，会直接或间接地危害个人健康，引发健康危机。此外，现实中同一个人可能有多种健康损害行为，这些行为的效应累积会使健康损害的可能性大大增加。例如，饮食过量的人往往不喜欢运动，吸烟的人往往也嗜酒，药物滥用者往往共用不洁针具等。

根据统计学标准、社会标准及危险因素评价等几种比较成熟的健康损害行为的判断方法，常见的健康损害行为主要包括不良习惯行为、不良嗜好成瘾行为及其他不良行为（如自杀行为、迷信行为）等。

（1）不良习惯行为

常见不良习惯行为包括：不良饮食行为、运动缺乏等不良生活习惯。这些不良习惯行为既具有社会普遍性，对个人来说又有行为特异性。

①不良习惯行为的特征

从对健康影响的角度，个人不良的习惯行为具有下列特征，如表6—5所示。

表6—5　不良的习惯行为特征

1	经常性和规律性	例如饮食不注意和隔三岔五的暴饮暴食等不良饮食习惯
2	潜袭性	在无意识状态下发生，对健康的影响是一种缓慢渐进的过程
3	累积性	对健康的销蚀是长年累月不断累积的结果
4	可塑性	可通过行为干预等手段得到改变。但损害达到严重程度时，逆转和恢复健康的可能性就很小
5	泛影响性	对健康影响无特异定位，常常是对机体的很多器官和系统都有影响

②不良习惯行为对健康的影响

个人的不良习惯和行为对健康的影响如表6—6所示。

表6-6 不良习惯行为和对健康的影响

1	增加摄入有害物质的机会和途径	不良习惯行为通过长期摄入有害物质影响健康
2	增加对其他致病因素的易感性	例如高脂、高能量饮食的人除了肥胖外，易患糖尿病等内分泌疾病
3	增加心理负担	有不良习惯行为的个人更容易产生挫折感和压力感
4	影响社会适应性	可影响个人在社会中的地位、形象、社会适应性，降低应激能力

③不良饮食行为

食物是人体摄取营养和能量的主要来源，饮食行为是人每天的最主要的生活方式之一，并且个人饮食习惯的形成与家庭和群体的影响有关。

不良饮食行为长期存在就成了不良饮食习惯，会导致身体营养摄入的不均衡和有害物质在体内堆积，从而直接或间接引起许多慢性病，不良饮食习惯的广泛存在是导致身体营养失衡和一些疾病高发的重要因素。

所谓不良饮食行为通常指不符合健康规律、对健康造成不良影响的饮食行为、嗜好和习惯。其中，饮食质量、数量以及进食过程等因素是饮食行为中影响人体健康的主要因素。常见的不良饮食行为包括以下几种。

A. 饮食无规律。主要指不按时吃饭，饥一顿饱一顿；或者不吃早餐，而晚上则大吃一顿补回来；还有滥吃零食，蔬菜和水果食用量偏少等。

B. 挑食与偏食。挑食与偏食等不良行为普遍存在，特别是生活条件优越的人遇到喜欢的就多吃，遇到不喜欢的就少吃或不吃。挑食和偏食的最直接后果就是身体营养摄入不均衡。

C. 多食行为。多食导致的能量摄入超标是导致肥胖的主要因素之一。多食通常与进食过快有关，进食速度快，容易在不知不觉间摄入大量食物，造成营养过剩进而导致肥胖。

D. 不良嗜好。食物中既有营养成分，又有对健康不利的成分。不

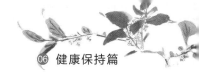

良嗜好会导致对健康有害或潜在不良影响的成分长期过多摄入和并在内堆积，从而诱发疾病。例如，喜欢吃味道重的食品易造成盐摄入过多，导致患高血压等慢性病。其他不良嗜好如喜欢吃甜点、辛辣食物、油炸食物、煎烤食物或腌制食品，久而久之也会对健康带来不良影响。

E. 饭后缺乏运动。饭后立即剧烈运动固然不利于消化和健康，然而饭后缺乏运动也对健康有着不良影响。饭后缺乏运动主要表现为饭后立即工作或休息。饭后立即工作，使得血液主要流向大脑，不利于食物的消化和吸收，容易引起消化系统疾病。而饭后立刻就休息尤其是晚饭后，会使身体代谢减慢，活动量减少，没有足够的活动来消耗多余的能量，易造成营养过剩，产生肥胖。饭后应适当地活动或锻炼，例如散步、慢跑等，既能促进食物消化，又能增加能量的消耗，预防肥胖的发生。

④运动缺乏

随着现代社会的进步和生产力的发展，物质生活水平不断提高，运动缺乏及有关疾病的大量出现就是现代人适应环境变化的不良产物。

运动缺乏主要是指人缺乏经常性、有规律的体力活动或体育锻炼。缺乏运动的人，体内多个器官和系统的功能状态低下，体力耐受性较差。体力耐受性越差，患病可能性就越高。

传统上，由于疾病和体力的原因，老年人的运动机能降低，进而导致运动缺乏。然而，由于现代生活的高节奏和城市化进程加快，成年人尤其是工薪阶层的运动缺乏问题也逐渐凸显。

成年人运动缺乏的原因首先与现代社会的工作和生活节奏快、压力大有关；另外现代交通工具发达，人们常常以车代步，走路机会少，工作和生活环境的局限，也是造成运动缺乏的因素。

此外，运动缺乏还和人的运动观念有关，大多数成年人尽管认为自己需要运动和锻炼，但是他们往往将健身和运动视为有空闲时间的人和有钱人的事，而忽略简单的运动方式，例如步行、慢跑和爬楼梯等。另外，一些儿童和青少年也会因为学习压力大、爱看电视、爱玩电脑，从而出现运动缺乏现象。

（2）不良嗜好行为

所谓不良嗜好行为就是不健康的爱好或对健康造成不良影响的偏

好。吸烟和酗酒是最常见的不良嗜好行为，其他生活中的一些习惯如喝咖啡、嚼槟榔等也可能形成不良嗜好。

①吸烟行为

吸烟（Smoking）是人类社会普遍存在且由来已久的行为。

我国是吸烟人口很多的国家，据调查，15岁以上男性人群吸烟率为69.70%，女性人群为11.20%，每日被动吸烟至少15分钟的人多达39.75%，并且青少年吸烟人口数字还在不断增加。许多发达国家已将吸烟行为与吸毒行为相提并论，吸烟已成为世界各国最严重的公害之一。

吸烟的危害众所周知，在烟草燃烧时所产生的烟气中，含有多种有害物质，其中尼古丁、烟焦油、一氧化碳、苯并芘和氨等刺激物和致癌物，对人体的危害最为明显。长期吸烟并且成瘾，对健康会有不良的影响，甚至会引起癌症。

②酗酒行为

人类饮酒的历史几乎与人类文明史同样久远，酒早已是人们生活和文化的重要组成部分。适量的饮酒可以疏通血脉、驱除疲劳，从而调节精神、缓解焦虑。但是，长期大量饮酒，就会引起身体对酒精的耐受和依赖，甚至酒精中毒，严重的还会导致一系列社会问题，例如，危害社会治安、导致各种刑事犯罪和意外伤害事件的发生。

按饮酒行为对个人影响程度的大小可分为：酗酒和社交饮酒。

所谓酗酒（Alcohol abuse），又称为问题饮酒或酒精滥用，是指没节制地饮酒，久而久之引起相应的躯体疾病和精神行为障碍。

虽然绝大多数的饮酒行为属于社交饮酒，然而近年来，随着我国经济发展和人民生活水平的提高，女性、儿童、青少年的饮酒率逐年上升，酒的产量和人均消耗量也在明显上升，饮酒引起的疾病和社会事件也随之增加。

如果过量饮酒，特别是长期过量饮酒会引起以神经精神紊乱和行为障碍为特征的慢性疾病。长期过量饮酒是高血压、冠心病、慢性肝病和中风的产生因素之一。

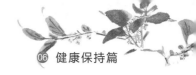

（3）其他嗜好行为

①嚼食槟榔

槟榔（Areca catechu）是单子叶植物纲植物，槟榔的干燥成熟种子主要含有槟榔碱、槟榔次碱、脂肪、鞣质、淀粉、树脂、红色素等成分。

长期以来，人们喜爱嚼槟榔甚至嚼食成瘾，是因为它有独特的"魅力"。诸如能够提神和让人心情愉快，有时甚至会产生飘飘欲仙的快感，使人感觉体力充沛，工作效率提高，反应更灵敏；嚼食时有一股让人陶醉的清凉香甜气味，并且能够生津止渴，对口腔和消化道有强烈的特殊刺激感。

早在南北朝时期中国人就有嚼食槟榔的习惯了，而南亚、东南亚诸国如印度、斯里兰卡、越南、马来西亚、菲律宾等地，嚼食槟榔的风俗至少延续了两千多年，是平民与贵族共有的嗜好。

槟榔已被认为是一种可以使人成瘾的物质，已知槟榔主要作用于中枢神经系统和自主神经系统，长期嚼食槟榔会危害健康。

②咖啡成瘾

咖啡中的主要活性物质是咖啡因（Caffeine）。咖啡因是一种生物碱，能够兴奋中枢神经，长期饮用大量咖啡（每天15～20杯）就会导致咖啡成瘾。

除咖啡外，多种物品都含有咖啡因成分，包括茶、可乐、巧克力和可可。此外，药店里含咖啡因的非处方药物也多达200余种，包括提神丸、感冒药和一些阿司匹林制剂等。其中，咖啡因在咖啡中的含量最高，并且咖啡便宜，容易获取，长期喝咖啡耐受也不严重，相对来说成瘾后不用花太大代价就可以维持，因而咖啡成瘾的人较为普遍，对人的健康造成了潜在威胁。

③其他成瘾行为

包括药物成瘾（如海洛因、可卡因、新型毒品等）、赌博成瘾（如玩扑克、打麻将等）、网络成瘾、冲动攻击行为、迷信神秘行为等对健康有损害的行为，这里不再赘述。

6.2.4 行为的心理学分析

人类似乎是一个矛盾体，一生中可能既会有健康促进行为，也会有健康损害行为，有时还同时有这两种行为。例如，一个人可能既想戒烟，但当闻到烟味又忍不住想抽烟；既想戒酒，但当嗅到酒味又忍不住想喝。人们为什么会这样呢？

对于行为和自我控制的分析，各种学派做了大量的研究工作，例如有"知信行"模式、健康信念模式、计划行为理论、社会认知理论、信息—动机—行为技巧理论、跨理论模型等。每种学说都有自己的关注焦点与局限，都有其优缺点和具体问题的适用性，但对行为和自我控制的心理机制研究还处于支离破碎状态，没有一种统一的理解。

因此。本书尝试从另一个角度，即从行为经济学来讨论这个问题。

（1）活在当下的短视行为

亚当·斯密（Adam Smith）在《道德情操论》中说：我们 10 年后享受到的快乐，与我们今天能够享受到的快乐相

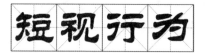

比，对我们的吸引力极为微小。这句话的意思就是人们本能地希望"活在当下"或"及时行乐"。

"充分享受今天，莫管明天"恐怕是很受人们喜爱的生活价值理念，带着这种价值理念的人有多少呢？可能多得人们无法理性地描述其成因。我们不妨做两个心理学小实验：

实验一　如果有两个选项：
①这周吃顿大餐；
②一年后吃顿大餐。

你会选择哪一个选项呢？反正大多数人会选择前者。这周吃大餐比未来吃大餐更有吸引力。换句话说，人们感知这周吃大餐的主观效用和价值比未来吃大餐要大，先吃了大餐再说，即呈现确定效应。

实验二　如果有两个选项：
①今天就拿到 1000 元；
②一个月后拿到 1010 元。

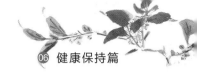

你又会选择哪一个选项呢？如果你像大多数人那样思考，你会决定今天拿到 1000 元再说，落袋为安，即呈现确定效应，尽管比一个月后少得 10 元。换句话说，今天拿到 1000 元的主观效用和价值比一个月后拿到 1010 元要大。

这些心理学实验说明了人们受"活在当下"或"及时行乐"想法控制的事实，即确定效应是人们过去原始动物本性的一种进化残留。动物是不会为在将来得到更多奖励而放弃今天的一种奖励的。你可以随意训练老鼠，但它们绝不会为了明天得到两块奶酪而放弃今天的一块奶酪，除非它们已经吃得太饱。

只要稍微仔细观察生活就会发现，人们都喜欢近在眼前的享受感或满足感。例如，对于减肥，你为什么总是坚持不下去？因为一到减肥时间，你马上会联想到即将开始的一系列折磨，你会在心里劝自己明天再说。然而在制定下个月的锻炼计划时，痛苦便不那么直观了，仿佛还可以承受。吸毒者往往只会想到一时的快乐而忽略了长期上瘾和对健康的危害。

在现实生活中，个人总是需要选择是现在胡吃海喝享受美食，还是选择有节制的饮食以收获健康和更好的身材；在动物世界中，动物需要决定现在就吃掉食物还是为即将到来的严冬储备食物。

保罗·萨缪尔森（Paul Samuelson）用"时间贴现"（Time discounting），亦称时间折扣来解释这个现象：人们在以某种贴现率对未来的消费进行贴现（跟折扣相似），它反映了人们如何看待当下或未来事物的价值，如金钱、生命等。人们一般更"偏重当下"（Present-biased）的贴现或折扣。

> 对于实验一，如果一年后吃大餐，其主观效用可能只是现在的 90%，那么，年贴现率就是 10%；
> 对于实验二，如果一个月后拿到 1010 元，其主观效用只是现在的 99%，那么月贴现率就是 1%。

人们在对其行为的未来收益进行价值评估时，倾向于对较近的时期采用更低的贴现率，对较远的时期采用更高的贴现率。实际上从动物到人类，从儿童到成人，都普遍存在对即刻或当下价值的短视行为偏好。这就是人们会在当下做出健康损害行为的行为经济学解释。同时，人们的短视行为还涉及自我跨期选择或跨期决策的问题。

（2）跨期选择的短视行为

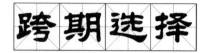

所谓跨期选择（Intertemporal choice）是指人们在两个或多个不同时间点的价值或效用之间进行选择，或在眼前利益与长远利益的数量和延迟时间这两个维度上的权重及在效价之间进行取利舍弊，简单说就是选择享受当下还是留待未来。经济学家和社会心理学家将前文所述的实验一和实验二的现象也称为跨期选择行为，是最基本的人类决策行为之一。

现实中，人们几乎所有决策方案的结果都具有延时性或（和）不确定性，因此，几乎所有的个人和组织决策要么属于跨期选择，要么属于风险选择，要么两者兼是。

很多时候，人们明明知道什么是对的，但却总是短视，屈从于当下的诱惑或压力，将重要却不紧急的长期计划无限期延后，最终追悔莫及。跨期选择正是描述或解释这类短视行为的一种理论框架。例如：是现在购买健身课程还是未来支付更多的医疗费用，是现在消费还是为未来储蓄，是马上参加工作还是将来继续接受教育等。

这里主要讨论自我跨期选择的问题。陌生他人跨期选择与自我、熟悉他人跨期选择是有明显差异的。

自我跨期选择需要个人将未来的收益或损失贴现或折扣到现在，与当前的损益进行比较，实验一和实验二就说明了这种决策现象。这里再介绍一个心理学实验，就是著名的"棉花糖实验"，沃尔特·米切尔（Walter Mischel）在1968年根据考验延迟满足能力做的著名实验。

所谓延迟满足（Delay of gratification）是指个人愿意为了更有价值的长远结果而放弃即时满足的选择，即为获得未来较大收益而抵制当前较小收益诱惑的一种坚持过程。

他将一块棉花糖（甜食）放在一群4岁的小孩子面前，让他们选择要么立即吃掉，要么如果他们愿意等15分钟，不吃第一块，就会再得到一块。

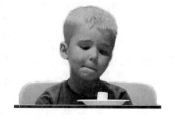

虽然中间只有15分钟的间隔，但这对小

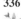

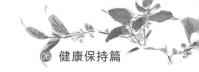

孩子的意志力可是一个很大的考验，孩子们会怎样做呢？吃惊的是，只有少数小孩子愿意等。

更让人吃惊的是，后来沃尔特·米切尔的追踪研究显示，在棉花糖实验中，能够坚持 15 分钟的小孩子，在青少年时期的学业成绩更好，在未来的成就也更高。

拥有延迟满足能力是孩子们后来事业成功的一个可靠的指示器。他"证明了"拥有延迟满足能力对于儿童长大后获得成功的重要性。因此，"意志力"或"自控力"，是孩子们亟须培养的最重要的能力之一。

其后数十年的追踪研究也显示，成人的个人延迟满足能力与个性心理、行为水平等方面存在显著且持久的关联。

自我跨期选择实质上就是在不同的时间点上是选择小而早（Smaller-sooner，SS）选项，还是大而迟（Larger-later，LL）选项的问题。研究发现，个人进行自我跨期选择时往往对未来的收益赋予了较高的主观时间贴现或折扣，因此更加倾向于选择小而早（SS）选项，即利益小、时间近的选项，这就是时间贴现或折扣现象。例如，是否戒烟就包含了是短期内满足烟瘾还是避免未来患病甚至致癌的痛苦抉择。

时间贴现或折扣是跨期选择的核心指标，它在区分正常人群和"成瘾"人群上是一个非常敏感的指标。显然，对于时间贴现或折扣，存在着个人差异，每一个人的未来主观价值是不一样的。有些人不会被当下的短期诱惑所干扰，但有些人就因为挡不住短期诱惑而放弃长期利益。

大量研究表明，"成瘾"人群的时间贴现或折扣率明显高于正常人，"成瘾"人群常常为了即时享乐（吸烟、酗酒、暴饮暴食等）而放弃长远的利益（个人健康、幸福的家庭、良好的社会关系等）。

这就是为什么尽管烟盒包装上都写明了吸烟有害健康，人们都知道长期吸烟会对呼吸系统和脏器有害，但还是有一些人挡不住因尼古丁带来的神经刺激所唤起的短暂快感。尽管人们都知道酗酒会在未来长久伤害自己的身体健康，但还是挡不住因酒精引起的感官刺激所带来的近期快乐。

另外，个人对其未来健康状态的预测本身就是非常不确定的，即使找一位专业医生也未必能准确预测个人在 20 年后会得什么疾病。因为确实可以找到一些既抽烟又喝酒的人，其晚年的健康状态还不错甚至长寿的例子，而人们又是很"迷恋小概率事件"的，总认为现在抽烟喝酒等损害健康行为在未来会造成健康损失的主观概率事件不会发生在自己身上，即健康贴现率很不确定。

有意思的是，在跨期选择上，老年人可能更有智慧，更倾向于选择大而迟（LL）的奖励，而不是小而早（SS）的奖励。老年人比年轻人更愿意等待，时间贴现或折扣率更低。

有研究表明，年龄在一定程度上会影响跨期选择上的时间贴现或折扣率。平均年龄 12 岁的被试的时间贴现或折扣率大于平均年龄 20 岁的被试，而平均年龄 20 岁的被试的时间贴现或折扣率大于平均年龄 68 岁的被试。这表明人们随着年龄的不断增长，神经灵敏度随着年龄下降，对即时性的敏感性降低，时间贴现或折扣率会下降，冲动性也会降低。这可能与年龄大的人在生命中经历了许多延迟满足却收获更大奖励的例子有关，所以他们更愿意等待，选择长远利益更有利于可持续发展。

此外，在比较平均年龄 30 岁组和平均年龄 70 岁组被试的时间贴现或折扣率后，会发现两者没有显著差异，由此可推测人们到了一定的年龄阶段，延迟折扣率可能会相对稳定。

总之，对很多人来说，及时行乐的健康损害行为在当下的诱惑力极大，但天天进行及时行乐的健康损害行为，却是不明智的短视行为。今天更多的当期消费往往意味着明天更少的消费，所以人们必须权衡当下和未来的主观效用欲望。

从历史的角度看，跨期选择不仅影响个人的发展，而且关系到人类的繁衍和国家经济发展的决策。

如果不是我们祖先足够勇敢地做出"播种当下即可食用的种子，换取季后或许更多的收成"这样一种决策，人类就无法告别狩猎文明进入农耕文明。国家经济发展是选择"先发展后治理"（杀鸡取卵的生态破坏，答案也就很明显了），还是"绿水青山，就是金山银山"（绿色可持续发展）的发展决策。

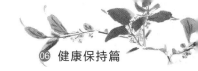

6.3　健康的自我管理

健康管理（Health management）有广义和狭义之分。广义上，健康管理是针对政府和整个社会的，这里主要讨论狭义上的个人健康自我管理问题。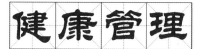

　　狭义上，所谓健康自我管理是指个人在整个生命周期内，通过生物、心理、社会学等技巧进行健康的自我监测、健康的自我评估和有针对性的健康自我预防性干预以及改变生活方式，从而在疾病形成之前阻断、延缓、甚至逆转疾病的发生和发展进程的一种行为。健康自我管理的目的就是个人要维护自身健康，最重要的就是要预防疾病的发生，而不是治疗疾病。

　　健康的自我监测是基础，只有系统地、连续地收集与个人健康状况和影响健康状况的相关各种因素的资料，通过归纳、整理、分析、产生与健康相关的信息，才能指导个人的疾病预防和控制。健康的自我评估是关键，通过健康评估和心理核算，帮助个人综合认识健康风险，鼓励和帮助他们修正健康损失行为，制定健康干预措施。健康的自我干预是核心，所有的一切最终都要落实到个人的健康干预上，才能体现出健康管理的效果。

　　健康自我管理作为新型医疗保健模式，强调关注个人的健康问题，调动其积极性，发挥其主观能动性，利用有限的资源实现健康收益的最大化。

　　人类的历史其实就是一部对自身的健康进行探索与管理的历史。2000 多年前《黄帝内经》的四气调神大论中关于春季养生的部分，已经孕育着"预防为主"的健康管理思想。而"上医治未病，中医治欲病，下医治已病"则是与健康风险评估和控制思路不谋而合的健康管理理念。

　　健康的自我管理对每一个人来说，都有很多具体的益处，如下所示：

可以管理个人的健康状况，在明显的症状出现前，早期诊断疾病。

得到可量化的危险性评估和综合可信的健康评价报告。

通过健康指导来获得降低疾病危险因素的干预策略。

提高生活质量并延长寿命。

健康投资远小于疾病的付出。

现实生活中，个人往往都是在患病之后才会意识到进行健康自我管理的重要性，这时已经产生了健康损失和经济损失，还会产生后悔情绪。要加强"防患于未然"的健康意识，人们在未患病时就要关注自身的健康状况，因此，健康自我管理的目的如表6－7所示。

表6－7　健康自我管理的目的

1	一学	学会一套自我管理和日常保健的方法
2	二改	改变不合理的饮食习惯和不良的生活方式
3	三减	减少用药量、住院费、医疗费
4	四降	降血脂、降血糖、降血压、降体重

健康的自我管理不仅是一个概念，也是一种个人的投资理财方法，更是一套个人健康促进行为和生活方式，它激发人们科学合理地恢复健康、享有健康，经济合理地分配健康医疗资源，有效降低患病概率和医疗成本的意识。

健康的自我监测和自我评估的部分内容在前文的症状感知篇已经有所介绍，这里进一步讨论健康的自我监测意识和健康的自我评估意识。

6.3.1　健康的自我监测

你知道自己的血压、血脂、血糖是多少吗？知道自己的体重、腰围是多少吗？你对自身健康的总体评价是怎样的？良好、一般、还是差？你对自己健康的关心程度是怎样的？平时不太注意、有时注意、还是注意呢？你会进行年度体检吗？

（1）具备健康监测意识

一般来说，个人健康状态的恶化是从健康到低危险状态，再到高危

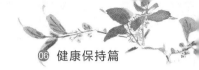

险状态，然后发生早期病变，出现临床症状，最后形成疾病。这个变化过程一般情况下可能会很长，往往需要几年到十几年，甚至几十年的时间；但有的时候受到一些特殊的自然、环境因素的影响，这个变化过程可能就会很快。那么这种健康状态的变化，个人在日常生活中如何能自我感知到呢？这就要培养个人的健康自我监测意识。

有研究表明，总体上来说，我国个人的健康监测意识较差。

从个人对自身健康的关心程度来看，个人一般不是很重视自己的健康状态，首先，认为"曾经患病但无所谓，或疾病不严重，所以没有注意自己健康"的人最多；其次是"从未患过病，认为自己很健康，没有特意保持健康"和"曾考虑过自己的健康，但因工作忙，无闲暇时间付诸行动"的人；还有少数是出于其他原因（如经济基础差、恐惧疾病而采取消极回避态度等）没有关注个人的健康状态。

从个人对自身健康的总体评价来看，自认为健康状况一般者最多，差者次之，良好者最少。

从个人对自己血压、血脂、血糖的知晓情况来看，超过一半的个人不知道自己的血压、血脂和血糖值。

从个人对自己的体重知晓情况来看，不清楚人体标准体重范围或自己体重者最多；而自认为达到标准体重者也较多，高于标准体重者次之，低于标准体重者最少。

血压、血脂、血糖和体重是预防和监测成年人常见病、慢性病的指标，中老年人首先应了解这些数值，并知道其正常值，才能有效预防和及时治疗常见病、慢性病。

此外，有很多个人认同"健康，就是身体没有疾病"这一观点，还有数量很少的人不确定这一观点是否正确，表明个人对健康的正确定义没有清晰的认识，把体质和健康相提并论，觉得只要没有疾病就是健康，只要没有疾病就忽略健康的关注。

个人在日常生活中，应该通过一些身体健康指标了解自身的健康状况。要经常关注自身的体重、血压、血脂、血糖、呼吸、脉搏、大小便情况，发现异常情况要及时就医。不能等到疾病出现才想到定期监测这些指标。

你家里常备有体温计、体重秤、血压计吗？

（2）健康体检

由于个人自我病感的感知并不总是及时和准确的，因此，年度健康体检是个人了解自身身体状况和体征的最基本方式。如果把健康看成财富的话，那么年度健康体检就是一项回报超值的"健康投资"。年度健康体检至少有四大回报。

①发现隐匿疾病

年度健康体检可以发现体内处于隐匿状态的疾病，在还没有出现"苗头"之前，就将其"检查"出来。例如，原发性高血压，当血压升高幅度不大的时候，患者一般不会感到不适。此时，增高的血压已经在悄悄损害心、肾等器官；又例如，年度健康体检有助于早期捕捉到癌症的迹象，将其扼杀在萌芽状态，意味着患者的治愈率将得到大幅提升。

②找出真实病根

很多时候，某种症状背后的病因不止一个，这就容易被"指鹿为马"，导致"冤假错案"。年度健康体检有助于尽早找到某些不适症状背后的"真凶"，避免误诊误治。

③规范生活方式

年度健康体检还有一大作用，即规范个人的生活方式和习惯。大部分人做年度健康体检并不会查出多大异常，但可能会有几项检测结果稍微超标。年度健康体检结果的精确数值，会让个人对自己的健康状况心中有数，尤其是医生的提醒和建议，可帮助人们建立近期的健康参照点。例如，如果查出血压、血脂或血糖偏高，那么尽管还没有达到警戒线，人们也应该引起重视：自己应摒弃种种不健康的生活方式与习惯，如胡吃海塞、抽烟酗酒、熬夜加班等，选择有益健康的饮食与运动。

④节省医疗费用

年度健康体检不只是抽血、拍片，得到一份检查报告；而是一种个人健康投保，且回报率高。研究显示，每投入1元钱的前期年度健康体检、预防，至少可节约9元医疗费，相应还可减少100元抢救费。如果生了病，即便买了保险也要遭罪，不如想办法预防生病，让自己不生病，这实际是一种预防风险、回避风险及减轻风险的策略。因此，年度健康体检是比保险更超前的投资，是花小钱节省大钱。

所以，对个人来说，最好每年至少进行一次健康体检，了解自身主

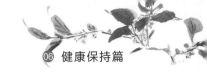

要器官，如心、脑、肺、肝、胃、肾等的功能情况。

每年的健康体检项目，应当根据个人的情况有所增减，选择有针对性的"个人化"体检项目。

没有明显不适的个人，可选择最基本、较全面的年度健康体检项目，对身体健康进行初步筛查，如血、尿常规检查，心、肝、脾、肾等器官的超声检查。

除了常规检查，可根据个人的年龄、性别、既往病史、家族病史等具体情况，在基本项目的基础上，进一步有针对性地进行深入检查。例如，中老年男性可以加上前列腺检查，长期吸烟或被动吸烟者可加上低剂量 CT 胸部平扫，已婚女性可加上乳腺、宫颈的检查等。

一般来说，年度健康体检只是初检，只能起到对身体的健康监控预防的作用。例如，低剂量 CT 胸部平扫对于早期肺癌的筛查具有重要意义；无痛胃肠镜对于胃肠肿瘤的筛查同样意义重大。

年度健康体检报告上通常会注明医生的诊断建议，包括存在的问题、必要的干预以及进一步诊治方法等。例如，人们非常重视的"结节"，如果被怀疑是恶性的了，需要进一步进行影像学检查或病理检查便于明确诊断。

能否选择到合适的体检机构也是人们健康自我监测非常重要的内容。相对来说，大型三甲综合性医院的体检中心，其设备是医院根据临床工作需要配置的，操作设备的技师、检查诊断的医生都是很有临床经验的。另外，对于体检问题的后续处置，大型三甲综合性医院的体检中心具有独特优势，可以在第一时间、同一医院及时找到相应的专家来处理从体检中发现的问题，体检结果还可以直接应用于该院的临床治疗，无须重新检查，可节约医疗费用。其劣势是进行体检的人员可能会太多。

当然，自觉的健康体检正常的频率应该是一年一次，要避免频繁的健康体检；健康体检不要每次都追求"大而全"，也要避免过度检查。

6.3.2 健康的自我评价

一般来说，个人在进行健康自我评估时会用到下面的方法：

　　把个人健康状况和标准健康状况指标对比，然后对自己的健康做出评价；

　　把个人目前的健康状况和过去对比，然后对自己健康做出评价；

　　当无客观标准时，个人或与周围同龄人比，或与自己假设的标准比，对自己的健康做出评价。

　　标准健康状况指标主要指人体的生物医学指标，可以通过查阅资料获得，关键是怎样评价个人的健康状况。这关系到个人的健康和生存质量，是健康的自我管理中很重要的问题。

　　由于健康状况和生存质量的多数内容都是个人的主观体验，许多方面不能直接观察和测量；因此，我们主要通过量表的形式以问卷调查方式获得信息。据有关统计，其量表问卷种类不下数百种，按照内容侧重不同，主要有普通生命质量量表和专用生命质量量表两大类。

　　本节首先介绍欧洲生命质量五维健康量表 EQ－5D，然后介绍在我国运用较多的简明健康调查问卷 SF－36 健康量表，最后介绍一般的个人健康状况评价。本书不打算介绍 EQ－5D 和 SF－36 指数得分的计算过程，只是想让读者了解这些健康量表的指标内容，以此自我感知和评价个人的健康状况。

　　（1）EQ－5D 健康量表

　　欧洲生命质量五维健康量表（EuroQol five-dimension questionnaire，EQ－5D）是一种从多个维度描述个人或人群健康状况和生存质量的测量法，是普通生命质量量表之一，由于其具有简明易懂、使用方便、可信度高等优点而在全世界得到了广泛应用。但是目前，与简明健康调查问卷（SF－36）相比，EQ－5D 在我国的应用严重不足，还没有适合中国人群的效用值换算表。

　　①EQ－5D 健康量表的构成

　　EQ－5D 健康量表主要由两部分测量内容组成：自报健康问卷和效用值换算表，如图 6－1 所示（未画出效用值换算表部分）。自报健康问卷调查结果可以用来描述个人或人群的健康状况并获得 EQ－VAS 得分，使用效用值换算表可进一步获得 EQ－5D 指数得分（这里不介绍获得指数得分的计算过程）。

EQ－5D 的自报健康问卷又包括：五维度测量问卷（Five-dimension questionnaire）、直观式健康量表、个人基本信息问卷（SDQ）。

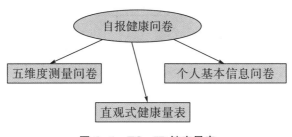

图 6－1　EQ－5D 健康量表

②五维度测量问卷

EQ－5D 的五维度测量问卷按 5 个维度定义健康：行动能力（Mobility）、自我照顾能力（Self-care）、日常活动能力（Usual activities）、疼痛或不舒服（Pain/Discomfort）、焦虑或抑郁（Anxiety/Depression），主要测量个人对自我健康的评价。

其中，行动能力和自我照顾能力维度反映了躯体健康，日常活动能力维度体现了社会功能，而焦虑或抑郁维度则体现了精神健康。针对每个维度都包含三个水平，提供三种备选答案：没有问题、有中度问题或者有严重问题。

五维度测量问卷要求个人在每个维度选出一个最符合当天自身状况的水平选项。这样就形成了一个三层次五维度健康测量体系，用一组五位数字来全面反映个人当天的健康状态。例如，11111 这组数字表示个人在五个方面均没有问题，显示出 EQ－5D 测量中最佳的健康状态；而 33333 则表示个人在五个方面均有严重问题，是最差的健康状态，绝大多数个人的数字是处于11111～33333 之间（如表 6－8 所示）。

表 6－8　欧洲五维度测量

维度	变量名称	值　域
1	行动能力	1＝没有问题，2＝有中度问题，3＝有严重问题
2	自我照顾能力	1＝没有问题，2＝有中度问题，3＝有严重问题
3	日常活动能力	1＝没有问题，2＝有中度问题，3＝有严重问题

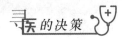

维度	变量名称	值　域
4	疼痛或不舒服	1=没有问题，2=有中度问题，3=有严重问题
5	焦虑或抑郁	1=没有问题，2=有中度问题，3=有严重问题

EQ—5D可测量243（3^5）种可能的健康状况组合，加上"无意识"和"死亡"两种特殊情况，共245种健康状况被囊括于EQ—5D体系之内。

③直观式健康量表

EQ—5D的直观式健康量表，又称"欧洲五维健康温度计（EQ—5D Thermometer)"，是一种健康状态评分工具，像一个垂直的视觉刻度尺，如图6—2所示。最上端为100分代表"主观最好的健康状况"，最下端为0分代表"主观最差的健康状况"。

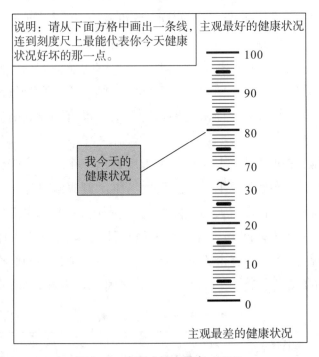

图6-2　直观式健康量表（VAS）

个人需要在这个垂直EQ—VAS"温度计"上标出最切合自己当时健康状况的一个点，也就是给自己当前的整体健康状况打分。这一尺度

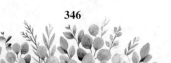

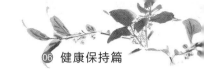

用来衡量个人的总体健康状况，可以反映个人生存质量的微小变化。但是文化水平较低的个人可能无法充分理解 EQ－VAS 的含义，因而造成测量结果不可靠。

EQ－VAS 经常与五维度测量问卷配套使用。全面反映个人或人群的健康状况，是 EQ－5D 的核心所在。

④个人基本信息问卷

个人基本信息问卷是对个人基本信息数据的采集，如个人的职业、年龄、性别、文化程度、病史、是否吸烟、是否在医疗部门工作等。这些数据可用于健康影响因素的分析。

（2）SF－36 健康量表

自 20 世纪 70 年代以来，由"健康相关生命质量"（Health related quality of life，HRQoL）的概念，产生了许多生命质量测评量表。SF－36健康调查量表（the Mos36. Item Short Form Health Survey）成为全球应用最广泛的生命质量测评工具。

SF－36 健康量表共有 9 个维度和 36 个条目，各维度的功能介绍如表 6－9 所示：

表 6－9　SF－36 健康量表各维度的功能介绍

1	生理功能 PF，Physical Functioning	测量健康状况是否妨碍了正常的生理活动，共有 10 个条目
2	生理职能 RP，Role Physical	测量由于生理健康问题所造成的职能受限情况，共有 4 个条目
3	身体疼痛 BP，Bodily Pain	测量疼痛程度以及疼痛对日常活动的影响，共有 2 个条目
4	总体健康 GH，General Health	个人对自身健康状况及其发展趋势的评价，共有 5 个条目
5	活力 VT，Vitality	测量个人对自身精力和疲劳程度的主观感受，共有 4 个条目
6	社会功能 SF，Social Functioning	测量生理和心理健康问题对社会活动数量和质量所造成的影响，共有 2 个条目
7	情感职能 RE，Role Emotional	测量由于情感问题所造成的职能受限情况，共有 3 个条目
8	精神健康 MH，Mental Health	测量四类健康测量项目，即激励、压抑、行为或情感失控、心理主观感受，共有 5 个条目

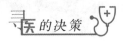

| 9 | 健康变化
HT，Health Transition | 用于评价对健康状况总体变化的主观感觉，仅有 1 个条目 |

SF－36 健康量表的 9 个维度包括不同的条目，采用的评分方法也不同。概括地说有四点：

①有 7 个条目需要反向评分；

②有 3 个条目需重新给予标准分；

③健康变化（HT）维度中的条目不进行重新评分，将以分类变量或等级变量的形式进行独立分析；

④有 25 个条目原始分与重新评分相同。

本书也不详细介绍 SF－36 维度初得分和终得分的计算问题。

（3）亚健康的评测

所谓亚健康，或称次健康（Subhealth）、灰色状态、病前状态、亚临床期、临床前期、潜病期等，是指人体处于一种健康和疾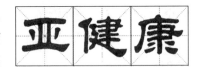病之间的中间状态，其上游与健康人相连，下游与疾病有重叠与交叉，称为亚健康状态，是从健康到疾病的一个动态过程、一个变化区间，不是简单是否有病的问题。

亚健康状态一般包括两种情况：第一，有较多主诉症状，但客观检查无阳性发现；第二，无临床症状或症状感觉轻微，但已有潜在病理信息。亚健康状态有两种转向：注意防治可恢复健康状态，任其发展则走向疾病状态。

中医学也认为，亚健康是从平衡到失衡的动态过程，当这种不平衡达到一定的阈值，便可发展成某种疾病，是一个由健康到疾病的变化阶段，即潜病态阶段。

亚健康状态在经济发达、社会竞争激烈的国家和地区中普遍存在。据 WHO 的一项全球性调查表明，全世界有 75％的人处于亚健康状态，全世界真正健康的人只有 5％，经医生检查，诊断为有病的占 20％。中国处于亚健康状态的人占全国总人口的 60％～70％。亚健康概念的提出并非偶然，正是现代人关注自我健康，重视防患于未然，追求健康生

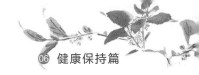

活方式的充分体现。

　　亚健康虽然不是一种病态，但处于亚健康状态的个人普遍存在高血脂、高血糖、高血黏度、高体重和免疫功能低下的情况，且容易产生肿瘤、心血管疾病、呼吸系统疾病、消化系统疾病和代谢性疾病等，会对个人的工作、学习生活、健康构成很大的影响和威胁。

　　目前，对亚健康尚缺乏明确的判断标准和干预措施。因此，只能从加强自我保健、注意健身活动、调节平衡心理和提高人体免疫功能方面综合防治，使亚健康状态向健康状态发展，防止向疾病方面转化。这里介绍一个亚健康症状自测表，如表 6－10 所示，供读者自测参考亚健康症状。

表 6－10　亚健康症状自测表[①]

	自测内容	分数
1	早上起床时，发现枕上常有掉落的头发丝	5
2	情绪经常有些抑郁，会对着窗外发呆	3
3	昨天的事情，今天怎么也记不起来了，而且近来这种情况常发生	19
4	害怕走进办公室，觉得工作令人厌倦	5
5	不想面对周围认识的人，有自闭趋势	5
6	工作效率下降，上司已开始对你不满	5
7	工作一小时后，就觉得身体倦怠，胸闷气短	10
8	工作情绪始终无法提高，无名的火气很大，但又没有精力发作	5
9	每餐食量很少，排除天气、口味因素，吃饭时仍经常觉得味同嚼蜡	5
10	盼望早早离开办公室，为的是能够回家躺到床上休息片刻	5
11	对城市的污染、噪音非常敏感，比常人更渴望清幽、宁静的山水，休息身心	5
12	不再像以前一样热衷于朋友的聚会，有种强打精神勉强应酬的感觉	2
13	晚上经常睡不着，即使睡着了，睡眠质量也很糟糕，多梦，易醒	10
14	体重有明显下降的趋势，早上起来会发现眼眶深陷，下巴突出	10
15	感觉免疫力下降，容易感冒	5
16	性能力下降	10

① 亚健康症状自测表［J］.报林，2005（5）：42.

亚健康症状评测判断：如果个人的累积分数超过 40 分，就需要坐下来，好好地反思你的生活状态，加强锻炼和营养搭配等；如果累积总分超过 70 分，赶紧去医院，检查身体各器官有没有潜伏的病，或申请休假，好好休息，调整心态和生活状态。

（4）一般健康状况评价

主要是指血压、血脂、体重、腰围的评价标准。血压指数标准、血脂指数标准和体重指数标准是我国健康指数三大评价标准。

①血压指数标准

我国健康人群的最适宜血压水平为收缩压（俗称高压）110～140 毫米汞柱，舒张压（俗称低压）60～90 毫米汞柱。如果一个人的血压值恒定处于 110～70 毫米汞柱这个范围，其患冠心病、脑卒中的概率较低，寿命较长。

②血脂指数标准

血清总胆固醇适宜范围介于 140～199 毫克/分升间，中国人最适宜值为 180 毫克/分升，如果已得了冠心病，则应该控制在 180 毫克/分升以下。血脂异常会加速动脉硬化的发生以及加重肾脏损害。

③体重指数标准

体重指数是通过计算人身高与体重之间的比值大小来判断是否发生肥胖的一种方法。测量人体体重指数的方法有多种，但目前使用较多的体重指数测量法是体重质量指数法，简称体重指数法（BMI）。该方法适用于 18 岁以上的成年人。计算公式如下：

$$BMI＝体重（千克）/身高^2（米）$$

结果判断：±10% 内属于正常。如果 BMI 小于 18.5，偏瘦；BMI 介于 18.5～23.9 之间，正常体重；BMI 介于 24～27.9 之间，超重；BMI 大于 28，肥胖。例如，某男性，体重为 85 千克，身高 1.70 米，体重指数的计算方法是：85÷（1.7×1.7）＝29.4，属于肥胖。

④腰围指数标准

标准腰围指数的计算方法为：

男性：身高（厘米）÷2－10

女性：身高÷2－13

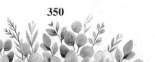

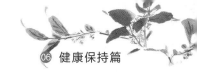

结果判断：±5%为正常范围。如果男性腰围大于85厘米，女性腰围大于80厘米，腰围指数超标。

据统计，近年来我国个人的超重、肥胖及腰围超标率均随年龄增长而上升，应引起人们高度重视。

（5）健康的预警意识

目前在我国，人们由于健康意识不强，往往过分相信和依赖医疗机构的医疗技术和治疗作用，而忽视积极进行自我预防，即大部分人生病，就把健康希望寄托于医疗机构，重治疗不重预防，是一种典型的病后才管理的被动治疗模式，往往造成医疗开支大的后果。

现代的医疗知识、资源和手段已经可以初步让人们建立一个健康自我预警系统，可以提前预防人们健康状态的变化，这就是病前管理的主动预防模式。例如，个人定期进行身体健康检查并请医生做一下专业的健康评价，就可以提前发现疾病，及早预防治疗。这种病前管理的主动预防模式不仅可以大大降低医疗开支，更为重要的是能提高人们的生命质量。用管理学的概念来说就是预防错误的发生，其总成本往往是最小的，但实施病前管理主动预防模式的前提条件是人们自身要有较强的健康状态预警意识。

6.3.3　健康的自我干预

健康长寿一直是人类最为珍视的健康目标之一。每一个历史时期，人们都会竭尽所能采取各种行动，以求避免患病或延缓死亡的到来。例如，人们或祈祷神灵、唱圣歌、跳圣舞，或服用灵丹妙药，或运用最先进的医疗技术等。与此同时，人们也会放任自己，随波逐流，甚至会有一些病态的冲动行为来刺激中枢神经，造成兴奋或愉快感，这又可能会加速患病或死亡的到来。例如，人们或许吃得太多、喝得太多、抽烟太多等。本节从行为经济学的角度讨论健康的自我干预问题，简单地说就是，你是愿意花3000元在健身上还是在住院、打针、吃药上。人们的答案似乎是肯定的，但现实却不尽然。

（1）有限自控行为

亚里士多德（Aristotle）围绕"意

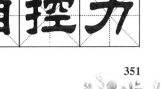

志的弱点"问题思考为什么人们没有自控力或自制力，即缺乏自控（Lack of self-control）。个人要在复杂的社会环境中保持身心健康的重要条件就是进行必要的行为自我控制。

然而在现实中，个人有可能对今后的健康不是不考虑，而是考虑得不够，若这种不考虑今后健康的行为不纠正，将来就会出现健康问题。

从本质上讲，自我控制就意味着冲突，而冲突就需要至少两个角色的参与，而且这两个角色还存在于同一个人的头脑之中。

对此，塞勒与谢弗林（Thaler&Shefrin）提出了所谓"计划者（Planner）与实施者（Doer）"的自我控制心理模型来解释这一现象。他们认为每个人都有两个自我角色："目光短浅（Myopic）的自我"角色与"目光长远（Farsighted）的自我"角色，即双自我模型。"目光短浅的自我"角色只关注当前的享乐，"目光长远的自我"角色则关注远期的目标，两者会交替控制同一个人的行为。

塞勒选择了"委托—代理"关系来描述这两个自我的关系，认为两个自我的关系就是一个目光长远的计划者和一个目光短浅的实施者的关系。

计划者长期关注计划的实施，作为委托人，会运用各种控制策略对作为代理人的实施者进行控制；计划者致力于最大化最终效用（贴现后的现值），而实施者只关注当期效用；计划者是委托人（老板），他将决定权留给实施者（代理人、员工等），但可以用奖惩措施来影响实施者的决定，或者是采取强制性措施（例如承诺策略）来限制实施者的选择。

"计划者与实施者"模型可以解释两种自我为什么会有共存的时候。例如，人们在无法坚持锻炼的时候，往往也的确知道这样做不好（计划者状态），却心有余而力不足（实施者状态）。这就是个人的不同"自我"间的相互矛盾，属于长远计划和短期实施之间的内部矛盾。

"计划者与实施者"模型还可以和心理学上的双重加工理论（Dual-process theories）进行比较，即决策过程由直觉加工（Intuitive process）和深思的谨慎加工（Deliberative process）共同完成。直觉加工具有迅速、自发和不费力的特点，谨慎加工具有缓慢、受控和需要努力的特点。

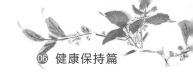

通过塞勒的"计划者与实施者"模型研究也显示出生活中一些非常有趣的缺乏自控力现象。例如，因为难以抵挡眼前美食的诱惑，胖子的健身、减肥等长期计划往往会泡汤；爱睡懒觉的人发誓周末要早起的目标总是很难实现；酗酒者天天喊着戒酒，却从没付诸行动。

（2）健康行为的干预

为了解决人们缺乏自控力这一问题，塞勒提出了"助推理论"（Nudge Theory），允许第三者或个人自己推动做出准确的健康行为干预决策。

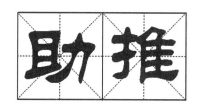

"助推理论"可以以一种"非强制性"的方式改变人们的选择或行为，其核心在于引导人们做出正确的决定，以达到预期目标。"助推"的英文为"Nudge"，本意是"用胳膊肘等身体部位轻推别人一下，提醒或者引起注意"。"轻推"的含义是不通过强制手段，而是通过设计更合理的选择环境，更多地避免人们愚蠢的决定，从而让人们活得更健康、更富有、更幸福。

塞勒认为"助推"是一种"自由主义的温和专制主义"，它不同于命令。举个例子：为了大众的健康，如果政府颁布法令禁止食用垃圾食品就不算"助推"，以低廉的价格把鲜脆欲滴的新鲜水果呈现在人们容易注意到的地方，让人们主动选择健康食物，才算是"助推"。

这是因为人们一般有两种思维方式：一种是直觉和本能的，另一种是理性和思维的，如表 6-11 所示。正是人们行为中对直觉思维系统的过度依赖，导致"助推"得以起作用。

表 6-11 人们两种思维方式的特点

直觉思维	理性思维
不受控	受控
不费力	费力
联想	演绎
速度快	速度慢
无意识	有意识
熟练	依照规则

"助推"就是利用个人的直觉与行为惯性的非理性，通过小小的技巧来影响人们的思维与行为。但是，如何使得整个"影响"过程既不需要借助强制手段，也不需要付出大的成本，就能促使个人完成某个行为，达到"最大利益"和"自由选择权"的效果呢？这就需要人们颇费斟酌了。下面介绍一些"助推"干预个人行为的案例，供读者思考。

案例1：在生活中要讲卫生是小孩都懂得的常识，但在现实生活中却不一定。在男洗手间，经常会见到诸如"上前一小步、文明一大步"之类善意的劝导标识，劝你小便时尽量往小便池里尿，不要飞溅出小便池弄脏了厕所。这种劝导语的效果有多大呢？相信进过男洗手间的男士都心知肚明，那怎么办呢？

荷兰阿姆斯特丹史基浦机场的男洗手间对此动了点小脑筋，在每个小便池的小孔旁都雕刻有一只黑色的苍蝇。这个创意来自经济学家埃达·凯布默，他参与了史基浦机场的扩建规划。他发现，男人们受憎恶苍蝇的本能驱使而产生瞄准的冲动，畅快淋漓地对准苍蝇"练枪法"，小便池里的苍蝇使小便飞溅量降低了80%，小便飞溅的问题迎刃而解。

反观整个流程，没有太多额外的成本，不过就是让洁具厂商加一道小工序而已。这是"助推"原理的一个经典实践例子。

塞勒认为多数个人并非完全理性的"经济人"，他们更多的是"社会人"，会贪婪、会恐惧、会受诱惑、会犯各种各样简单的错误。在生活中，当选择和选择的结果并不能同时出现时便会出现自控力的问题。一个极端的情况就是后见效行为，例如，锻炼身体、用牙线清洁牙齿和节食。这些行为需要先投入，但见效却很慢。所以，许多人很难长时间坚持下来。另外一个极端的情况被称为"罪恶的好处"，包括吸烟、饮酒，以及吃大量巧克力等。在这些情况下，人们会先享受，然后承受不良的健康后果。

案例2：为什么一定要去健身房锻炼身体。人们锻炼身体的目的只要不是一定要练成"肌肉男"或"线条女"的话，在哪个场所锻炼实际上无所谓，只要认真、坚持锻炼都可以达到强身健体的目的。

但在实际生活中，人们会发现有一些人，尤其是有些肥胖的人，宁愿花几千块钱办一张健身年卡去健身房锻炼，也不去其他地方免费锻炼。似乎如果不去健身房锻炼，就不能锻炼身体，不能减肥。塞勒的

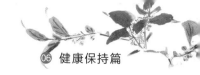

"助推理论"似乎也可以解释这个现象。

一般而言，如果个人来到健身房这种场所，面对齐全的器械设备，较全的健身及娱乐项目，还有专业的教练指导，更重要的是感受到大汗淋漓的男女在器械上运动的良好健身氛围，都会不由自主地加入锻炼，这就是一种"助推"作用。当然，在健身房里还可以认识型男靓女，可以结交很多新朋友，以及可以"晒晒照""刷刷朋友圈"，这些都是"助推"的动力。

人们同时也会发现，很多办了健身年卡且去过几次健身房锻炼的人后来都会因为各种原因，例如锻炼减肥效果不明显，再也没去了，健身年卡一直放到过期。这种"5分钟热度"、不在乎几千块钱健身年卡的"打酱油"现象是正常情况下大多数人目光短浅的后见效行为，因为这些人平时周围可能没有"助推"的环境氛围，而健身房挣钱就靠你不会再来锻炼的大概率事件。所以，去健身房健身最好是三五个好友一起去，一来可以做个伴，二来是产生相互督促健身的"助推"环境氛围。

塞勒的"助推理论"还提出了一个"选择设计者"的概念，选择设计者的职责就是为人们构建出一种决策环境。选择设计者做出的每一个决策，都会影响众多"社会人"的实际选择，从而深刻影响到他们的健康生活和行为。

塞勒总结了"社会人"的一些常见毛病，例如先享受为快，然后他给出了如何设计最佳的选择环境、使用什么样的助推方式，以及如何把握助推的力度的优化方案，最后总结了在哪些场景适合给出温和的助推。用通俗的话讲就是设定套路，计划者制定某种套路，温和地引导你"上套"。计划者并不强制要求你做出某种选择，但你却倾向于做出套路计划者希望做出的选择。这就是塞勒所谓的"自由主义的温和专制主义"，这句话相当高明，不限制你的行为自由，但最终依然导致你倾向于心甘情愿地被"专制"。

案例3：关于闹钟的助推例子。乐观的"计划者"会将闹钟定时在次日早上6：15，希望能够早起从而能充实地工作一天。然而，懒惰的"实施者"会在6：15关上闹钟，并放任自己睡到9：00。显然，"计划

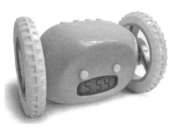

者"和"实施者"之间实际上是存在"自我"的斗争。但是如果"计划者"将闹钟放到屋子的另外一侧，因此，"实施者"早上至少要在闹钟响起时走下床去，才能将闹钟关闭。但是如果之后"实施者"又爬回床上蒙头大睡，那么一切努力就都白费了。"计划者"还可以增加难度，将闹钟放到屋子里很难够到的地方，如衣柜顶上，"实施者"就需要去拿凳子才能够到，助推的效果就会更好些。

当然，如果一些更聪明的"计划者"可能会想出助推的绝招：会跑的闹钟，那么懒虫克星就诞生了！第二天早上 6：15，闹钟会突然在房间里"大叫"并且满屋"乱跑"，不仅跑得远远的还将自己藏起来。要让这个讨厌的家伙彻底消停下来你就不得不下床去四处寻找它。经过这一番折腾，恐怕睡眼蒙眬的"实施者"便睡意全无了。

案例 4：在美国的一些学校食堂，餐厅管理人员想在不更换食品品种的前提下，引导就餐者建立起更健康的饮食结构时，也想到了助推原理。因为餐厅管理人员发现，食物的摆放顺序能影响学生对食品的最终选择。要改善学生们的营养结构，只需要悄悄地调整食品摆放顺序。这一"助推"举措的优点在于：它既没有损害一些只在乎口味不在乎健康的学生自由选择的权利，也实现了就餐学生饮食结构改善的帕累托（最大化）改进。这种行为模式也是"助推"。

案例 5：你是否有和别人一起吃饭吃撑的经历？告诉你一个事实。据统计，平均来看，与另外一个人一起吃饭会比独自吃饭的饭量大 35％，4 个人一起吃饭会使自己的饭量增加 75％，而 7 个人以上一起吃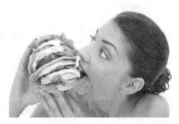饭会使自己的饭量增加 96％，意不意外！另外，你回想一下，是不是跟较胖的朋友在一起吃饭时会吃得特别多？这些都是"助推"的环境氛围所致，也称多数主义、从众心理或盲从效应现象。那怎么才能少吃呢？吃饭时你可以尽量用小碗吃；要么前一顿饭或后一顿饭你就少吃，甚至不吃。

一般来说，大碗和大包装会使人们吃得更多，它们是选择体系的形式之一，并成为一种助推方式。如果你想减肥，请用小碗吃饭并购买小包装的食品，不要时不时地打开冰箱门去看自己喜欢的食品。

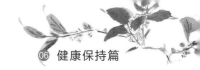

塞勒对一系列消费行为进行了分析，提出了社会感染力理论，他得出两点结论：第一，多数人都把别人作为学习的对象；第二，社会感染力是实现效益最大化的有效方式。这些都是从众效应、参照效应的影响结果。

人们经常被周边的环境感染，当大多数人都表现出同样的行为或想法时，他们的行为或想法就会相互影响。你如果在意别人的想法，那么就会迫于外界的压力保持和大多数人同样的行为：

> 如果你减不了肥，或许真正的原因是你身边的胖子太多了；
> 如果你戒不了酒，或许真正的原因是你身边的酒鬼太多了；
> 如果你存不了钱，或许真正的原因是你身边的人太穷了。
> 这样就你可以将自己肥胖、酗酒、贫穷的原因归咎给你身边的人了。

案例 6：跟酒量大的朋友在一起会喝得更多。除非你是酒鬼，否则你自己一个人一般不会喝酒，或喝少量的酒，尤其是在家人的监督下。但是如果你出去跟朋友喝酒，尤其是跟能喝的朋友一起喝酒时，由于多数主义、从众心理或盲从效应的"助推"环境氛围，你可能会喝得很多。这种情况下只有靠家人来监督你、劝导你，要么劝你不要跟朋友出去喝酒；要么让你开车去喝酒，因为开车你就有一个很好的理由拒绝喝酒，这些都是"助推"的作用。当然，你也可以编一个身体不适的理由拒绝喝酒，但你能挡住美酒的诱惑吗？

人类很早就意识到这个世界充满了诱惑，却很难对其下一个确切的定义。为了更好地理解"助推"的价值，需要对"诱惑"一词进行解释。怎样才算具有诱惑力呢？

首先要弄懂人们随时间变化而改变的心理状态。为简化起见，只考虑两种状态："冲动"和"冷静"。

例如当你饥饿难耐时去吃火锅，发现火锅店门前已经排起长队，你不得不排在后面，这时从火锅店里飘来火锅的香味儿，就会让你处于一种难耐的冲动状态；而当你在星期二就想象一下星期六的晚饭前应该吃几粒腰果更合适时，你便处于一种冷静的状态。如果人们在冲动状态下能比冷静状态下吃得更多，那么便称这样的事物具备了"诱惑力"。

行为经济学家乔治·洛温斯坦（George Loewenstein）将此现象称为"冷热移情效应"。当处于冷静状态时，人们无法预料、意识到激情状态下自己的欲望和行为。结果，人们的行为便会反映出自己对环境选择效应在某种程度上的无知。

案例7：如果这段时间你正在节食，但你晚上必须参加一个朋友的婚礼宴会，本来你计划只喝一杯红酒，不吃美食和甜点。然而，当新郎拿来第二瓶红酒，服务员继续端上美食和甜点时，你可能已经在大快朵颐了，之前的节食计划便被抛到九霄云外。这导致计划者自己计划的长期健康利益（节食）因为实施者自己总是难以抵制来自各方面的诱惑而失败。

想戒烟、戒酒、甚至戒毒的人，当处在一群抽烟、喝酒或吸毒的人群里也会遇到同样问题。

大多数人都知道诱惑的存在。在面对诱惑时，人们的大脑有些部分会中招，而有些部分却能够理性地分析应当采取措施抵制诱惑，这是一种抵制诱惑的代价高昂意志力（Costly willpower）的作用，一般会产生心理成本。有时候，大脑的这两个部分会发生严重冲突，甚至是你死我活的冲突，这时，当心理成本太大时，冲动的状态就会让人们低估自己的冲动效应而丧失对诱惑的自控力。

案例8：数字的助推干预。如果你最近正在运用各种方法减肥，例如节食、锻炼、理疗等，那么你最好要买一个体重秤，每天称一下自己的体重。体重秤的读数数字会真实反映你减肥的效果，让你惊喜或沮丧，这就是一种数字"助推"的作用。

同样道理，如果你在做俯卧撑，你一定要数一数做了多少个；如果你在跳绳，你一定要数一数跳了多少次；如果你在徒步，你一定要戴一个腕表计步器，看一看你每天走了多少步，再发个朋友圈消息。这些也叫作"反馈效应"或"回返效应"的"助推"作用。

生活中还有很多"助推"的例子，你能注意到吗？你会巧妙地设计吗？

（3）行为偏好的反转

在决策中，所谓偏好（Preference）是指人们在面对几个选项或备选方案时，选择其中某一选项或备选方案的倾向。所谓偏好反转

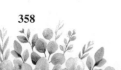

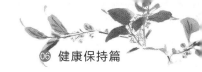

（Preference reversal，PR），又称偏好颠倒，是指因情境、时间或描述的改变而导致选择偏好发生变化甚至逆转的现象。

行为经济学通常将那些能预见到随时间推进，自己的选择会不一致、行为偏好会反转的状态称为"老练的自我"，反之则是"幼稚的自我"。"老练的自我"懂得采取承诺的策略来使自己的利益最大化，"幼稚的自我"则会低估诱惑的水平，常常被诱惑战胜。

偏好反转现象普遍存在于生活中的各个领域，表明人们似乎并没有稳定、一致的价值或行为偏好。以下有 3 个案例。

案例 1：一个中年发福的人想要减肥，于是到一家健身机构咨询。健身教练向他推荐了一种大运动量健身方法，吹嘘说可以半个月见到减肥效果，于是中年人就选择了这种大运动量健身方法开始运动健身。但是由于运动量太大，中年人坚持几天就不行了，只好减少运动量。更没有想到的是健身房其他的健身者告诉他，这种大运动量健身方法更适合年轻人，中年人用这种方法要见到减肥效果至少一年，于是，中年人就再也不去健身房锻炼了。

这是一种跨期选择所激活的冲动情绪差异和时间知觉差异引起的行为偏好反转现象。

同理，如果你的减肥计划是预计下个月见到减肥成效，你的意志力可能让你不受零食的诱惑干扰；但是你的减肥计划如果预计一年后才能见到减肥成效的话，那么今天吃点零食的诱惑你是很难抵挡的。这也是一种"中途反悔"和双曲贴现现象。

案例 2：一个有十几年烟龄的吸烟者，当听到医生说吸烟是引起肺癌、慢性呼吸系统疾病、冠心病等多种疾病发生和人死亡的重要危险因素以及家人被动吸烟的危害较吸烟者本身危害更大时，为自己和家人及周围朋友的健康决定开始戒烟；但当他的朋友抽着烟，绘声绘色聊起网上说的一位一直吸烟的百岁老人身体还很健康时，这位老烟客可能又开始吸烟了。

这是一种改变选项的外围或干扰信息，即改变参照点时产生的行为偏好反转现象。

案例 3：一般来说，肥胖的人都吃得较多。如果有一天你跟一个230 斤的胖子到一个鸡杂特色饭店去吃鸡杂，老板是按 30 元/每客收费，鸡杂不限量，客人可以吃到撑。在平时，你自己吃一份鸡杂，再吃一份炒饭估计就饱了。但现在你跟这个 230 斤的胖子一起吃，当胖子吃完第六份鸡杂，准备要第七份，而你在犹豫是否要第三份时，胖子对你说："我在你这体重的时候至少要吃三份。"这时，估计你就向老板要第三份美味的鸡杂了。

这就是一种由锚定效应、构架效应、诱导效应和数字大小效应（Number size）引起的行为偏好反转现象。

6.4　健康保健行为

保健行为是行为医学中的重要内容，WHO 提出的"人人享有卫生保健"就是一个永恒的健康理想，人的保健行为既能防病，又有治病和保健作用。保健行为阶段分为预防、诊断、治疗和康复阶段，预防阶段是最有价值的保健阶段。

6.4.1　健康责任的缺失

所谓健康责任的缺失是指人们总是想把健康的责任全部交给医生、药品以及营养保健品，自己却不注意改变自身的生活方式、习惯和行为。

健康责任的缺失现象主要是指人们忽略了道格拉斯·科尔曼（Douglas Coleman）所说的事实："一个人无法把健康的身体转交给别人，也无法从别人那里得到它。只有通过自身的不懈努力，我们每一个人才能拥有健康的身体。"

在我国，健康责任缺失的典型现象就是有些人总是想用保健品来维护自己的健康，可能会不惜花费巨款，到处购买各种各样的保健药品或营养补品。只要是专家建议或媒体推荐的，便毫不怀疑地去买、去吃，还自以为是聪明之举，是投资健康，从而使得保健品从"保健食品""功能食品"发展到"保健药品""保健神药"，等等，产品层出不穷。遗憾的是，尽管人们对自身的健康越来越重视，花在健康上的金钱也越来越多，但是由于健康责任观的缺失，最后到底能不能给自己带来很大

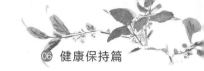

健康收益？至少医学界对此是持否定态度的。

目前，对于那些因吸烟而异常肿大的肺，因摄入过量酒精而伤痕累累的肝，或是在交通事故中被压碎的颅骨，医疗的作用实在很有限。如前所述，影响人们健康的关键因素其实是非医疗因素，即个人行为和生活方式才是健康状态的决定因素。

如果你每年做体检，要知道体检报告更多是给你自己看的，要好好看看。即使你身体每年都没问题，也应该把以往的体检报告好好保存起来，便于把每年的体检报告进行对比参考。查阅几年的体检报告，可以预知未来5～10年内患某种慢性病的概率，及时提醒自己，不可忽视医生提出的各种干预、预防和治疗措施，包括饮食、营养、锻炼、作息、药物等建议和忠告。

6.4.2 保健行为的概念

所谓保健行为（Health behavior）是指自身感到健康的个人，为了预防疾病和提高生命质量而采取的预防、医疗和康复的行为。也可理解为应用行为医学的原理与技术，为提高人们对生理、心理、社会等致病因素的抵抗力，对个人或群体所采取的医疗预防与卫生防疫相结合的综合性措施，属于主动的健康促进行为。

保健行为的实质在于寻找和消除破坏人体与环境之间平衡状态的各种因素，维护、修复或重建被破坏的健康平衡，增加健康潜能。保健行为的任务就是帮助人们养成良好的卫生习惯和行为生活方式，防治常见病、多发病、高危病，减少致残率、死亡率，从而促进个人的身心健康。

例如，通过改善个人的膳食结构、增加体育锻炼、戒烟、合理休息，以及使这些健康行为内化、固化，从而达到维持健康，预防疾病的目的，就是保健行为。

现代医学研究证明，个人的健康还与其心理因素有着密切的联系，个人的情绪与其寿命有着密切的关系。积极的情绪和良好的心理状态是健康长寿的一项重要条件，而消极的情绪和不良的心理状态往往会导致躯体内环境失调、免疫功能下降、各器官功能紊乱而发生疾病，而疾病又导致不好的情绪出现，如此反复，造成损害健康的恶性循环。

　　临床实践表明，经常处于不良心理状态的个人，例如带有忧虑、愤怒及敌对情绪的人容易患高血压；在社会生活中受到的精神打击、心理应激等，往往是冠心病、心绞痛、心肌梗死及心源性猝死的诱因；心理冲突不仅对肿瘤的发生起到了一定的作用，而且对肿瘤的发展也会起很大的作用。据统计，不少肿瘤患者在得病前，有过伤心的家庭变故，或工作中受到过较大的挫折，导致心理状态低迷、忧虑、烦闷、抑郁等。

　　WHO 指出：健康的一半是心理健康，主要指个人的心理平衡。所以，个人心理方面的保健行为也非常重要。

　　保健行为的技术内容有很多，如行为塑造、行为矫正、行为学习、行为教育、行为能力培养等，这里不再赘述。

6.4.3　保健行为的分类

　　保健行为按患病过程的层次可分为：病前、病中和病后的保健行为，病前保健是保健行为的主要内容，成功的病前保健行为，会带来不可估量的健康收益。但保健行为的内容较为广泛，包括对一些行为问题的预防保健，如防止吸烟、吸毒或酗酒，及注意个性教育，防止病态人格的产生等。

　　保健行为按技术内容可分为：主动保健行为和被动保健行为。前者是让个人置身于人为的有利行为环境，在主动适应过程中提高自己的行为健康水平。当然，个人主动地接受社会、心理、行为刺激，发展自觉的健康行为也属此类；后者是指运用强大的社会、心理、道德伦理或团体内的行为压力进行的保健行为。

　　保健行为按活动范围可分为：个人保健、家庭保健、社区保健、全球保健。

6.4.4　个人的保健行为

　　成人个体应当承担由自己行为所带来的健康后果。正如著名医学家、社会学家诺勒斯提出的："99％的人生来就是健康的，但由于以后的社会环境和个人的不良习惯而使人生病。""解决不健康问题应该首先是由个人担负起责任，其次才是社会……"

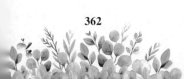

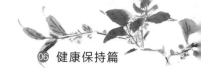

个人的保健行为一般会涉及个性、应对方式、生活方式、心理等方面。

个人的保健行为应当在认识自己个性的基础上，尽量减少个性中不利于健康的危险因素，塑造良好的性格，培养健康的生活方式，增强自己对疾病的免疫力。

所谓应对方式是指个人对紧张刺激可能导致的结果的一种积极反应，是现实生活中培养起来的对可能出现的健康威胁或挫折在头脑里形成的预兆，针对或为达到预期结果而做出积极反应的一种能力。显然，积极的应对方式对个人的身心健康具有保健作用。

生活方式如前文所述，可分为健康促进行为和健康损害行为两种。健康的生活方式是需要长时间培养的，培养的主动性强弱在于个人自己的健康意识强弱。

所谓心理保健是指通过教育、训练、行为调整以及医疗预防等措施，使个人具有较好的心理素质和社会适应能力，使心理活动的功能状态达到较高的健康水平。良好的心理健康状态是每个人正常生活、工作、学习所必备的条件。

常见的个人保健方式有预防接种、定期体检、适量运动、健康咨询、遵从医嘱、改变饮食结构、戒除不良嗜好、培养健康的生活方式与习惯等。只服用保健营养品的方式不可取。

个人身体保健的十五种方法如下。

（1）适当地锻炼

绝大多数人的锻炼目的似乎只会让自己疲劳，这种方法很容易受伤，而且收获甚微，最好对自己的锻炼方法进行一次正确的评估，权衡适合自己的锻炼方式。

（2）多爬楼梯

最好少乘电梯，多爬楼梯。爬楼梯是一种非常好的锻炼形式，对心血管有益，还可以改善你的腿部肌肉。此外，腹部肌肉也会得到锻炼。

（3）经常伸一伸脖子

每天最好抽时间轻轻地伸一伸脖子，很多慢性头疼病都是由颈骨接合处和神经损伤引起的，而人们长时间保持坐姿的话最容易引发这种损伤。可尽量将下巴压低，抵住胸口，使两耳低于双肩，这样可以帮助你预防或减轻头疼。

（4）多吃核桃

应该多吃核桃，它的脂肪含量低，是最好的坚果类食品。有的研究发现，常吃核桃可助于延长寿命 5～10 年。核桃有助于保护心脏，降低胆固醇。

（5）多吃鱼

每周吃两次鱼为宜，鱼油对治疗关节炎、痴呆症、皮肤病等都有效果。如果你需要恶补的话，最好多吃些鱼油。

（6）补充维生素 C

建议每天服用一定量的维生素 C，这样可以全天保持充沛体力，同时还可以少患感冒。

（7）不要压抑自己

不要刻意控制自己的情绪，不要在意人们说些什么。哭泣并非脆弱的表现，至少它是一种在意与关心的体现，是一种爱与关怀的证明，发泄自己的感情要比压抑它们好得多。

（8）善于表达自己

应该找到自己富于创造性的一面，这样可以提高自己的总体健康水平。成年人通常不会展示自己的创造性，因为他们害怕失败，他们已经开始认为最重要的事情就是总是做正确的事情，如果你学会以不同角度看待问题的话，你就不会遇到表达困难或其他脑力问题了。

（9）尽情地唱歌

音乐是一种创造性的活动，可以愉悦身心。有研究证明，唱歌可以促进一种感觉良好的荷尔蒙的产生，有利于身体健康。

（10）做笔记

要经常在身边放一个笔记本和一支笔，每当你在睡觉时突然想起什么事时，就可以随手将它们记下来，然后安心睡个好觉。早上醒来时，你可以从一种更清醒的角度看待晚上想到的问题。

（11）每天睡八小时

每天保持八小时的睡眠是至关重要的，很多人似乎永远处于缺觉状态，所以尽量不要熬夜。早睡的时候最好不要喝酒，这样才能度过一个真正熟睡的夜晚。

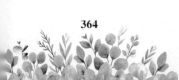

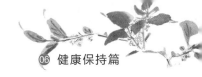

（12）善待你的眼睛

要远离结膜炎，这种病的交叉感染很普遍，甚至揉一揉眼睛或是碰一下门把手都能将疾病传给他人，请在排便或用药之后洗一洗双手，使用自用毛巾，不要与他人共享毛巾。

（13）躲在阴凉处

请尽量避免阳光强烈直射。紫外线能够破坏皮肤的胶原质和弹性蛋白，加速皮肤老化，促进皱纹的产生。最好享受柔和的阳光，阳光可以帮助人体产生维生素 D，它对于骨骼生长和牙齿健康非常有帮助。

（14）扔掉所有垃圾

建议人们扔掉所有多余无用的东西。杂乱东西过多会影响你的脑力健康。如果你的床下已经没有任何空间，衣柜里也已爆满的话，说明你的垃圾太多了，应该清理了。

（15）愉悦的心境＋充足的睡眠＋适量的运动＋均衡的饮食＝身体健康。

附录 6A　简单实用的健康自测法

现代保健观强调人的主观能动性，即在身体健康出现滑坡现象之前就该积极调整，这就要经常对自身的健康状况进行一番自我评估，做到心中有数。本书介绍一些简便实用的自测法。

1. 心功能自测

心脏的功能直接影响人的健康甚至寿命。自测的方法是：静卧床上片刻，并数出每分钟的脉搏数，然后快速站起，此时常有心跳加快、头昏等感觉，接着马上数脉搏。将两次数出的脉搏数加以比较，差别越大说明心脏功能越好。如果差数小于 10，表明心脏功能不良，最好到医院检查。

如果是老年人，特别是已患有冠心病、糖尿病和高血压等疾病的老年人，上述方法不太合适，可换用深呼吸法进行自测。做法是：静卧于床上，在 1 分钟内做 6 次均匀的深呼吸，数出深吸气与深呼气时的脉搏数。将两者比较，如果差数大于 10，表明心功能良好；如果小于 10，表明心功能较差。

2. 疲劳自测

现代社会中生活节奏加快，人们的精神压力普遍增大，极易发生疲劳。以下症状可视为疲劳发生的信号：

早晨懒于起床，老是打哈欠；

公共汽车来了也不想跑上去；

爬楼梯时常常绊脚，腿酸无力；

写文章老出差错；

懒得说话，说话声细而短；

过多地喝茶或咖啡，不想吃油腻的东西，很想在饭中添加刺激性调料；

总觉得手脚发凉，眼睛睁不开；

不明原因的体重下降，失眠，经常发呆等。

3. 肥胖自测

时下，减肥热方兴未艾，但盲目减肥非但无益，反而有害。如何确定一个人是否该减肥呢？最简单的方法是测量腰围。据美国研究人员对 2000 多名男女的测量，腰围很能反映一个人是否肥胖或需要减肥。

腰围是反映脂肪总量和脂肪分布的综合指标，世界卫生组织推荐的测量方法是：被测者站立，双脚分开 25～30 厘米，体重均匀分配。测量位置在水平位髂前上棘和第 12 肋下缘连线的中点。将测量尺紧贴软组织，但不能压迫，测量值精确到 0.1 厘米。标准腰围计算方法（±5％为正常范围）：

男性，身高（厘米）÷2—10；

女性，身高÷2—13

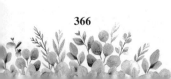

4. 老化自测

日本京都府立医科大学专家提出的自测方法是：双手紧贴大腿两侧，闭上双眼，一只脚站立，根据稳定站立的时间判断老化的程度。一般情况下，50～59 岁为 7.4 秒，60～69 岁为 5.8 秒，70～79 岁为 3.3 秒。凡未达以上标准者表明老化过快，女性应推迟 10 岁计算。

日本东京大学一个研究小组认为"健脚度"可评价一个人的健康程度。"健脚度"是指一个人走路、跨步或登高等基本动作的能力，涉及各肌肉运动、感觉平衡等因素。一个健康人走完 10 米路程约 5 秒钟，速度越快表明双脚的能力越强。还有一种脊背自测法，将左右手放在背后，右手从上往下背中央伸，左手由下往上背中央伸，然后左右手交换方向做　遍，如果两个方向都能接触到手指，表明你还算年轻。

附录 6B　家庭必备的健康器材

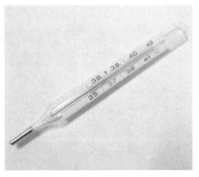

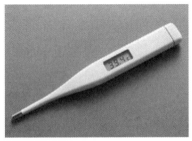

附图 6-1　传统体温计和电子体温计

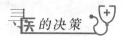寻医的决策

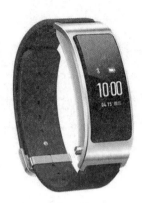

附图 6—2　运动腕表

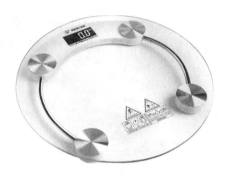

附图 6—3　体重秤

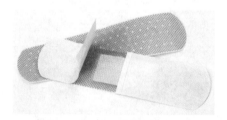

附图 6—4　创可贴（外科用药）

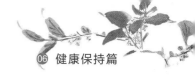

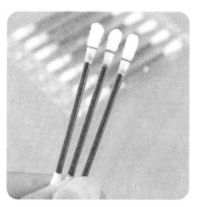 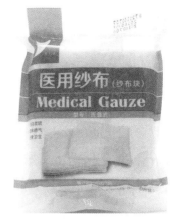

附图 6-5 一次性医用碘附棉棒和医用纱布

附录 6C 主要个人健康行为改变理论简介

1. 跨理论模型①

跨理论模型（Trans-theoretical Model），又被称为改变阶段模式。该理论认为个人健康行为改变是一个渐变的过程，其架构包括改变阶段、改变过程、决策平衡、自我效能和诱惑。个人的行为改变遵循 6 个阶段的进展，即无打算改变、打算改变、准备、行动、保持、终止等。个人健康行为改变可能不断反复，因此改变阶段的进展不一定是线性的。它预测了个人健康行为改变的 10 个改变过程，即意识唤起、情感唤起、自我再评价、环境再评价、自我解放、社会解放、帮助关系、反条件作用、强化管理和刺激控制。个人是否能从一个阶段过渡到另一个阶段，取决于中介阶段进展的改变过程，改变阶段和改变过程相匹配可能会推动个人健康行为的改变。决策平衡反映了个人权衡行为改变的利益和代价。自我效能是应对特定情景、不会恢复到他们以前行为状态的信心；而诱惑与自我效能相反，是在困难情况下从事特定行为的强烈

---

① 刘宇伟，吕淑荣．个人健康行为改变主要理论及其整合应用［J］．中国健康教育．2018（3）：284-287.

力量。

以跨理论模型为基础的干预研究试图将干预与跨理论模型建构中的个人需要相匹配，并传递给更多个人。此类研究多集中在戒烟、合理饮食和身体活动等方面，压力管理、药物依从性、欺凌预防等领域随机对照研究在迅速扩大。跨理论模型的一个明显局限在于改变阶段划分有较大的随意性。再者，跨理论模型在儿童药物滥用的基础预防方面迄今没有产生显著的效果。由于跨理论模型的全球应用，有必要考察跨理论模型在哪些文化中能够得到有效的应用，在哪些文化中可能需要进行重大调整。

2. 理性行动理论、计划行为理论和综合行为模型

计划行为理论（Theory of planned behavior）是从理性行动理论（Theory of reasoned action）发展而来的。理性行动理论认为，行为的决定因素是行为意图，个人行为意图的直接决定因素是对行为的态度及其与行为相关的主观规范；计划行为理论则加入了对行为的感知控制。为增进对行为预测的解释能力，进一步纳入其他主要行为理论的关键变量，除了执行行为的意图还要加上行为知识与技巧、影响健康行为的环境限制以及习惯、行为显著性。这些因素共同形成了行为决定的综合模型（Integrated behavioral model）。

计划行为理论明确地规定了模型成分之间的假设因果关系，并描述了建构的测量和计算方法，因此对行为预测的研究特别有价值。目前它们已被用于预测和解释广泛的健康行为和意图，包括吸烟、饮酒、保健服务利用、身体活动、防晒、母乳喂养、物质使用、艾滋病毒/性传播疾病预防行为和避孕用具使用、乳腺X线检查等。计划行为理论假设意图导致行为，但经验研究表明，许多因素会影响意图变化与行为改变之间的关系，而对于解释人类的自发行为、习惯行为或非计划行为，需要使用其他理论或模型。再者，计划行为理论认为态度只能通过意图来影响行为，但根据经验数据，一些研究人员开始质疑这一假设，认为态度往往会直接预测行为而不是由意图中介，意图可能并不是行为的重要预测因子。

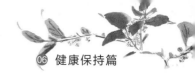

3. 社会认知理论

社会认知理论（Social cognise theory）通过提供交互决定论的建构，表明人的能动性与环境的相互作用产生了个人和社会变革，有计划的健康保护和公共卫生促进可被视为这种交互决定论的例证。该理论的两个概念：自我效能和观察学习或模仿被广泛用于个人健康行为改变的理论与实践。自我效能是个人面对多种挑战时执行某种行为能力的信念，与此对应的集体效能是指有能力采取行动实现集体目标，它们是健康行为研究人员和实践者广泛使用的建构。观察学习或模仿则是人们在形成知识的过程中将他人作为榜样，并模仿他们的行为，尤其是自己与榜样相似的时候。

社会认知理论主要应用于社区层面项目的开发，以美国加利福尼亚的心脏病预防和芬兰著名的"北卡累利阿"为代表。此类项目通过长期的说服和示范来促进个人改变健康行为，心血管疾病减少了 70%，肺癌减少了 65%，男女平均寿命延长 6～7 年。美国癌症协会戒烟电话咨询戒烟从 2000 年 6 月在得克萨斯州开始，帮助烟民戒烟，提供自我调节的指导，随后扩展到其他州和组织，超过 25 万烟民获得了援助。以交互决定论为核心，社会认知理论提供了行为改变的概念来源，尤其是自我效能获得后续研究的支持，并应用于很多健康行为模型和理论，成为解释健康行为结果的核心概念。社会认知理论的最大局限在于难以经验性地证明交互决定论的核心观点，因为变量之间的交互作用几乎不可能测量和检验自变量对其他变量的作用机理和效应。

4. 信息—动机—行为技巧模型

信息—动机—行为技巧模型（Information-motivation-behavioral skills model）假定，与健康相关的信息、动机和行为技巧对于采取健康行为是必需的，充分知情的人，有行动的动力，具有执行行为的基础技巧，更有可能采取健康行为。我国广泛使用的健康素养概念在许多方面与该模型相合。来自不同信息源的信息在个人的社会生态中被组合，是决定健康行为表现的关键因素，而动机通过影响个人愿意遵守所提供的健康促进信息来决定行为表现，行为技巧还为个人提供了与执行所需行为相关联的客观能力和感知的自我效能。信息、动机、行为技巧的强度和影响健康行为的因果途径将取决于目标人群和特定的健康行为。

该模型的干预研究第一步是引导研究，第二步是设计和实施干预，第三步是效果评估。信息—动机—行为技巧模型通过 HIV 预防行为获得了彻底的检验，并与身体活动、戒烟、乳腺健康、心血管健康等领域中不同的健康行为表现持续相关。该模型的优点在于简约，并提供了可遵循的研究程序。

正因其简约，该模型也存在局限性。一是信息建构是行为相对较弱的预测因素，信息虽然是必要的，但不足以促成个人健康行为的改变。再者，信息和动机往往不是相互排斥的，这种相互关联性在模型检验中容易产生问题。最后，模型没有充分考虑环境和文化因素。

5. 个人健康行为改变理论的比较

计划行为理论、社会认知理论和信息—动机—行为技巧理论属于健康行为的动机模型，多见于横断面研究之中。它们注重对行为的预测，强调行动意图而不是实际行为，较少关注可能弥合意图和行为之间差距的因素。跨理论模型聚焦从一个早期阶段过渡到下一个阶段，但并不等同于行为改变。

不同的理论使用了相似的概念，例如，源自社会认知理论的自我效能体现在跨理论模型、计划行为理论和信息—动机—行为技巧模型中的相应成分。

这些模型在来源和预期的范围上有所不同。信息—动机—行为技巧模型源自解释 HIV 风险和预防行为心理决定因素的研究，而社会认知理论源自与行为主义学派的争论，其概念也用于研究健康相关问题。计划行为理论从理解态度为什么并不总是推动行为的研究中出现，强调理性决定行为，明确地排除自动行为。跨理论模型源自对戒烟人群的心理治疗，特别强调超出行动的阶段，对于饮食变化、身体活动的研究尤其重要。对于上述剖析的几种理论，由于未知何种理论能带来更好的数据，研究人员应基于各理论的优缺点和具体问题的适用性来选择合适的理论，以解释、预测或改变具体行为，从而在感兴趣的人群中建构理论

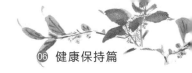

的经验性支持。

附录6D 健康标准的自我监测①

1. 体重基本稳定，一个月内体重增减不超过 4 公斤，超过者为不正常。

2. 体温基本在 37℃左右，每日的体温变化不超过 1℃，超过 1℃为不正常。

3. 脉搏每分钟在 75 次左右，一般不少于 60 次，不多于 100 次，否则为不正常。

4. 正常成年人每分钟呼吸 16～20 次，呼吸次数与心脉跳动的比例为 1：4，每分钟呼吸少于 10 次或多于 24 次为不正常。

5. 大便基本定时，每日 1～2 次，若连续 3 天以上不大便或一天 4 次以上为不正常。

6. 每日进食量保持在 1～1.5 公斤左右，连续一周每日进食超过平常进食量的 3 倍或少于正常进食量的 1/3 为不正常。

7. 一昼夜的尿量在 1500 毫升左右，连续 3 天 24 小时内尿量多于 2500 毫升，或一天内尿量少于 500 毫升为不正常。

8. 成年女性月经周期在 28 天左右，超前推后 15 天以上为不正常。

9. 正常成年男女结婚后，夫妻生活在一起未避孕，3 年内不育为不正常。

10. 每日能按时起居，睡眠 6～8 小时，若不足 4 小时或每日超过 15 小时为不正常。

本章参考文献

[1] 方新文. 如何寻医问药 [M]. 北京：中国社会出版社，2006.

[2] 王明圣，靳杭红，陈宇英. 寻医问药 [J]. 昆明：云南科技出版社. 2012.

[3] 毛富强. 医学行为学 [M]. 北京：清华大学出版社，2012.

---

① 健康标准的自我监测. 中国临床护理 [J]. 2010（4）：350－350

[4] 陈力.医学行为学［M］.北京：人民卫生出版社，2007.

[5] 维克托·R.福克斯.谁将生存：健康、经济学和社会选择：增补版［M］.罗汉译，上海：上海人民出版社，2012.

[6] 詹姆斯·亨德森.健康经济学［M］.向运华，等译.北京：人民邮电出版社，2008.

[7] 李恩昌.一个应该确立的概念——健商［J］.中国医学伦理学，2001（2）：17－19.

[8] 刘宇伟，吕淑荣.个人健康行为改变主要理论及其整合应用［J］.中国健康教育，2018（3）：284－287.

[9] 理查德·塞勒，卡斯·桑斯坦.助推［M］.刘宁译，北京：中信出版社.2018.

[10] 聂雪琼，李英华，李莉.2012年中国居民健康素养监测数据统计分析方法［J］.中国健康教育，2014，30（2）：178－181.

[11] 杜世正，袁长蓉.自我管理模式的研究实践进展及思考［J］.中华护理杂志，2009，44（11）：1048－1051.

[12] 黄锦屏，王丽姿，曹雪群.应用跨理论模型对老年高血压患者健康教育的效果观察［J］.护理学报，2012，19（9）：72－75.

[13] 杰西，苏小白.您的生活方式和习惯健康吗？［J］.健康管理，2011（12）：44－45.

[14] 金苏焱.戒除不良习惯的心理技巧［J］.家庭中医药，2006（6）：44

[15] 沈丽，黄巨恩，沈慧.跨理论模型和动机性访谈在临床护理中应用的研究进展［J］.护理研究，2016，30（11）：1301－1303.

[16] 邢庄婕，孙皎，李焕焕，等.行为改变分阶段理论对透析患者的干预研究进展［J］.解放军护理杂志，2019，36（02）：71－75.

[17] 闫瑞红，刘蓉，张澜.健康行为及其影响因素研究进展［J］.护理学杂志：综合版，2010，25（2）：94－97.

[18] 张华新.个体决策行为的经济和心理学分析——2017年诺贝尔经济学奖获得者研究成果述评［J］.上海经济研究，2017（12）：116－124.

[19] 张晓，陈锡友，戴婷，等.青少年健康促进行为的调查研究［J］.社会心理科学，2011（10）：109－112.

[20] 朱素蓉，王娟娟，卢伟.迈基希健康模式简介［J］.中国卫生资源，2017（20）：546.

[21] 陈海贤，何贵兵.跨期选择中偏好反转的心理机制［J］.心理科学，2012（4）：862－867.

[22] 黎坚，庞博，张博，等.自我调节：从基本理论到应用研究［J］.北京师范大学学报（社会科学版），2011（6）：5－13.

[23] 李毅.自我健康管理10项自测题——第一时间拨准你的健康时钟［J］.自我保健，2015（3）：34－35.

[24] 田斐，高建民，郭海涛，等.欧洲五维度健康量表（EQ－5D）研究与应用概况［J］.卫生经济研究，2007（9）：42－44.

[25] 王凤中.健身勿忘自我监测［J］.家庭医药·快乐养生，2014（10）：25－25.

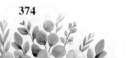

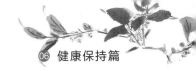
[26] 靳文正，虞慧婷.SF-36 量表应用于居民自我健康测评的信度和效度研究［J］.中国卫生资源，2012，15（3）：265-267.

[27] 孙斯睿，赵云松，张海悦，等.EQ-5D VAS 映射模型比较［J］.中国卫生统计，2019（2）：181-184

[28] 袁琰.奥美拉唑与法莫替丁治疗十二指肠溃疡的临床分析及对 VAS 评分、SF-36 评分的影响［J］.中外医学研究，2019，17（02）：150-151.

[29] 陈海贤，何贵兵.心理距离对跨期选择和风险选择的影响［J］.心理学报，2014，46（5）：677-690.

[30] 陈萌，张岗英，武胭脂.个体差异对跨期选择的影响［J］.消费导刊，2015（11）：413-415.

[31] 江程铭，谢铠杰，何铨.跨期选择研究：从单时点结果到多时点结果［J］.心理科学进展，2018（5）：166-171.

[32] 任天虹，胡志善，孙红月，等.选择与坚持：跨期选择与延迟满足之比较［J］.心理科学进展，2015，23（2）：305-315.

[33] 索涛，张锋，赵国祥，等.时间感知差异对跨期选择倾向的影响作用［J］.心理学报，2014，46（2）：165-173.

[34] 陶安琪，刘金平，冯廷勇.时间洞察力对跨期选择偏好的预测［J］.心理科学，2015（2）：279-283.

[35] 李爱梅，赵丹，熊冠星，等.等待是一种折磨？等待时间知觉及其导致的非理性决策行为［J］.心理科学进展，2014，22（11）：1679-1690.

[36] 刘永芳，范雯健，侯日霞.从理论到研究，再到应用：塞勒及其贡献［J］.心理科学进展，2019，27（3）：5-16.